本教材第 4 版为"十四五"职业教育国家规划教材
国家卫生健康委员会"十四五"规划教材
全 国 高 等 职 业 教 育 专 科 教 材

供护理、助产专业用

正常人体功能

第 5 版

主　编　闫长虹　陈雅隽
副主编　魏碧娜　李冬青　郑荣华
编　者（以姓氏笔画为序）

王小琳（重庆医科大学附属第二医院）　　冷淑萍（大庆医学高等专科学校）

未小明（南阳医学高等专科学校）　　　　陈雅隽（黑龙江护理高等专科学校）

闫长虹（菏泽医学专科学校）　　　　　　郑荣华（临汾职业技术学院）

许雅苹（厦门医学院）　　　　　　　　　奚　丹（长春医学高等专科学校）

李冬青（河南护理职业学院）　　　　　　解　岩（哈尔滨医科大学大庆校区）

杨艳梅（沧州医学高等专科学校）　　　　谯邦兴（四川护理职业学院）

吴　林（菏泽医学专科学校）（兼秘书）　魏碧娜（福建卫生职业技术学院）

新形态教材

人民卫生出版社
·北　京·

图书在版编目（CIP）数据

正常人体功能 / 闫长虹，陈雅隽主编. -- 5 版.
北京 ：人民卫生出版社，2024.8. --（高等职业教育专
科护理类专业教材）. -- ISBN 978-7-117-36735-6

Ⅰ. R33
中国国家版本馆 CIP 数据核字第 20245SK505 号

人卫智网　www.ipmph.com	医学教育、学术、考试、健康， 购书智慧智能综合服务平台	
人卫官网　www.pmph.com	人卫官方资讯发布平台	

正常人体功能
Zhengchang Renti Gongneng
第 5 版

主　　编：闫长虹　陈雅隽
出版发行：人民卫生出版社（中继线 010-59780011）
地　　址：北京市朝阳区潘家园南里 19 号
邮　　编：100021
E - mail：pmph @ pmph.com
购书热线：010-59787592　010-59787584　010-65264830
印　　刷：中农印务有限公司
经　　销：新华书店
开　　本：850×1168　1/16　　印张：16
字　　数：452 千字
版　　次：2001 年 5 月第 1 版　　2024 年 8 月第 5 版
印　　次：2024 年 11 月第 1 次印刷
标准书号：ISBN 978-7-117-36735-6
定　　价：59.00 元
打击盗版举报电话：**010-59787491**　E-mail：**WQ @ pmph.com**
质量问题联系电话：**010-59787234**　E-mail：**zhiliang @ pmph.com**
数字融合服务电话：**4001118166**　E-mail：**zengzhi @ pmph.com**

高等职业教育专科护理类专业教材是由原卫生部教材办公室依据原国家教育委员会"面向21世纪高等教育教学内容和课程体系改革"课题研究成果规划并组织全国高等医药院校专家编写的"面向21世纪课程教材"。本套教材是我国高等职业教育专科护理类专业的第一套规划教材,于1999年出版后,分别于2005年、2012年和2017年进行了修订。

随着《国家职业教育改革实施方案》《关于深化现代职业教育体系建设改革的意见》《关于加快医学教育创新发展的指导意见》等文件的实施,我国卫生健康职业教育迈入高质量发展的新阶段。为更好地发挥教材作为新时代护理类专业技术技能人才培养的重要支撑作用,在全国卫生健康职业教育教学指导委员会指导下,经广泛调研启动了第五轮修订工作。

第五轮修订以习近平新时代中国特色社会主义思想为指导,全面落实党的二十大精神,紧紧围绕立德树人根本任务,以打造"培根铸魂、启智增慧"的精品教材为目标,满足服务健康中国和积极应对人口老龄化国家战略对高素质护理类专业技术技能人才的培养需求。本轮修订重点:

1. 强化全流程管理。履行"尺寸教材、国之大者"职责,成立由行业、院校等参与的第五届教材建设评审委员会,在加强顶层设计的同时,积极协同和发挥多方面力量。严格执行人民卫生出版社关于医学教材修订编写的系列管理规定,加强编写人员资质审核,强化编写人员培训和编写全流程管理。

2. 秉承三基五性。本轮修订秉承医学教材编写的优良传统,以专业教学标准等为依据,基于护理类专业学生需要掌握的基本理论、基本知识和基本技能精选素材,体现思想性、科学性、先进性、启发性和适用性,注重理论与实践相结合,适应"三教"改革的需要。各教材传承白求恩精神、红医精神、伟大抗疫精神等,弘扬"敬佑生命、救死扶伤、甘于奉献、大爱无疆"的崇高精神,契合以人的健康为中心的优质护理服务理念,强调团队合作和个性化服务,注重人文关怀。

3. 顺应数字化转型。进入数字时代,国家大力推进教育数字化转型,探索智慧教育。近年来,医学技术飞速发展,包括电子病历、远程监护、智能医疗设备等的普及,护理在技术、理念、模式等方面发生了显著的变化。本轮修订整合优质数字资源,形成更多可听、可视、可练、可互动的数字资源,通过教学课件、思维导图、线上练习等引导学生主动学习和思考,提升护理类专业师生的数字化技能和数字素养。

第五轮教材全部为新形态教材,探索开发了活页式教材《助产综合实训》,供高等职业教育专科护理类专业选用。

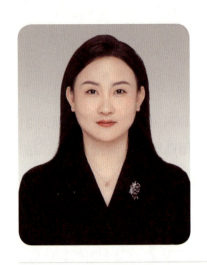

闫长虹

教授

　　菏泽医学专科学校发展规划处长，全国卫生健康职业教育教学指导委员会教学评价专门委员会委员兼秘书。从事生理学教学和研究工作18年，主编或参编《生理学》《正常人体功能》《人体解剖生理学》等教材8部。主持的生理学课程被评为山东省职业教育在线精品课程、课程思政示范课程、精品资源共享课程；获得山东省第六届青年教师教学比赛一等奖1项，山东省职业院校教师教学能力大赛二等奖2项，获其他各类教学比赛奖18项；主持或参与省级教学、科研课题16项，获山东省职业教育教学成果奖二等奖2项。发表学术论文20余篇。

　　掌握正常人体生命活动的规律和知识，将这些知识应用于临床工作中，为患者提供优质的护理服务。促进健康，传递关怀。让我们一起为守护人类健康贡献自己的力量。

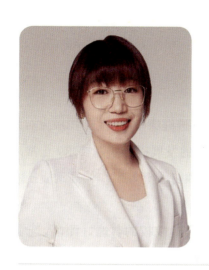

陈雅隽

副教授

　　黑龙江护理高等专科学校基础医学部生理学教研室专业带头人，黑龙江省卫生职业教育与发展促进会解剖生理学分会秘书长，黑龙江省高等学校课程思政示范课程和教学团队培育项目负责人。从事生理学教学及研究工作17年。参与编写《正常人体功能》《解剖学基础》等教材；主持（参与）教学改革研究课题12项；获黑龙江省院校微课教学比赛一等奖各1项、二等奖1项，黑龙江省职业院校技能大赛教学能力比赛暨全国职业院校技能大赛教学能力选拔赛二等奖1项。发表学术论文20余篇。

　　探寻生命奥秘，本门课程可带您扬帆起航！愿同学们认真学习，打好成长成才的坚实基础，将来投身卫生健康事业，呵护健康，挽救生命，帮助患者减轻痛苦。

护理工作是卫生健康事业的重要组成部分，对全面推进健康中国建设、积极应对人口老龄化具有重要意义。人民群众日益增长的健康需求对护理事业的发展提出了新要求，正常人体功能作为护理专业的重要基础课程，为培养从事整体护理及疾病预防保健等工作的高素质技术技能人才奠定基础。

《正常人体功能》第4版自出版以来，得到全国卫生职业院校的普遍好评，入选了"十四五"职业教育国家规划教材。根据近年来收集到的对第4版教材的意见和对第5版教材修订的建议，在修订过程中全面落实党的二十大精神进教材相关要求，并对本版教材内容作了以下几方面的更新和调整：

1. 将"生理学"和"生物化学"进一步有机融合，全面阐释人体的生命活动规律和正常代谢机制，体现系统性和完整性，更加符合职业教育的教育教学规律和学生认知规律。

2. 各章学习目标分别按知识、技能、素质三个层次目标，提出人文素质和职业道德的培养要求。将"敬佑生命、救死扶伤、甘于奉献、大爱无疆"的精神融入教材，充分发挥育人功能。

3. 各章以"情景导入"开篇，提出相应的思考题，启发学生利用所学知识解决护理工作实际问题，同时注重人文关怀和职业道德的培养。

4. 更新了"知识拓展"，介绍生理学和生物化学最新的研究成果和研究进展。"临床应用"模块介绍了正常人体功能基础知识在临床护理工作和生活实际中的应用与实践，以提高学生分析问题和解决问题的能力。

5. 吸纳了各学校教学比赛获奖教师的相关成果。对重要知识点和护士执业资格考试的考点录制微课，让优质教学资源共享，帮助学生理解重点、难点知识，培养职业道德，为学生学习创设条件。

教学大纲
（参考）

本教材的编委为来自全国本、专科医学类院校的一线骨干教师及护理工作一线人员。编写过程中，得到了各参编院校的大力支持，在此一并致谢！

由于时间及编者水平有限，疏漏之处在所难免，恳请广大师生和读者批评指正。

闫长虹　陈雅隽

2024年9月

目 录

第一章

绪论 1

第一节 概述 1
一、正常人体功能的研究对象和任务 1
二、正常人体功能与护理学 2
三、正常人体功能研究的水平 2
第二节 生命活动的基本特征 4
一、新陈代谢 4
二、兴奋性 4
三、适应性 5
四、生殖 5
第三节 机体与环境 6
一、机体与外环境 6
二、内环境及其稳态 6
第四节 人体功能的调节 7
一、人体功能的调节方式 7
二、人体功能调节的控制系统 8

第二章

细胞的基本功能 10

第一节 细胞膜的物质转运功能 10
一、单纯扩散 11
二、易化扩散 11
三、主动转运 13
四、入胞与出胞 14
第二节 细胞的信号转导功能 15
一、受体的概念 15
二、受体与配体结合的主要特征 15
三、细胞的信号转导 15
第三节 细胞的生物电现象 17
一、静息电位 17
二、动作电位 18
第四节 肌细胞的收缩功能 20
一、神经-肌肉接头处兴奋的传递 21
二、骨骼肌细胞的兴奋-收缩耦联 22
三、骨骼肌的收缩机制 23

四、骨骼肌的收缩形式 24

第三章

血液 26

第一节 概述 27
一、血液的组成 27
二、血液的理化特性 27
第二节 血浆 28
一、血浆的成分及其作用 28
二、血浆渗透压 28
第三节 血细胞 29
一、红细胞 30
二、白细胞 32
三、血小板 33
第四节 血液凝固与纤维蛋白溶解 34
一、血液凝固 34
二、纤维蛋白溶解 37
第五节 血量、血型与输血原则 38
一、血量 38
二、血型 38
三、输血原则 39

第四章

血液循环 41

第一节 心脏生理 42
一、心肌细胞的生物电现象 42
二、心肌的生理特性 44
三、心电图 48
四、心脏的泵血功能 49
第二节 血管生理 54
一、血流量、血流阻力和血压 55
二、动脉血压与动脉脉搏 56
三、静脉血压与静脉回心血量 59
四、微循环 60
五、组织液的生成与淋巴循环 62
第三节 心血管活动的调节 63
一、神经调节 64

二、体液调节　67

第五章

呼吸　70

第一节　肺通气　71

　　一、肺通气的动力　71

　　二、肺通气的阻力　74

　　三、肺通气功能的评价　75

第二节　气体的交换和运输　77

　　一、气体的交换　77

　　二、气体在血液中的运输　79

第三节　呼吸运动的调节　81

　　一、呼吸中枢与呼吸节律的形成　81

　　二、呼吸的反射性调节　83

第六章

消化和吸收　86

第一节　概述　86

　　一、消化和吸收的概念　86

　　二、消化管平滑肌的生理特性　87

　　三、消化器官的神经支配　88

　　四、胃肠激素　89

第二节　消化管各段的消化功能　90

　　一、口腔内消化　90

　　二、胃内消化　91

　　三、小肠内消化　95

　　四、大肠的功能　98

第三节　吸收　99

　　一、吸收的部位和途径　99

　　二、主要营养物质的吸收　100

第七章

物质代谢及功能　103

第一节　酶　103

　　一、酶的概述　103

　　二、酶的组成、结构与功能　104

　　三、影响酶促反应速度的因素　106

　　四、酶与医学的关系　108

第二节　维生素　109

　　一、维生素概述　109

　　二、维生素分类　110

第三节　水和无机盐代谢　111

　　一、水代谢　111

　　二、无机盐代谢　112

第四节　糖代谢　114

　　一、糖代谢概况　114

　　二、血糖　118

第五节　脂类代谢　119

　　一、脂类概述　120

　　二、脂代谢的基本概况　120

　　三、血脂　123

第六节　蛋白质代谢　125

　　一、蛋白质概述　125

　　二、蛋白质的理化性质　127

　　三、食物蛋白质的营养作用　128

　　四、氨基酸代谢概况与氨的代谢　129

第七节　非营养物质代谢　134

　　一、肝的生物转化　134

　　二、胆汁酸代谢　135

　　三、胆色素代谢　135

第八章

能量代谢与体温　138

第一节　生物氧化　138

　　一、线粒体内生成 ATP 的氧化体系　139

　　二、能量的储存与利用　142

　　三、非线粒体氧化体系　142

第二节　能量代谢　142

　　一、机体能量的来源与去路　143

　　二、影响能量代谢的因素　143

　　三、基础代谢　144

第三节　体温　145

　　一、体温的正常值及生理波动　145

　　二、产热与散热　146

　　三、体温调节　147

第九章

尿的生成与排放　149

第一节　尿的生成　149

　　一、肾的结构特征　149

　　二、肾脏血液循环特点及调节　151

三、尿生成的过程　152

第二节　影响尿生成的因素　159

　　一、影响肾小球滤过的因素　159

　　二、影响肾小管、集合管重吸收和分泌的

　　　　因素　160

　　三、尿生成的调节　161

第三节　尿的浓缩与稀释　163

　　一、尿浓缩和稀释的基本过程　163

　　二、肾髓质渗透压梯度的形成和保持　164

　　三、影响尿液浓缩和稀释的因素　165

第四节　尿液及其排放　166

　　一、尿液　166

　　二、尿的排放　167

第十章

感觉器官　169

第一节　概述　169

　　一、感受器和感觉器官　169

　　二、感受器的一般生理特性　170

第二节　视觉器官　170

　　一、眼的折光功能　171

　　二、眼的感光功能　173

　　三、与视觉有关的生理现象　174

第三节　位听觉器官　175

　　一、耳的听觉功能　175

　　二、内耳的位置觉和运动觉功能　178

　　三、前庭反应　178

第十一章

神经系统　180

第一节　神经元及反射活动的一般规律　181

　　一、神经元和神经纤维　181

　　二、神经元间的信息传递　182

　　三、神经递质　185

　　四、反射活动的基本规律　185

第二节　神经系统的感觉功能　188

　　一、脊髓和脑干的感觉传导功能　188

　　二、丘脑及其感觉投射系统　189

　　三、大脑皮层的感觉分析功能　190

　　四、痛觉　191

第三节　神经系统对躯体运动的调节　192

　　一、脊髓对躯体运动的调节　192

　　二、脑干对躯体运动的调节　193

　　三、小脑对躯体运动的调节　195

　　四、基底神经节对躯体运动的调节　195

　　五、大脑皮层对躯体运动的调节　195

第四节　神经系统对内脏功能的调节　197

　　一、自主神经系统的主要功能及其生理

　　　　意义　197

　　二、自主神经的递质及其受体　198

　　三、内脏活动的中枢调节　200

第五节　脑的高级功能　201

　　一、条件反射　201

　　二、学习与记忆　202

　　三、语言功能　203

　　四、脑电图　204

　　五、觉醒与睡眠　205

第十二章

内分泌　207

第一节　概述　207

　　一、内分泌和内分泌系统　207

　　二、激素的分类　208

　　三、激素作用的一般特征　209

　　四、激素的作用机制　210

第二节　下丘脑与垂体　211

　　一、下丘脑与垂体的功能联系　211

　　二、腺垂体　213

　　三、神经垂体　214

第三节　甲状腺、甲状旁腺和甲状腺 C 细胞　215

　　一、甲状腺　215

　　二、甲状旁腺和甲状腺 C 细胞　217

第四节　胰岛　218

　　一、胰岛素　218

　　二、胰高血糖素　219

第五节　肾上腺　219

　　一、肾上腺皮质激素　220

　　二、肾上腺髓质激素　221

第十三章

生殖 223

第一节　男性生殖 223

一、睾丸的功能 223

二、睾丸功能的调节 225

第二节　女性生殖 225

一、卵巢的功能 225

二、月经周期及其形成机制 227

第十四章

基因信息的传递与表达 230

第一节　核酸 230

一、核酸的化学组成 230

二、核酸中核苷酸的连接方式 232

三、DNA 的结构与功能 232

四、RNA 的结构与功能 233

五、核酸的理化性质 234

第二节　核苷酸代谢 234

一、核苷酸的合成代谢 234

二、核苷酸的分解代谢 236

第三节　核酸和蛋白质的生物合成 236

一、DNA 的生物合成 237

二、逆转录 238

三、RNA 的生物合成 238

四、RNA 的复制 239

五、蛋白质的生物合成 239

参考文献　243

中英文名词对照索引　244

第一章 | 绪 论

学习目标

1.掌握生命活动的基本特征；机体的内环境和稳态的概念及生理意义；人体功能调节的方式及特点；正、负反馈的概念及意义。

2.熟悉正常人体功能的研究对象和方法；刺激的分类；刺激与反应的关系。

3.了解正常人体功能的研究内容及与护理学的关系。

4.能解释相关护理操作技术（如肌内注射）和日常生活现象，能够建立用理论知识解决临床问题和生活实例的思维意识。

5.具有珍惜、敬畏生命的精神，自觉做居民的健康护卫者。

情景导入

28 岁的张女士，平时身体健康。张女士在车站候车时，突感到四肢无力、出冷汗、手痉挛，随后瘫坐在地上。同在候车室的两名护士获悉迅速跑过来，对张女士进行了初步检查后，立即分工合作。一位护士立即拨打急救电话，另一位护士让患者平卧，询问患者哪里不舒服。通过初步判断，患者可能是低血糖导致晕厥。于是，一位护士连忙拿来糖水，让患者服下，片刻之后，患者症状缓解。随后，该患者被送到火车站医务室治疗观察，而救人的两名护士交接后便默默离开了。

请思考：

1.张女士为什么会突然出现晕倒和四肢无力？

2.从两位护士身上，我们能够学到什么？

第一节 概 述

正常人体功能是研究在正常状态下人体生命活动本质和规律的一门科学。正常人体功能融合了传统的生理学和生物化学等基础学科的基本内容，将宏观的整体功能与微观的代谢机制有机结合起来，从整体水平、器官和系统水平、细胞和分子水平，探索人体生命活动的奥秘。

一、正常人体功能的研究对象和任务

正常人体功能以人体以及组成人体的各系统、器官、组织、细胞和生物大分子为研究对象，研究内容包括人体的物质组成、物质代谢与调节、遗传信息传递与调控以及各种生命活动的规律等。生命活动即生命现象，如骨骼肌收缩、呼吸运动、血液的循环、食物的消化与吸收、代谢产物的排泄、腺体的分泌、神经元的活动、生殖器官的活动等。由于在人体中每种生命活动都发挥一定的功

能，所以正常人体功能的研究任务是阐明人体正常生命活动的现象、过程、发生机制和影响因素，从而掌握各种生命活动发展、变化的规律。

随着细胞生理学和分子生物学研究的不断深入，正常人体功能的研究范围也在不断拓展，已由研究正常生命活动的内在机制跨越至研究这种活动与疾病发生发展的关系，乃至与治疗干预的内在关系，如人源葡萄糖转运蛋白 GLUT1 晶体结构的解析，不仅揭示了其工作原理以及相关疾病的致病机制，还可以通过调控它实现葡萄糖转运的人工干预，既可以增加正常细胞内葡萄糖供应达到治疗相关疾病的目的，又可以通过阻断对癌细胞的葡萄糖供应从而"饿死癌细胞"。

目前，正常人体功能的研究已经向临床学科延伸，不断为临床学科提供新的技术和方法，如器官灌流、膜片钳等研究技术已广泛应用于医学相关领域。因此，正常人体功能与临床医学联系密切，是一门重要的医学基础课程。

二、正常人体功能与护理学

全面推进健康中国建设和积极应对人口老龄化对护理事业发展提出了新要求，要紧紧围绕人民健康需求，构建全面全程、优质高效的护理服务体系，不断满足群众差异化的护理服务需求。护理人员将成为初级卫生保健和大众保健教育的重要力量，是医生和其他保健人员重要的合作者。护理模式也将由疾病护理转变为整体护理、程序护理、健康护理。护理工作将从单纯被动执行医嘱的治疗型护理延伸为治疗、护理、教育和咨询的复合型护理服务方式。

护理学已成为现代科学体系中一门独立的为人类健康服务的应用学科，其目的是"帮助患者恢复健康，帮助健康人提高健康水平"。因此，在护理学专业领域中，要求护理人员能够依据护理对象的生理、心理、行为等各种因素采取积极的措施，维护和促进健康，评述护理品质与效果，独立地对护理对象提供照顾或与医师合作共同处理护理对象的健康问题。这些都要求专业护理人员必须有坚实的正常人体功能领域的知识和技能。一方面，正常人体功能为认识、维护和促进健康提供基础知识，为了解疾病、有效的预防和治疗疾病提供理论基础；另一方面，正常人体功能科学发展迅猛，新知识、新理论、新技术的不断涌现，又迅速应用到临床和护理实践中，促进了医学和护理学的不断进步和发展。

三、正常人体功能研究的水平

细胞是组成人体结构和功能的基本单位。形态相似、功能相近的细胞与细胞间质形成具有一定功能的组织，不同的组织结合成具有一定形态和功能的器官，它们各司其职，互相联系，密切配合，相互协调共同构成一个统一的整体（图 1-1）。因此，对正常人体功能的全面研究，可以从细胞和分子水平、器官和系统水平、整体水平三个方面入手。

（一）细胞和分子水平

人体各器官的功能是由构成该器官的组织细胞的特性决定的，而细胞及其亚微结构的生理特性又由多种生物大分子的组成及理化特性所决定。所以，细胞和分子水平的研究在于探索细胞及其所含生物大分子的生命活动规律，随着科学技术的快速发展，细胞和分子水平的研究取得了很大的进展。例如，细胞兴奋时，细胞膜上通道蛋白性状的改变可以引起其通透性的改变和离子的跨膜移动等。如今的生理基因组学或者功能基因组学已经成为生理学的一个新的学科分支，主要阐述细胞在不同条件刺激下基因表达的改变等。

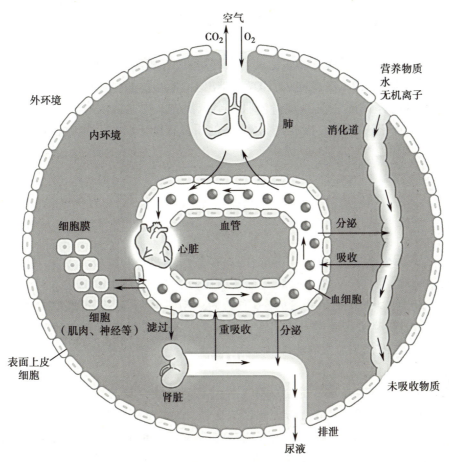

空气

CO_2 O_2

外环境

内环境

肺

营养物质
水
无机离子

消化道

细胞膜

血管

心脏

分泌

吸收

细胞
（肌肉、神经等）

滤过

重吸收

分泌

血细胞

表面上皮
细胞

肾脏

未吸收物质

排泄

尿液

图 1-1　简化的人体器官系统示意图

知识拓展

细胞感知和适应氧气的可用性

　　威廉·凯林、彼得·拉特克里夫和格雷格·塞门扎三位科学家发现了细胞如何感知以及对氧气供应的适应性。动物需要氧气才能把食物转化为有用的能量。几个世纪以来，人们已经对氧的重要性有所了解，但细胞如何适应氧水平的变化一直是未知的。他们发现了细胞在应对不同水平的氧气时调节基因活动的分子机制。这一重大发现揭示了生命中最重要的适应性机制之一，为我们理解氧水平如何影响细胞代谢和生理功能奠定了基础。他们的发现也有望为对抗贫血、癌症和许多其他疾病的新策略铺平道路。这一发现，获得了 2019 年诺贝尔生理学或医学奖。

（二）器官和系统水平

　　人们对正常人体功能活动的研究最早是从器官和系统水平开始的，并获得和积累了大量的人体功能的基本知识。这一水平主要研究各器官和系统的活动规律、影响因素及其调节机制。例如，对于血液循环系统功能的研究，通过离体蛙心灌注的观察与分析，阐明心脏如何收缩射血；对蛙肠系膜微循环的观察与研究，分析血液在血管如何分配，还有心血管如何进行体液调节活动等。

（三）整体水平

　　人们从细胞和分子水平以及器官和系统水平所获得的对机体功能的认识，最终都要在整体水平上加以综合并得到验证。整体水平的研究是以完整的机体为研究对象，研究人体在各种环境条

件下,各器官系统之间的相互联系、相互影响、相互协调,作为完整机体与环境变化相适应的规律和机制。

例如,剧烈运动时,为了适应骨骼肌活动增强的需要,在神经系统和内分泌系统的调节下,呼吸系统活动增强,呼吸加深加快,更多地吸入 O_2 和排出 CO_2;心跳加强加快,运输更多的 O_2;消化、泌尿系统的活动相对减弱,保证心脏、脑、骨骼肌等组织优先获得血液供应。这些变化均有助于机体从整体上对剧烈运动状态的适应。因此,整体水平的研究有助于研究人体功能的整体性和综合性。

知识拓展

生理学奠基人

1. 威廉·哈维

1628 年英国医生威廉·哈维(William Harvey)首次应用动物实验的方法,第一次科学地阐明了血液循环的途径和规律,指出心脏是血液循环的中心,血液由心脏射入动脉,再由静脉回流入心脏而不断循环,并发表了著名的《心与血的运动》一书。这是历史上第一部基于实验数据的生理学著作,被称为生理学史上最重要的著作,是生理学发展史上的里程碑。因此,威廉·哈维被公认为是近代生理学的奠基人。

2. 林可胜

我国生理学家林可胜发现了进食脂肪可抑制狗的胃液分泌,这种抑制性影响是通过血液传递的某种物质激素实现的;用动物交叉灌流实验,证明阿司匹林能阻断传递痛觉的感觉神经末梢中冲动的发生;发现了第四脑室外侧部有升高血压的中枢。在他的主持下,成立了中国生理学会,创办了《中国生理学杂志》。林可胜被认为是我国现代生理学的奠基人。

第二节　生命活动的基本特征

生命活动的基本特征是指自然界中所有生物体均具有的最基本的共同特征,即生物体与非生物体之间最本质的区别,包括新陈代谢、兴奋性、适应性和生殖。

一、新陈代谢

新陈代谢(metabolism)是指机体与外界环境之间进行物质和能量交换,实现自我更新的过程。它包括合成代谢(同化作用)和分解代谢(异化作用)两个方面。合成代谢是指机体不断从外界摄取营养物质,并将其合成、转化为自身的物质,同时储存能量的过程;分解代谢是指机体不断分解自身的物质,同时释放能量供生命活动的需要,并将其分解产物排出体外的过程。因此,新陈代谢又包含着物质代谢和能量代谢两个密不可分的过程。

新陈代谢是机体最基本的生命特征,机体的一切生命活动都是在新陈代谢的基础上实现的,新陈代谢一旦停止,生命也随之终结。

二、兴奋性

兴奋性(excitability)是指机体的组织或细胞接受刺激后产生反应的能力或特性。

能被机体的组织或细胞感受到的内、外环境变化,称为刺激(stimulus)。根据刺激的来源和性质分为四大类:

物理性刺激:如声、光、电、机械、温度、放射线等。

化学性刺激：如酸、碱、药物等。

生物性刺激：如细菌、病毒、寄生虫等。

社会心理性刺激：如语言、文字、思维、情绪等。

机体的组织或细胞接受刺激后所产生的一切变化，称为反应（reaction）。如骨骼肌受外力牵拉后引起收缩；环境温度升高后，汗腺分泌汗液。

任何刺激要引起组织或细胞产生反应必须具备三个条件，即刺激强度、刺激的持续时间和刺激强度 - 时间变化率（单位时间内强度变化的幅度）。如果将刺激持续时间、刺激强度 - 时间变化率固定不变，刺激必须达到一定的强度，才能引起细胞产生反应。这种能引起组织产生反应的最小刺激强度，称为阈强度（threshold intensity），简称阈值。

刺激强度相当于阈值的刺激称为阈刺激；大于阈值的刺激称为阈上刺激；小于阈值的刺激称为阈下刺激。阈值通常可作为衡量组织兴奋性高低的指标，它与兴奋性是反变关系，即阈值越大，组织的兴奋性越低，反之，阈值越小，组织的兴奋性越高。机体的各种组织细胞都有不同程度的兴奋性，其中神经、肌肉、腺体兴奋性较高，接受刺激时能迅速产生反应，称为可兴奋组织。

> **考点提示**
>
> 兴奋性与阈值的关系

不同的组织对刺激产生反应的形式不同，归纳起来有两种基本表现形式，即兴奋和抑制。兴奋是指组织或细胞接受刺激后，由相对静止变为活动状态或活动由弱变强。如电刺激动物的交感神经，可引起动物心跳加快、加强，就是一种兴奋反应。抑制是指组织或细胞接受刺激后，由活动变为相对静止状态或活动由强变弱。如电刺激动物的迷走神经，引起动物心跳减慢、减弱，就是一种抑制反应。

组织或细胞接受刺激后产生兴奋还是抑制，主要取决于刺激的质和量以及机体所处的功能状态。相同的功能状态，刺激的强弱不同，反应可以不同。例如，疼痛刺激可引起心跳加强、呼吸加快、血压升高，这是中枢兴奋的表现；但过度剧烈的疼痛则引起心跳减弱、呼吸变慢、血压降低，甚至意识丧失，这是抑制的表现。当机体的功能状态不同时，同样的刺激，引起的反应也不同。例如，饥饿和饱食的人，对食物的反应截然不同。

三、适应性

机体存在于不断变化的环境之中，这些变化都可以构成对机体的刺激而影响生命活动，如不同气候里气压、温度、湿度等的变化。机体根据所处环境的变化来调整自身活动以适应变化的能力，称为适应性（adaptability）。这是机体在长期的进化过程中逐渐形成的一种特殊的、适合自身生存的反应方式，可分为生理性适应和行为性适应两种。

例如，寒冷时机体出现皮肤血管收缩以减少散热量；骨骼肌紧张性增强以增加产热量，从而维持体温的相对稳定，这些属于生理性适应；采取添加衣服、使用取暖设备等措施有意识地抵御寒冷，以保持在寒冷环境中的体热平衡，这些属于行为性适应。其中人类的行为性适应更具有主动性。人类不仅能客观地认识和保护环境，还能科学地改造、利用环境，使环境更适合人体生命活动的需要。

四、生殖

生物体发育成熟后，能够产生与自己相似的子代个体，这种功能称为生殖（reproduction）。任何生物个体的寿命都是有限的，只有通过生殖活动产生新的个体才能使生命得以延续，种族得以繁衍。所以，生殖是生命活动的基本特征之一。每一个有生命的个体都会死亡，但是通过生殖生命永存。

肌内注射

临床上给患者进行肌内注射时，为尽量减轻患者的疼痛，要做到态度和蔼、"两快一慢"，即进针速度快、出针速度快、推药速度慢。

请思考：

1. 试用兴奋性的知识解释护理工作中给患者肌内注射时遵循"两快一慢"的原则可以使患者减轻疼痛的原理。

2. 除了掌握"两快一慢"的动作要领，在进行肌内注射时我们还需要注意哪些细节？

第三节　机体与环境

任何生物体的功能活动都是在一定的环境中进行的，游离于环境之外的生物体、细胞和组织将无法生存，其功能活动就会停止。机体生存的环境可分为外环境和内环境。

一、机体与外环境

人体所处的不断变化着的外界环境称为外环境，包括自然环境和社会环境。自然环境如空气、阳光、水、土壤、动植物、微生物等，是机体赖以生存的物质基础。机体与外环境间不断进行物质交换、能量流动和信息交流，相互依存并保持动态平衡，形成不可分割的统一体。如果外环境受到过度破坏，如环境污染、植被破坏、水土流失、生态失衡等，就会对机体造成不良影响，甚至危及生命。

社会环境如社会制度、文化教育、人际关系、居住条件、医疗条件等，是机体功能活动所依赖的精神基础。这些非物质因素不但可直接影响人类健康水平，还可通过影响自然环境质量与人的心理状态，间接影响人体健康。优越的社会制度、良好的文化教育、和谐的人际关系、适宜的居住条件、完善的医疗保障体系等可使人生活安定，心情愉快，有益于人体健康。

二、内环境及其稳态

（一）机体的内环境

机体内的液体总称为体液，成人体液总量约占体重的 60%，其中，约 2/3（约占体重的 40%）存在于细胞内，称为细胞内液；约 1/3（约占体重的 20%）存在于细胞外，称为细胞外液（extracellular fluid），包括血浆、组织液、淋巴液和脑脊液等。由此可见，机体的绝大多数细胞是浸浴在细胞外液之中，细胞代谢所需的营养直接由细胞外液提供，细胞的代谢产物也首先排到细胞外液中。因此，细胞外液是细胞直接接触和赖以生存的环境，称为机体的内环境（internal environment），以区别于整个机体所处的外环境。

（二）稳态

外环境的各种因素是经常发生变化的，而内环境的各种理化性质和化学成分（如温度、酸碱度、渗透压及各种化学成分的浓度等）是相对稳定的。例如，外环境的温度有春夏秋冬的变化，但人体的正常体温总是维持在 37℃左右。这种内环境的各种理化性质保持相对稳定的状态称为内环境的稳态（homeostasis）。对于高等动物来讲，内环境的稳态是细胞维持正常功能的必要条件，也是机体维持正常生命活动的基本条件。

需要指出的是，在机体的生存过程中，内环境的稳态一方面受外环境多种因素变化的影响，如气温升高和降低可影响体温；另一方面受体内细胞代谢活动的影响，如细胞的新陈代谢会使内环

境中 O_2 和营养物质减少，CO_2 和各种代谢产物增多等，其结果是干扰内环境的稳态。而实际情况是，体内各个器官、细胞本身的代谢虽然不断地在扰乱和破坏内环境的稳态，但同时其各自的功能活动又不断地从某个方面来维持内环境的稳态。例如，呼吸器官通过呼吸运动摄入 O_2 和排出 CO_2。

内环境稳态是一种复杂的动态平衡过程，正常人体的生命活动是在内环境稳态不断破坏和不断恢复过程中得以维持和进行的。如果内环境的稳态被破坏，细胞外液的理化性质发生较大变化，损害正常的生理功能，疾病就会随之发生，甚至危及生命。

广义上讲，稳态指机体各个水平功能状态的相对稳定和相互协调。因此，稳态是正常人体功能最基本的概念之一。机体一切调节活动的最终目的是维持稳态，人类防治疾病的目的仍是维持机体的稳态。

内环境稳态

知识拓展

内环境概念的提出

1852 年，法国著名的生理学家克劳德·伯尔纳（Claude Bernard）首次提出了机体的内环境这一概念。他通过大量实验观察到，机体生存在两个环境中，一个是不断变化着的外环境，另一个是比较稳定的内环境。内环境就是围绕在多细胞动物体内细胞周围的体液，即细胞外液，包括血浆、组织液和淋巴液等。他还观察到内环境的理化性质变动非常小，同时又观察到高等动物机体许多特性保持稳定的程度高于低等动物，因而认为这种差异是由于在进化中发展了内环境的缘故。据此，他进一步对生命现象进行了高度的概括：内环境的相对稳定是机体自由和独立生存的首要条件；身体中所有的生命机制，尽管种类不同，功能各异，但只有一个目的，就是使内环境保持相对稳定。

第四节　人体功能的调节

人体功能的调节是指人体对内、外环境变化做出适应性反应的过程。人体作为一个整体，能对各系统、器官、组织和细胞的各种生理功能进行有效的调节和控制，维持机体内环境的稳态乃至各种生理功能活动的正常进行；也能适时地对外界环境变化做出适应性反应，调整机体各组成部分的活动，以应对外界环境所发生的变化。

一、人体功能的调节方式

人体对各种功能活动进行调节的方式主要有三种，即神经调节、体液调节和自身调节。

（一）神经调节

神经调节（neuroregulation）是指通过神经系统的活动对机体生理功能进行的调节。神经调节的基本方式是反射。反射（reflex）是指在中枢神经系统的参与下，机体对刺激产生的规律性反应。反射活动的结构基础是反射弧（reflex arc）。反射弧由五个环节组成，即感受器、传入神经、中枢、传出神经和效应器（图1-2）。例如，当手无意触及火焰时，火的热刺激作用于皮肤，皮肤的痛觉和温度觉感受器将痛和热的刺激转换为神经冲动，沿传入神经传至中枢，中枢经过分析处理后发出指令，通过传出神经传至相应的肌肉（效应器），使这些肌肉收缩和舒张，协调配合，完成缩手动作。

每一种反射的完成，都有赖于反射弧结构和功能的完整。反射弧的五个环节中，任何一个环节

受到破坏或出现功能障碍，都将导致这一反射消失。反射的种类很多，按其形成过程，可分为非条件反射和条件反射两类。非条件反射出生后便存在，其反射弧是机体固有的，如膝跳反射、吸吮反射等。条件反射是在非条件反射的基础上，通过后天学习获得的。

只要感受器感受到内、外环境的变化，机体就可通过相应的神经反射，对内、外环境的变化产生恰当的应答，以适应环境的变化，维持内环境的稳态。因此，神经调节是机体最主要的调节方式，具有调节迅速、精细准确、时间短暂等特点。

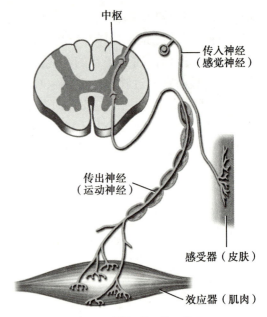

中枢
传入神经
（感觉神经）
传出神经
（运动神经）
感受器（皮肤）
效应器（肌肉）

图 1-2　反射弧组成示意图

（二）体液调节

体液调节是指体液中的化学物质通过体液运输的方式对机体功能进行的调节。参与体液调节的化学物质主要是指内分泌腺或内分泌细胞分泌的激素，如生长激素、甲状腺激素、肾上腺皮质激素等；另外还包括人体某些组织细胞产生的特殊化学物质或代谢产物，如组胺、腺苷、细胞因子等。如腺垂体分泌的生长激素，经血液循环运输到全身各处，促进全身各组织、器官的生长发育。与神经调节相比较，体液调节的特点是调节速度较慢、作用范围较广、持续时间较长。

人体内大多数内分泌腺或内分泌细胞接受神经系统的支配和调节，在这种情况下，体液调节便成为神经调节反射弧的传出部分，是反射传出通路的一种延伸，这种调节称为神经 - 体液调节。例如，肾上腺髓质受交感神经节前纤维支配，交感神经兴奋时，一方面可通过神经纤维直接作用于心脏、血管和其他内脏功能器官，另一方面可引起肾上腺髓质分泌肾上腺素和去甲肾上腺素，从而使神经和体液因素共同参与人体功能的调节。

反射的结构基础和反射过程

（三）自身调节

自身调节是指体内的某些组织细胞不依赖于神经和体液因素的作用，自身对刺激产生的一种适应性反应。例如，心肌的收缩力在一定范围内与收缩前心肌纤维的初长度成正比，即收缩前心肌纤维越长，其产生的收缩力越大，反之，则收缩力越小。这一现象在脱离了神经和体液因素影响下的离体灌流心脏中同样存在，说明自身调节完全是由组织细胞自身的特性决定的。自身调节的特点是调节范围局限，幅度较小，灵敏度较低，但对维持某些组织细胞功能的相对稳定具有一定作用。

体液调节的方式

考点提示

正常人体功能的调节方式

二、人体功能调节的控制系统

（一）控制系统

从控制论的角度来看，体内存在着数以千计的自动控制系统。自动控制系统的基本特点是控制部分与受控部分之间存在着双向的信息联系，形成一个"闭环"回路。在人体内，通常将中枢神经系统和内分泌腺看作是控制部分，将效应器和靶细胞看作是受控部分。控制部分发出的指令作为控制信息送达受控部分改变其功能活动，而受控部分也能够将其活动状况作为反馈信息送回到控制部分，使控制部分能不断地根据反馈信息来纠正和调整自己的活动，从而实现自动精确的调节（图 1-3）。

这种由受控部分发出的信息反过来影响控制部分活动的过程称为反馈（feedback）。人体经过

指令控制与反馈不断往返进行调节，使反应更准确、更完善，达到最佳效果。可见，反馈是机体自动控制系统的关键环节，贯穿于机体各种功能活动的调节过程。反馈有负反馈和正反馈两种形式。

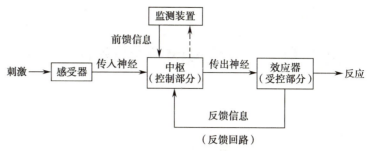

图 1-3　自动控制系统模式图

1. 负反馈　受控部分发出的反馈信息调整控制部分的活动，最终使受控部分的活动朝着与它原先方向相反的方向改变，称为负反馈（negative feedback）。例如，在生理情况下，机体的动脉血压保持在相对稳定的水平。如果某种原因引起心脏的收缩活动加强、加快，血管收缩，使动脉血压高于正常时，体内的压力感受器就会检测到这种变化，并将这种信息反馈到心血管中枢，使心血管中枢的活动发生改变，导致心脏的收缩活动减弱、减慢，血管舒张，使升高的血压降到正常水平。反之，如果动脉血压低于正常时，则通过负反馈机制使血压回升到正常范围。由此可见，负反馈的意义在于维持机体各种生理功能的相对稳定。前面所说的内环境的稳态，主要是通过负反馈而实现的自动控制。

2. 正反馈　受控部分发出的反馈信息调整控制部分的活动，最终使受控部分的活动朝着与它原先方向相同的方向改变，称为正反馈（positive feedback）。例如，在排尿过程中，排尿中枢发出控制信息，使膀胱收缩，发动排尿反射，当尿液流经后尿道时，又可刺激尿道感受器，产生反馈信息送回到排尿中枢并加强其活动，导致膀胱进一步收缩，促进尿液的排出，此过程不断反复，直到膀胱内的尿液完全排出为止。由此可见，正反馈的意义在于促使某些生理活动过程一旦发动，就迅速加强，直到完成为止。正反馈在体内为数不多，除排尿反射外，还有排便反射、分娩和血液凝固等过程。

（二）前馈控制系统

正常人体功能调节过程中，除了常见的反馈控制系统外，前馈（feedforward）是另一种形式的调节方式。即在控制部分向受控部分发出信息的同时，通过监测装置对控制部分直接调控，通过前馈信号及时调节受控部分的活动，使其更加准确、适时和适度。

前馈控制系统可以使机体的反应具有一定的超前性和预见性。一般说来，反馈控制需要的时间要长些，而前馈控制更为迅速。例如，大脑通过传出神经向骨骼肌（屈肌）发出收缩信号的同时，又通过前馈控制系统制约（抑制）相关肌肉（伸肌）的收缩，使它们的活动适时、适度，从而使肢体活动更加准确、更加协调。某些条件反射也是一种人体调节的前馈控制，如进食前胃液的分泌，胃液分泌开始的时间比食物进入胃中直接刺激胃黏膜腺体分泌的时间要早得多。

（闫长虹）

思考题

刘女士，25 岁，患糖尿病 12 年，一直注射胰岛素治疗，近半个月因情绪不佳停用胰岛素；最近几天纳差、恶心呕吐，多尿，烦躁，逐步昏迷，血压 90/60mmHg，呼吸 40 次 /min，昏迷状态，皮肤干燥，双眼球下凹，心率 100 次 /min，尿糖 ++++，尿酮体强阳性，血糖 460mg/dl，血 pH 7.30。

ER1-5

练习题

请思考：

（1）查阅相关资料，对刘女士的各项指标进行评估，失去稳态的指标有哪些？

（2）作为责任护士，如何刘女士进行健康宣教？

第二章 | 细胞的基本功能

教学课件

思维导图

学习目标

1. 掌握细胞膜的跨膜物质转运方式；细胞的生物电现象；静息电位产生的原理及影响因素；动作电位的概念、构成、产生原理以及特点、条件（阈电位）；神经-肌肉接头处的兴奋传递过程、特点及影响因素；兴奋-收缩耦联的概念、结构基础和耦联因子。

2. 熟悉细胞膜的结构及膜上镶嵌蛋白的功能；细胞的信号转导功能；骨骼肌细胞的超微结构；肌丝滑行学说；骨骼肌的收缩形式；影响肌肉收缩的因素。

3. 了解 G 蛋白耦联受体介导的信号转导；离子通道受体介导的信号转导；酶联型受体介导的信号转导。

4. 能解释相关护理操作要点及其原理（心电图、脑电图、肌电图、智能假肢）和日常现象。

5. 具备聚精会神、精益求精的工匠精神和爱国主义精神。

情景导入

患者，男性，48 岁，在工地施工时发生事故，造成左上臂 10cm 长伤口，医生给予清创缝合。为避免术中剧烈疼痛，术前，医生给患者进行了局部麻醉，术后恢复良好。

请思考：
1. 局部麻醉的目的是什么？
2. 为什么局部麻醉后疼痛会减轻？

细胞（cell）是构成人体结构和功能的基本单位。人体细胞大约有 10^{14} 个，这些细胞的功能有两百多种，细胞分布在特定的部位，分别执行特定的功能。但众多细胞的基本功能具有一定的共性，如细胞的跨膜物质转运功能、细胞的信号转导功能和细胞的生物电现象。本章主要介绍人体细胞的基本功能。

第一节　细胞膜的物质转运功能

细胞膜是包围在细胞质表面的一层界膜，也称质膜。细胞膜是细胞的屏障，它将细胞内容物与细胞周围环境分开，使细胞成为一个相对独立的功能单位。细胞膜的基本结构和组成，目前公认的是 1972 年 Singer 和 Nicholson 提出的液态镶嵌模型（fluid mosaic model）学说，其基本内容为细胞膜以可流动的脂质双分子层为基架，其中镶嵌着多种结构和功能不同的蛋白质分子，糖类分子与脂质、蛋白质结合后附在膜的外表面（图 2-1）。脂质双分子层的亲水端分别朝向细胞膜的内表面和外表面，而疏水端朝向细胞膜内部，共同构成细胞的屏障，支持和保护细胞。细胞膜所具有的各种功能主要取决于脂质双分子层中蛋白质的作用。

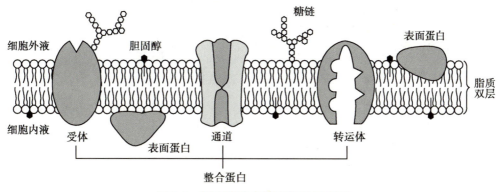

図 2-1　细胞膜液态镶嵌模型示意图

根据蛋白质在膜上的存在形式,可以将膜蛋白分为表面蛋白和整合蛋白两类,表面蛋白数量较少,主要附着于膜的内表面;整合蛋白数量多,以其肽链一次或反复多次穿越膜的脂质双分子层为特征。细胞膜含糖类较少,其中大多数与脂质或膜蛋白连接形成糖脂或糖蛋白,裸露于细胞膜外侧。

跨膜转运的物质因理化性质不同,故进出细胞的途径和机制也不同,主要有以下几种方式。

一、单纯扩散

单纯扩散(simple diffusion)指脂溶性小分子物质从高浓度侧向低浓度侧跨膜转运,这是一种物理现象,无需代谢耗能,属于被动转运,也称简单扩散。

细胞膜的基本构架是脂质双分子,所以脂溶性小分子物质能以单纯扩散的方式通过细胞膜,如 O_2、CO_2、N_2、乙醇、尿素、甘油等。O_2、CO_2、N_2 等脂溶性小分子的跨膜扩散速度快,水分子虽然不溶于脂质分子,但由于其分子量小,凭借其运动,可直接穿过细胞膜完成跨膜转运,但其扩散速度较慢。单纯扩散的特点是顺浓度差转运,所以不需要细胞提供能量,且不需要膜蛋白参与。

影响某种物质单纯扩散的因素主要包括:①细胞膜两侧的浓度差,它是物质扩散的动力,浓度差越大,单位时间内扩散量也越大;②细胞膜对物质的通透性,通透性指物质通过细胞膜的难易程度,通透性越大,单位时间内扩散量也越大。

> **考点提示**
>
> 单纯扩散的特点及影响因素

二、易化扩散

易化扩散(facilitated diffusion)指非脂溶性或脂溶性很小的物质在膜蛋白帮助下,由高浓度一侧向低浓度一侧进行的跨膜转运过程。易化扩散的动力是浓度差,但需要膜蛋白参与。根据跨膜蛋白及其转运溶质的不同,易化扩散可分为经载体的易化扩散和经通道的易化扩散两种形式。

1. 经载体的易化扩散　载体也称转运体,是介导多种水溶性小分子物质或离子跨膜转运的一类整合蛋白。经载体的易化扩散(facilitated diffusion via carrier)是指水溶性小分子物质在载体蛋白介导下顺浓度梯度进行的跨膜转运,属于载体介导的被动转运。载体蛋白上有一个或多个能与某种被转运物质结合的位点,在高浓度一侧与被转运物质结合(图 2-2A),二者的结合可引起载体蛋白构象改变,进而将被转运物质由高浓度一侧转运到低浓度一侧(图 2-2B)。体内许多重要的物质如葡萄糖、氨基酸等的跨膜转运就是经载体的易化扩散实现的。

载体转运有以下特点:

(1)**结构特异性**:每种载体只能选择性地转运特定的物质。例如,人体内葡萄糖转运载体只能转运右旋葡萄糖(人体内可利用的糖类都是右旋的),不能转运左旋葡萄糖。原因在于载体的结合位点与被转运物质之间有严格的化学结构上的适配性。

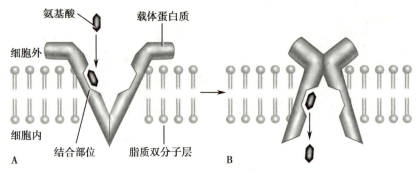

图 2-2　载体转运示意图

（2）**饱和性**：实验发现膜两侧的浓度差增加到一定程度时，转运速率不会再随浓度差的增大而增大。原因在于细胞膜上载体的数量及载体的结合位点均有限，所能结合和转运的物质数量也存在极限量。

（3）**竞争性抑制**：载体对两种结构相似的物质同时转运，当一种物质转运增多时，另一种物质转运量就减少，这也与载体和结合位点数量有限有关。

2. 经通道的易化扩散　各种带电离子在通道蛋白的介导下，顺浓度梯度和 / 或电位梯度的跨膜转运称为经通道的易化扩散。由于经通道转运的溶质几乎都是离子，因而这类通道蛋白也称离子通道（ion channel）。如 Na^+、K^+、Ca^{2+} 和 Cl^- 等的跨膜转运。离子通道蛋白是一种贯穿脂质双分子层、中间有亲水性"孔道"的膜蛋白。当通道关闭时没有离子通过；当通道开放时离子可经孔道从膜的高浓度一侧向低浓度一侧扩散（图 2-3）。

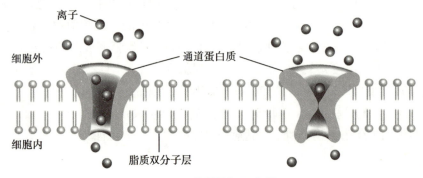

图 2-3　通道转运示意图

通道转运有以下特点：

（1）**离子选择性**：每种通道只对一种或几种离子有较高的通透性，而对其他离子的通透性很小或不通透。例如，钾通道对 K^+ 的通透性要比 Na^+ 大 1 000 倍。离子的选择性将通道分为不同种类，如 Na^+ 通道、K^+ 通道、Ca^{2+} 通道和 Cl^- 通道等。通道对离子选择性取决于孔道的口径、孔道内壁的结构和电荷情况。

（2）**转运速度快**：一般通道的转运速率为 $10^6 \sim 10^8$ 个离子 /s，远大于载体的转运速率。离子转运速率的大小，取决于膜两侧的浓度差和电位差的大小。某种离子在膜两侧的浓度差和电位差合称为该离子的电 - 化学驱动力，电 - 化学驱动力越大转运速度越快。

（3）**门控性**：人体内大多数通道的开放或关闭由"闸门"来控制。"闸门"的实质是通道蛋白分子中"孔道"内或"孔道"附近对某类刺激敏感的氨基酸序列。根据引起"闸门"开关的刺激不同，可将通道分为化学门控通道、电压门控通道和机械门控通道。

ER 2-3

离子通道的
门控特征

以上所述单纯扩散和易化扩散，物质均顺浓度差或电位差进行跨膜转运，不需要细胞提供能量，所以二者均为被动转运。

考点提示

易化扩散的分类及各自的特点

三、主动转运

主动转运（active transport）指某些物质在膜蛋白的帮助下，由细胞代谢提供能量而进行的逆浓度梯度和 / 或电位梯度的跨膜转运。完成主动转运的膜蛋白本质上也属于载体，也有同转运底物特异结合的特征。根据膜蛋白是否直接消耗能量，将其分为原发性主动转运和继发性主动转运，一般所说的主动转运指原发性主动转运。

1. 原发性主动转运　原发性主动转运（primary active transport）指细胞直接利用代谢产生的能量将物质逆浓度和 / 或电位梯度转运的过程。原发性主动转运的底物通常为带电离子，因此介导这一过程的膜蛋白或载体被称为离子泵。离子泵的化学本质是 ATP 酶，通过分解 ATP 释放的能量用于物质跨膜转运。人体内有多种离子泵，常以它们转运的离子种类命名，如转运 Na^+ 和 K^+ 的钠 - 钾泵、转运 Ca^{2+} 的钙泵及转运 H^+ 的质子泵等。

钠 - 钾泵（简称钠泵）普遍存在于人体各种细胞膜上。当细胞内 Na^+ 浓度升高或细胞外 K^+ 浓度升高时即被激活，所以也称为 Na^+-K^+ 依赖式 ATP 酶。钠泵每分解 1 分子 ATP，可将 3 个 Na^+ 移出细胞外，同时将 2 个 K^+ 移入细胞内（图 2-4）。由于钠泵的活动，可使细胞内 K^+ 浓度为细胞外的 30 倍以上，而细胞外 Na^+ 浓度为细胞内的 10 倍以上。

细胞能量代谢产生的 ATP，有大约 1/3 以上用于维持钠泵的活动，因此，钠泵的活动具有重要的生理意义：①维持细胞内高 K^+ 状态，这是细胞内多种功能活动进行的必要条件；②维持细胞内低 Na^+ 状态，使胞质内渗透压稳定，以保持细胞的正常形态和功能；③维持细胞外高 Na^+、细胞内高 K^+ 状态是细胞生物电活动的前提条件（见本章第三节）；④维持细胞外高 Na^+ 状态，为继发性主动转运提供能量；⑤钠泵活动是生电性的，可直接影响膜电位。

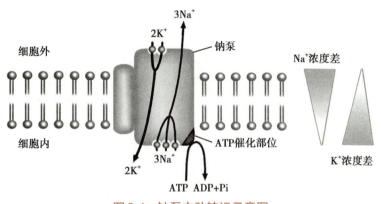

图 2-4　钠泵主动转运示意图

考点提示

钠泵的生理学意义

2. 继发性主动转运　某些物质主动转运所需能量不直接由 ATP 的分解，而是利用原发性主动转运建立的离子浓度差所进行的逆浓度梯度或电位梯度的跨膜转运，这种间接利用 ATP 能量的主动转运过程称为继发性主动转运（secondary active transport）（图 2-5）。介导这种转运的载体（转运体）同时需要结合和转运两种或两种以上的分子或离子，根据被转运物质与 Na^+ 转运方向的异同，将其分为两类：①同向转运，与 Na^+ 转运方向相同，如小肠黏膜上皮细胞管腔膜上有转运葡萄糖的同向转运体，可同时结合 Na^+ 和葡萄糖，当 Na^+ 顺浓度差进入上皮细胞时，释放的能量用于葡萄糖逆浓度差进入上皮细胞；氨基酸的吸收亦如此。甲状腺上皮细胞的聚碘作用也属于同向转运。②逆向转运，与 Na^+ 转运方向相反，也称交换。如心肌细胞在兴奋 - 收缩耦联过程中流入肌质的 Ca^{2+} 主要通过 Na^+-Ca^{2+} 交换将其移出细胞外，以维持肌质内的低 Ca^{2+} 状态。

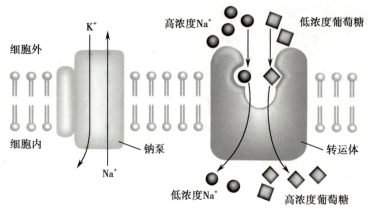

图 2-5　继发性主动转运示意图

ER 2-4

钠泵的转运过程

四、入胞与出胞

大分子物质或团块物质不能穿越细胞膜，它们可通过形成质膜包被的囊泡，以入胞或出胞的方式完成跨膜转运，又称为膜泡运输。

1. 入胞　细胞外大分子物质或团块物质如细菌、死亡细胞和细胞碎片等进入细胞的过程称为入胞（endocytosis），又称为胞吞。物质入胞时，先被细胞识别并与细胞膜接触，接触部位的细胞膜内陷或伸出伪足将物质包裹，物质及包裹它的细胞膜一起进入细胞，形成吞噬小泡，吞噬小泡很快被蛋白水解酶水解（图 2-6）。固态物质进入细胞称为吞噬，如细菌、病原体和衰老的组织碎片等进入细胞；液态物质进入细胞称为吞饮。吞饮可发生于体内几乎所有的细胞，是多数大分子物质如蛋白质分子进入细胞的唯一途径。

2. 出胞　将细胞内的大分子物质以分泌囊泡的形式排出细胞的过程称为出胞（exocytosis），又称为胞吐。几乎所有的分泌物都是通过内质网 - 高尔基体系统形成和处理的。由粗面内质网上核糖体合成的蛋白质可转移到高尔基体加工处理，形成具有膜包裹的分泌囊泡。出胞时，在多种蛋白质的介导下，囊泡逐渐转移向细胞膜的内侧并与细胞膜发生融合、破裂，最后将其内容物释放到细胞外。如内分泌细胞分泌激素，神经末梢释放神经递质，消化腺分泌消化酶。

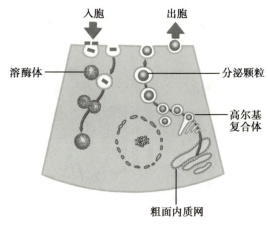

图 2-6　入胞与出胞示意图

知识拓展

郑国锠：中国"细胞生物学之父"

郑国锠是我国著名的细胞生物学家、中国科学院资深院士、中国细胞生物学主要奠基人之一。

在科学研究方面，郑国锠院士长期从事植物细胞融合和细胞工程的研究。他早期发表的关于植物体细胞染色体减数的论文，是国际细胞学公认为体细胞内出现的染色体减数机制之一。从 20 世纪 50 年代，郑国锠院士在植物细胞融合方面作出了突出的贡献，国际上相关领域的研究论文及成果有近一半是由他的研究团队做出的，并得到了国内外的一致认可。

作为我国细胞生物学界的泰斗级人物，郑国锠院士成长于江南水乡，学成于美国名校，扎根于祖国西北，奉献于教坛科界，以对祖国和人民的赤子之心和对科教事业的执着追求，走过历史的沧桑巨变，在显微镜下写就了瑰丽绚烂的人生华章。

第二节　细胞的信号转导功能

人体是由数以万计的细胞组成的有机体。人体要适应内外环境的变化并完成复杂的功能，细胞之间必须有完善的信息联系机制，即信号转导（signal transduction）。这种跨膜信号转导过程包括信息物质、受体、信息传递途径等基本要素和受体识别、信号转导、细胞内效应等环节。

一、受体的概念

20 世纪初，根据抗体对抗原性物质的作用具有高度特异的性质，提出了受体这一概念。受体（receptor）指位于细胞膜上或细胞内能与某些化学物质（如递质、调质、激素等）特异结合并诱发特定生物学效应的特殊生物分子。从化学本质上来看，受体主要是蛋白质，特别是糖蛋白，也有一些受体是糖脂。

根据存在的部位不同受体分为膜受体和细胞内受体，细胞内受体又分为胞质受体和（胞）核受体。受体可由一个或数个亚基组成，在其上的某些立体构型具有高度特异性，能准确地识别，并与配体或与其化学结构相匹配的药物结合。

在细胞间传递信息的物质称为信号分子或配体（ligand），如神经递质、激素和细胞因子等。配体需要与对应的受体结合才能发挥作用。配体与受体结合后使靶细胞产生特定的生物效应，这种配体称作激动剂。能与受体特异结合，但结合后本身不产生效应，反因占据受体而产生对抗激动剂效应的化学物质，则称为拮抗剂或阻断剂。在多数情况下配体主要是指激动剂。

二、受体与配体结合的主要特征

受体与配体结合后使受体被激活，产生跨膜信号转导并引起细胞内产生一定的生物学效应。两者结合的特点主要表现为以下几个方面：

1. **饱和性**　细胞上特定受体的数目是有限的，因此，配体与受体的结合具有饱和性。

2. **高度特异性**　受体和配体的结合与酶和底物的结合相似，都表现出高度的特异性。但是结合的特异性也是相对的，如肾上腺素有 5 种不同的受体（α_1、α_2、β_1、β_2 和 β_3），它可以与任何一种受体结合，但产生的生物效应并不相同。

3. **高度亲和力**　受体与配体的结合具有高度亲和力，尽管机体内配体的浓度很低，浓度一般在 $10^{-11}\sim10^{-9}$ mol/L 之间，但仍然能够识别相应的受体并与其结合。

4. **可逆性**　绝大多数配体与受体结合是通过分子间的吸引力。

5. **产生特定生物学效应**　配体与受体结合形成复合物后，通过信号转导作用并引起细胞内产生一定的生物学效应。

三、细胞的信号转导

细胞间的信号转导是生理功能进行准确调节的重要机制，类型和机制非常复杂，是现代医学研究的热点，以下主要介绍几种经典的信号转导方式。

1. **G 蛋白耦联受体介导的信号转导**　G 蛋白耦联受体（G protein-linked receptor）是存在于细

膜上的一种整合蛋白。这类受体要通过 G 蛋白才能发挥作用,因此,称为 G 蛋白耦联受体。G 蛋白(G protein)是鸟苷酸结合蛋白的简称,是 G 蛋白耦联受体联系胞内信号通路的关键膜蛋白。

G 蛋白耦联受体介导的信号转导过程较复杂。首先受体与细胞外的信号分子(第一信使)特异性结合,激活细胞膜上的 G 蛋白,激活的 G 蛋白进一步激活细胞内 G 蛋白效应器(多种酶或离子通道);效应器酶再催化某些物质,产生细胞内的信号分子(第二信使),如腺苷酸环化酶催化 ATP 生成环磷酸腺苷(cAMP);第二信使在细胞内可激活相应的蛋白激酶;激活的蛋白激酶使其底物功能蛋白(如离子通道和受体)发生磷酸化,最终实现对细胞内多种功能的调节。

EB 2-5

G 蛋白耦联
受体介导的
信号转导

细胞内的第二信使种类很多,除了 cAMP 外还有三磷酸肌醇(IP₃)、二酰甘油(DG)、环磷酸鸟苷(cGMP)和 Ca^{2+} 等。

研究发现,人体内 G 蛋白耦联受体有多种,是最大的受体家族,如 α 肾上腺素能受体、β 肾上腺素能受体、乙酰胆碱 M 受体、5- 羟色胺受体及多数肽类激素受体等。

2. 离子通道受体介导的信号转导 离子通道受体(ion channel receptor)是一种同时具有受体和离子通道双重功能的蛋白质分子。这种通道蛋白除了有"孔道"允许离子通过外,还具有能与配体特异性结合的位点。当配体与受体特异性结合后,通道蛋白的构象发生改变,引起"孔道"的开放(或关闭),实现对离子移动的调控,即完成跨膜信号转导。神经 - 骨骼肌接头处与 ACh 结合的受体就属于离子通道受体(详见本章第四节)。

3. 酶联型受体介导的信号转导 酶联型受体是指本身具有酶的活性或与酶相结合的膜受体。这类受体的结构特征是每个受体分子只有单跨膜区段,其胞外结构域含有可结合配体的部位,而胞内结构域则具有酶的活性或能与酶结合的位点。包括两大类:一类是受体分子本身具有酶活性,如酪氨酸激酶受体;另一类是受体分子本身无酶活性,但受体可以激活下游靶蛋白,靶蛋白具有激酶功能,如酪氨酸激酶结合型受体。

酪氨酸激酶受体有三个功能区:胞外的配体结合区、跨膜区和胞内酶活性区。当配体与结合区结合后,受体活化,胞内酶活性区能使细胞内的多种底物蛋白上的酪氨酸残基磷酸化,从而发挥相应的效应,实现对细胞内功能的调节。酪氨酸激酶结合型受体的特征是受体不具备酶活性,但是在激活后才在胞内侧与胞质中的酪氨酸结合,并使之激活,进而磷酸化下游信号蛋白的酪氨酸残基,产生生物效应。

知识拓展

肿瘤与信号转导

肿瘤是与信号转导机制最为密切的人类疾病,其涉及细胞周期的调节和恶性表型的获得,其中各种相关信号转导通路以及相互间的交互作用,可能是决定肿瘤进程的关键。正常细胞增殖受到刺激和抑制的平衡机制调控,这种平衡受到细胞内、外复杂的生物信号网络的严格调控,肿瘤细胞就是平衡失控导致的。

研究发现,细胞外部或内部因素以及相关基因的不稳定,可导致癌基因和抑癌基因突变,进而使肿瘤细胞获得选择性生长优势并克隆性过度增殖形成肿瘤。

第三节　细胞的生物电现象

细胞在进行生命活动时都伴有生物电现象，称为细胞生物电。细胞生物电是由一些带电离子（如 Na^+、K^+、Ca^{2+} 和 Cl^- 等）跨膜流动而产生的，表现为一定的跨膜电位，简称膜电位。临床上常用的心电图、脑电图和肌电图等就是各器官细胞的生物电的总和，通过体表电极引导至放大器和描记装置后记录到的。细胞的跨膜电位有两种表现形式，即安静状态下的静息电位和受刺激时的动作电位。

一、静息电位

（一）静息电位的概念

静息电位（resting potential，RP）指在安静状态下存在于细胞膜内外两侧的电位差。静息电位是可兴奋细胞产生动作电位的基础。

当微电极 A 和 B 均置于细胞膜外时，示波器上不显示电位差（图 2-7A），当微电极 A 仍在膜外，而微电极 B 插入细胞的瞬间，示波器上显示有电位差（图 2-7B）。通常设细胞外电位为零，则细胞内为负电位，人体大多数细胞的静息电位在 $-100 \sim -10mV$ 之间。例如，骨骼肌细胞的静息电位为 $-90mV$，神经细胞的静息电位为 $-70mV$。静息电位的大小通常以负值的大小来判断，负值越大表示细胞膜两侧的电位差越大，静息电位越大。

生理学中，通常将安静时细胞膜两侧处于内负外正的稳定状态称为极化（polarization）。极化是细胞处于静息状态的标志。当静息电位的数值向膜内负值加大的方向变化，称为超极化（hyperpolarization），是膜电位在静息电位水平以下的部分，是极化状态的加强。反之，当膜内电位向负值减小的方向变化，称为去极化（depolarization）。

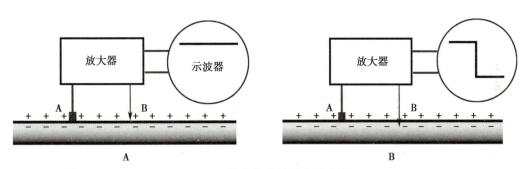

图 2-7　静息电位的测定示意图

（二）静息电位产生的机制

静息电位形成的基本原因是带电离子的跨膜转运，而离子跨膜转运的速率取决于该离子在膜两侧的电 - 化学驱动力和膜对它的通透性。

细胞膜两侧离子的浓度差是引起离子跨膜扩散的直接动力，该浓度差是由钠 - 钾泵的活动形成和维持的。细胞膜上钠 - 钾泵的活动使得膜两侧 Na^+ 和 K^+ 分布明显不均衡，细胞外分布有大量的 Na^+，细胞内分布有大量的 K^+。静息时细胞膜对 K^+ 的通透性较大，对其他离子通透性很小，K^+ 顺浓度差外移，而与其相对应的细胞内的有机负离子（A^-）则不能外移。

K^+ 外移使细胞内正电荷逐渐减少而细胞外正电荷逐渐增多；虽然 A^- 不能同时随 K^+ 外移，但它对外移的 K^+ 有吸引作用，使 K^+ 分布在细胞膜外表面而不能远去，而位居细胞膜内面的 A^- 与膜外表面的 K^+ 相吸引，就形成了细胞膜外带正电荷而细胞膜内带负电荷的状态。但 K^+ 外移不能无限地进行下去，K^+ 外移形成的电场力逐渐增大，阻碍 K^+ 继续外移。当促使 K^+ 外移的动力（浓度差

与阻碍其外移的电场力达到平衡时，K^+外移即停止，此时细胞膜两侧形成的相对稳定的电位差就是静息电位。综上所述，静息电位实际上是K^+外移形成的电-化学平衡电位。

根据细胞外液和细胞内液中K^+的浓度差，计算出K^+平衡电位数值，它与实测值有一定的差别。如枪乌贼巨大神经纤维静息电位的计算值为$-87mV$，而实测值为$-77mV$，这是因为静息电位产生时还有少量Na^+内流。

钠-钾泵的活动本身具有生电作用，每次活动时将3个Na^+转运到细胞外，只将2个K^+转运到细胞内，造成细胞内负电位。因此，钠-钾泵的活动在一定程度上也参与了静息电位的形成。

综上所述，静息电位的产生主要是K^+外流形成的，也有少量的Na^+内流及钠-钾泵的作用，因此，影响这三个方面的因素都可以影响细胞的静息电位。例如，细胞外液K^+浓度升高时，细胞内外K^+浓度差就减小，K^+外移减少，静息电位减小；反之，静息电位增大。当细胞缺血、缺氧导致代谢障碍或使用钠-钾泵抑制剂哇巴因时可影响细胞的能量代谢，影响钠泵的活动，细胞内外K^+的浓度差不能正常维持，从而导致静息电位减小。

考点提示

静息电位的概念及产生机制

二、动作电位

（一）动作电位的概念

动作电位（action potential，AP）指细胞在静息电位基础上接受有效刺激后产生的一个快速、可向远处传播的膜电位波动。动作电位是细胞兴奋的标志。以神经细胞为例，当神经纤维在安静状态下受到有效刺激而兴奋时，膜电位由$-70mV$逐渐去极化达阈电位水平，然后迅速去极化至$+30mV$，形成动作电位的上升支，该过程被称为动作电位的去极化或除极化（图2-7）。

动作电位上升支零位线以上的部分，膜内电位高于膜外，这种极化状态的逆转称为反极化，又称超射。膜电位达到顶点后很快下降，逐渐恢复到接近静息电位的水平，此过程称为复极化（repolarization）（图2-8）。动作电位上升支和下降支持续时间短、变化快，从而形成了尖锋状的图形，称为锋电位（spike potential）。锋电位是动作电位的主要部分，被视为动作电位的标志。锋电位之后膜电位经历一个缓慢而微小的电位波动过程，称为后电位。后电位包括前后两个部分，前一部分的膜电位仍小于静息电位，称为后去极化电位；后一部分的膜电位大于静息电位，称为正后电位（图2-8）。后电位持续时间比较长，后电位结束之后膜电位才恢复到稳定的静息电位水平。

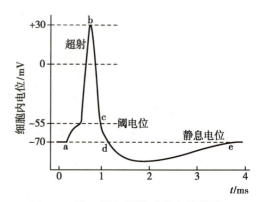

图 2-8 单一神经纤维动作电位模式图

（二）动作电位的特征

1. **"全或无"现象** 刺激一旦引起膜去极化达到阈电位水平，动作电位就会产生，而且会达到最大值（全），其幅度不会因刺激强度的增加而增大；如果膜电位去极化达不到阈电位水平，动作电位就不出现（无），以上这种特性称为动作电位的"全或无"现象。刺激引起膜去极化达到阈电位是引起动作电位的必要条件，与动作电位的幅度无关，阈刺激和阈上刺激在同一个细胞上引起的动作电位幅度相同。

2. **不衰减式传导** 当细胞膜某一部位产生动作电位时，它会迅速向整个细胞传导，而且其幅度和波形不因传导距离的增加而减小，即动作电位幅度和波形不变。

3. 脉冲式传导 连续刺激所产生的多个动作电位总有一定间隔而不会融合起来，呈现一个个分离的脉冲式发放。

（三）动作电位的产生机制

动作电位的产生是由带电离子跨膜扩散产生的。带电离子跨膜扩散需要两个必要因素，一是离子的电 - 化学驱动力，二是细胞膜对离子的通透性。

细胞外 Na^+ 浓度是细胞内 Na^+ 浓度的 10 倍左右，所以 Na^+ 有向细胞内移动的趋势；另一方面，细胞静息时膜两侧内负外正的电场力也是促进 Na^+ 内流的因素。由此可见，细胞在静息时促进 Na^+ 内流的电 - 化学驱动力很大。离子的跨膜移动由细胞膜上通道控制。

当细胞接受有效刺激时受刺激部位钠通道开放，Na^+ 顺浓度差内流，使细胞内正电荷增加，导致受刺激部位的膜电位去极化。当膜电位去极化到一定值时，瞬间引发膜上大量钠通道开放，膜对 Na^+ 的通透性突然增大，Na^+ 在浓度差和电场力的作用下，大量快速内流，使细胞内正电荷迅速增加，电位急剧上升，并出现反极化现象，形成动作电位的上升支。

当膜内正电位增大到足以阻止 Na^+ 内流时，膜电位达到新的平衡点，这就是 Na^+ 平衡电位。随后钠通道迅速失活而关闭，Na^+ 内流停止；此时钾通道开放，K^+ 通透性增大，大量 K^+ 快速由细胞内向细胞外移动，细胞膜内侧电位迅速下降，又恢复到负电位状态，形成动作电位的下降支。此时细胞的膜电位虽然接近静息电位，但离子分布状态尚未恢复，钠泵被激活，分别将 Na^+ 泵出细胞、K^+ 泵入细胞，从而恢复细胞在静息时的离子分布状态。

可见，动作电位的上升支是由于电压门控 Na^+ 通道激活，Na^+ 大量快速内流形成的；动作电位的下降支则是由于电压门控 Na^+ 通道失活，同时电压门控 K^+ 通道激活，K^+ 快速外流形成的。

细胞每产生一次动作电位，内流的 Na^+ 和外移的 K^+ 实际数量很小，例如神经纤维每兴奋一次，内流 Na^+ 的量只能使细胞内 Na^+ 浓度增加约八万分之一，K^+ 的移动也类似此数量级。所以，即使神经连续多次兴奋，短时间内也不会改变细胞内高 K^+ 和细胞外高 Na^+ 的状态。

> **考点提示**
>
> 动作电位的概念、特点及产生机制

> **知识拓展**
>
> ### 离子通道阻滞药在临床中的应用
>
> 临床上经常采用某种药物来阻滞离子通道，抑制一些离子的跨膜转运，影响动作电位的形成，以达到诊断治疗某些疾病的目的。例如，奎尼丁、普鲁卡因胺、利多卡因等 Na^+ 通道阻滞药，可通过阻滞心肌细胞膜上的 Na^+ 通道，减少动作电位上升支 Na^+ 内流，而治疗快速性心律失常；硝苯地平、维拉帕米等 Ca^{2+} 通道阻滞药，抑制心肌细胞膜的 Ca^{2+} 内流，使细胞内 Ca^{2+} 含量减少，减弱心肌收缩力，减少心肌能量及氧的消耗，达到治疗心绞痛的目的。

（四）动作电位的产生条件

1. 阈电位 不是任何刺激都能引发动作电位。有些刺激引起膜内负电荷增加，细胞发生超极化，使细胞兴奋性降低，不能引起兴奋（图 2-9a）。有些刺激引起膜内正电荷增加，细胞发生去极化（图 2-9b），当膜电位去极化到一个临界值时，细胞膜上大量钠通道开放，大量 Na^+ 快速内流，从而爆发动作电位。能触发动作电位的临界膜电位值称为阈电位（threshold potential，TP）。所谓有效刺激，指的就是能使细胞产生动作电位的阈刺激或阈上刺激。一般情况下，阈电位比静息电位的绝对值小 10~20mV。膜电位距离阈电位越近，细胞兴奋性越高；反之，膜电位距离阈电位越远，细胞兴奋性越低。静息电位去极化达到阈电位水平是动作电位产生的必要条件。

2. 局部电位　单个阈下刺激不能触发动作电位，但能使膜上少量钠通道开放，引起少量 Na⁺ 内流，从而使膜发生较小的去极化反应。这种发生在膜的局部达不到阈电位水平的去极化称为局部电位（local potential）（图 2-9b）。局部电位有以下特点：

（1）**幅度大小呈"等级"性**：阈下刺激作用时，局部电位的幅度可随刺激强度的增加而增大，不具有动作电位"全或无"的特征。

（2）**衰减式传导**：局部兴奋随着传播距离的增加而减小，甚至消失，因此，不能在细胞膜上进行远距离传导。

（3）**总和效应**：一次阈下刺激只能引起一个局部电位，不能爆发动作电位，但多个阈下刺激同时作用于细胞膜的相邻部位，或连续多个阈下刺激持续作用于细胞膜的同一部位时，可引发动作电位，这种现象称为总和效应；前者称为空间总和，后者称为时间总和（图 2-9c、d）。总和效应是局部电位叠加的结果，从而使细胞受刺激部位达到阈电位水平，最终引发动作电位。体内许多部位的电活动都存在这种特性，如神经元突触后电位、肌细胞的终板电位和感受器细胞的感受器电位等。

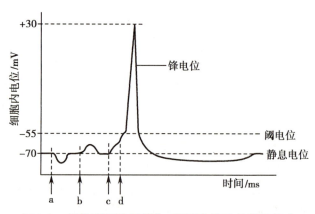

图 2-9　刺激引起膜超极化、局部电位及其总和效应

（五）动作电位的传导

动作电位一旦在受刺激部位发生，就会向细胞膜的各个方向不衰减地传播。动作电位在同一个细胞上的传播称为传导（conduction）。在神经纤维上传导的动作电位称为神经冲动。

动作电位的传导过程用局部电流学说解释。受刺激的神经纤维局部发生反极化，出现内正外负的电位变化，它与相邻部位内负外正的状态形成电位差，兴奋点与未兴奋点之间就形成从正电位向负电位方向的电流（图 2-10A）。这种在兴奋点和未兴奋点之间产生的电流称为局部电流（local current）。由于局部电流可以同时在神经纤维兴奋部位的两端产生，因此，动作电位可以从受刺激的点向两侧传导，从而使未兴奋点爆发动作电位，成为新的兴奋点（图 2-10B）。

有髓神经纤维外面包裹的髓鞘有绝缘作用，动作电位的传导只发生在郎飞结处，产生兴奋的郎飞结与相邻的郎飞结之间形成局部电流，呈跳跃式传导（saltatory conduction）（图 2-10C、D）。这种传导方式比无髓神经纤维快得多，同时能量消耗比较少。

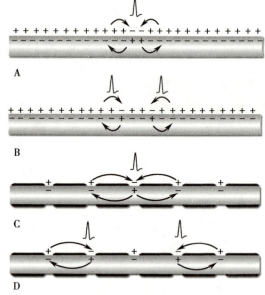

图 2-10　动作电位在神经纤维上的传导

第四节　肌细胞的收缩功能

由于结构和收缩特性的不同，人体的肌组织分为骨骼肌、心肌和平滑肌三类，它们的基本功能都是收缩与舒张，且收缩的机制基本相同。本节主要以骨骼肌细胞为例探讨肌细胞收缩的机制及影响因素。

一、神经－肌肉接头处兴奋的传递

骨骼肌的收缩是在中枢神经系统控制下完成的，只有当支配肌肉的神经纤维发生兴奋时，动作电位经神经-肌肉接头处传递给肌肉，才能引起肌肉的兴奋和收缩。

（一）骨骼肌神经－肌肉接头处结构特征

骨骼肌神经-肌肉接头是运动神经末梢与其所支配的骨骼肌细胞之间的转化结构，由接头前膜、接头后膜和接头间隙构成（图 2-11A）。接头前膜是运动神经轴突末梢膜的一部分。接头后膜是与接头前膜相对的骨骼肌细胞膜，也称为终板膜，呈向内凹陷的浅槽。两者之间是接头间隙，期间充满细胞外液。接头前膜内侧的轴浆中含有许多突触囊泡，囊泡内含有大量的乙酰胆碱（acetylcholine，ACh）分子。在接头后膜上有 ACh 受体，即 N_2 型 ACh 受体阳离子通道，它们集中分布于终板膜皱褶的开口处。在接头后膜外表面上还分布有乙酰胆碱酯酶，它能将 ACh 分解为胆碱和乙酸。

（二）骨骼肌神经－肌肉接头的兴奋传递过程

骨骼肌神经-肌肉接头的兴奋传递过程见图 2-11B，具有电-化学-电传递的特点：即由运动神经纤维传到轴突末梢的动作电位（电信号）触发接头前膜 Ca^{2+} 依赖性突触囊泡出胞，释放 ACh 至接头间隙（化学信号），再由 ACh 激活终板膜中 N_2 型 ACh 受体阳离子通道而产生膜电位变化（电信号）。N_2 型 ACh 受体阳离子通道可允许 Na^+、K^+ 和 Ca^{2+} 跨膜移动，但主要是 Na^+ 内流为主。Na^+ 内流使终板膜发生去极化反应，称为终板电位（end-plate potential，EPP）。EPP 属于局部电位，可以电紧张方式向周围扩布，刺激邻近的普通肌膜中的电压门控钠通道开放，引起 Na^+ 内流和普通肌膜的去极化。当去极化达到阈电位水平即可爆发动作电位，并传导至整个肌细胞膜。在 ACh 释放后几毫秒内，ACh 即被终板膜外侧的乙酰胆碱酯酶迅速分解而消除其作用，使终板膜恢复到接受新兴奋传递的状态。

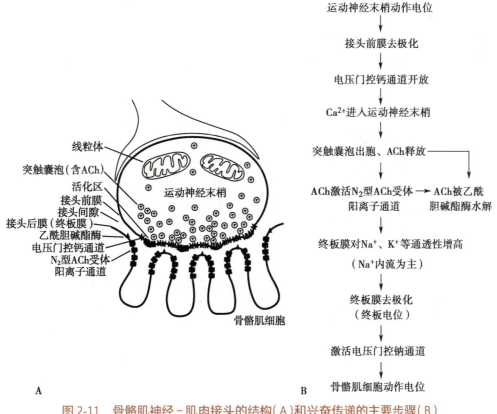

图 2-11　骨骼肌神经－肌肉接头的结构（A）和兴奋传递的主要步骤（B）

冯德培在骨骼肌神经－肌肉接头处兴奋传递研究中的重要贡献

冯德培院士是国际著名生理学家、神经生物学家,在骨骼肌神经－肌肉接头和突触传递等领域进行了多项开创性的研究,取得了国际公认的学术成就。

他在骨骼肌神经－肌肉接头处兴奋传递研究中所作出的重要贡献主要表现在以下四个方面:①发现高频神经电刺激在骨骼肌神经－肌肉接头处引起的接头抑制和接头周围局部肌肉收缩。②证明了 Ca^{2+} 对骨骼肌神经－肌肉接头处兴奋传递的多种作用。③首次报告终板电位的强直后增强现象。④在哺乳类动物肌肉上证明了骨骼肌神经－肌肉接头处兴奋传递调制的突触前机制。

二、骨骼肌细胞的兴奋－收缩耦联

骨骼肌细胞膜先产生动作电位(兴奋),然后引发自身的机械性收缩即肌细胞内部肌丝滑行。将骨骼肌细胞的电兴奋与机械收缩联系起来的中介过程称为肌细胞的兴奋－收缩耦联(excitation-contraction coupling)。实现兴奋－收缩耦联的结构基础是肌管系统,起关键作用的物质是 Ca^{2+}。

(一) 肌管系统

肌管系统包括横管和纵管(图 2-12)。

1. 横管　走行方向与肌原纤维垂直的管道称为横管(T管)。横管是由肌膜在明暗带交界处或 Z 线附近向细胞内凹陷所形成,并包绕在肌原纤维上,其中的液体是细胞外液。当肌细胞膜兴奋时,动作电位沿横管传到肌细胞内部。

2. 纵管　走行方向与肌原纤维平行的管道称为纵管(L管)。纵管围绕每条肌原纤维形成网状结构,称为肌质网。纵管在靠近横管处膨大形成终池,终池内储存大量 Ca^{2+},故又称为钙池。钙池内 Ca^{2+} 的浓度比肌质中高 1 000 倍,膜上有 Ca^{2+} 释放通道,存有丰富的钙泵。

3. 三联管　一根横管加上它两侧的终池构成三联管(又称三联体),作用是把横管传来的动作电位转化为终池对 Ca^{2+} 的释放。终池释放的 Ca^{2+} 是引起肌细胞收缩的直接动因。所以,三联管是实现骨骼肌兴奋－收缩耦联的重要结构基础。

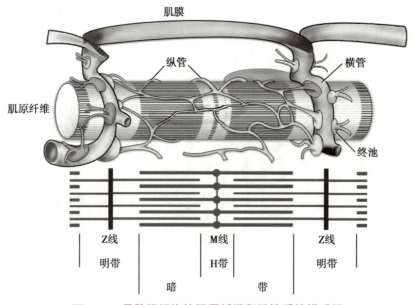

图 2-12　骨骼肌细胞的肌原纤维和肌管系统模式图

（二）骨骼肌兴奋 - 收缩耦联的过程

骨骼肌兴奋 - 收缩耦联包括三个基本过程。①横管膜的动作电位传导。骨骼肌细胞的动作电位沿横管膜传到三联管处，激活横管膜上和肌膜中的 L 型 Ca^{2+} 通道。② L 型 Ca^{2+} 通道通过变构激活终池膜上的 Ca^{2+} 通道，终池内大量 Ca^{2+} 顺浓度差进入肌质，触发肌丝滑行，引发肌肉收缩。③肌质内 Ca^{2+} 浓度升高激活肌质网膜上的钙泵，肌质中 Ca^{2+} 被回收至肌质网，肌质 Ca^{2+} 浓度降低，出现肌肉舒张。

综上所述，将兴奋与收缩耦联起来的关键物质是 Ca^{2+}，所以将 Ca^{2+} 称为兴奋 - 收缩耦联因子。如果肌质中 Ca^{2+} 不足，肌细胞虽然发生兴奋，但不能引起收缩，这种现象称为"兴奋 - 收缩脱耦联"。

> **考点提示**
>
> 骨骼肌兴奋 - 收缩耦联的过程

三、骨骼肌的收缩机制

骨骼肌细胞兴奋后，经兴奋 - 收缩耦联过程肌质内 Ca^{2+} 浓度明显升高，由此诱发肌肉收缩。以下结合骨骼肌的微细结构和分子组成，介绍骨骼肌的收缩机制。

（一）骨骼肌的微细结构

1. 肌原纤维和肌小节　每个肌细胞内含有大量平行排列的肌原纤维，在光镜下沿长轴可见明暗交替的横纹，分别称为明带和暗带（图 2-10）。明带中央与肌原纤维垂直的线称为 Z 线，其联结多条细肌丝。肌原纤维上相邻两条 Z 线之间的区域称为一个肌小节，它是肌肉收缩和舒张的基本功能单位。暗带的长度一般不变，其中央的横线称为 M 线。暗带中央相对透亮的区域称为 H 带。肌细胞的收缩或舒张，实际上就是肌小节的缩短或伸长。

2. 肌丝的组成　肌小节由两种肌丝组成：粗肌丝和细肌丝。粗肌丝由多个肌球蛋白（又称肌凝蛋白）分子组成。肌球蛋白分子有杆部和头部，杆部聚合成粗肌丝的主干，头部规则地突出于主干表面形成横桥。

横桥有两个特性：①在一定条件下可以和细肌丝上的肌动蛋白分子呈可逆性结合。②具有 ATP 酶的作用，可分解 ATP 提供能量，引起横桥向 M 线方向摆动，拉动细肌丝向 M 线方向滑行。

细肌丝由肌动蛋白（又称肌纤蛋白）、原肌球蛋白和肌钙蛋白组成。肌动蛋白占细肌丝总蛋白的 60%，聚合成双螺旋状，构成细肌丝的主干，其上有与横桥结合的位点。原肌球蛋白首尾相接，聚合成双螺旋结构并缠绕在肌动蛋白上，掩盖肌动蛋白与横桥结合的位点。肌钙蛋白是由三个亚单位组成的球形分子，结合在原肌球蛋白上，其作用是与 Ca^{2+} 结合，引发肌肉收缩。

（二）肌细胞的收缩过程

目前普遍用肌丝滑行理论解释肌细胞的收缩机制，其主要内容为：骨骼肌的肌原纤维是由粗、细肌丝两组与其走向平行的肌丝构成，肌肉的伸长或缩短均通过粗、细肌丝在肌小节内的相互滑动而发生，肌丝本身的长度不变。当肌肉处于静息状态时，原肌球蛋白掩盖横桥与肌动蛋白的结合位点，横桥不能与位点结合引发收缩（图 2-13A）。

当兴奋 - 收缩耦联过程中 Ca^{2+} 大量进入肌质时，肌钙蛋白与 Ca^{2+} 结合并发生构象变化，引起肌钙蛋白与肌动蛋白结合力减弱，从而使原肌球蛋白构象改变，原肌球蛋白在肌动蛋白双螺旋沟壁上的位置发生移动，暴露肌动蛋白与横桥结合的位点，这个过程称为原肌球蛋白位阻效应的解除。此时，粗肌丝上已经水解了 ATP 并处于高势能状态的横桥便与肌动蛋白结合，横桥释放势能并摆动，牵引细肌丝向 M 线方向滑行。横桥摆动一次后便与肌动蛋白分离，再次分解 ATP 并回到原先的垂直方向（称为复位）；如果此时肌动蛋白上的结合位点仍然暴露，横桥就与肌动蛋白上新的结合位点结合，横桥再次摆动。如此横桥与肌动蛋白结合、摆动、分离、复位、再结合，称为横桥周期。以上过程反复进行，细肌丝不断地滑入粗肌丝内，结果使肌小节变短，肌细胞得以收缩（图 2-13B）。

释放到肌质中的 Ca^{2+} 可激活肌质网上的钙泵，Ca^{2+} 被钙泵转运回终池，肌质中的 Ca^{2+} 浓度降

低,肌钙蛋白即与 Ca^{2+} 解离,原肌球蛋白的位阻效应恢复,横桥周期停止,细肌丝恢复到收缩前的位置,肌小节恢复原有的长度,肌细胞舒张。肌肉收缩需要不断消耗 ATP,用于横桥的摆动;肌肉的舒张也要消耗 ATP,用于钙泵活动,将肌质中的 Ca^{2+} 泵回到肌质网内。肌肉的收缩和舒张都要消耗能量,因此,都属于主动过程。

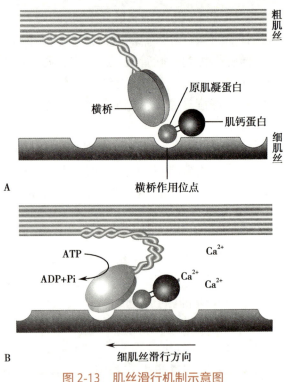

图 2-13 肌丝滑行机制示意图

四、骨骼肌的收缩形式

骨骼肌的收缩主要表现在长度的缩短和张力的增加两个方面,这些变化与肌肉所受的负荷和所受的刺激频率有关。根据肌肉收缩的外部表现,可将收缩分为等长收缩和等张收缩。

(一)等长收缩和等张收缩

1. 等长收缩 肌肉收缩时只有张力的增加而无长度的缩短的收缩形式称为等长收缩(isometric contraction)。在阻力负荷较大,而肌肉收缩产生的张力不足以克服负荷时,肌肉会产生等长收缩。等长收缩因没有位移,所以不做功。

2. 等张收缩 肌肉收缩时只有长度的缩短而无肌张力变化的收缩形式称为等张收缩(isotonic contraction)。此时横桥拉动细肌丝滑行,使肌小节缩短,表现为肌肉缩短,使物体发生位移而完成肌肉做功。

整体情况下,人体骨骼肌的收缩往往是混合式的,既有张力的增加又有长度的缩短。例如在移动重物时,肌张力增加在前(发生等长收缩),长度缩短在后(发生等张收缩)。有些肌肉主要表现为等长收缩,例如人体抗重力肌的收缩就是以产生张力为主,用来持续抵抗重力,维持一定的姿势;有些肌肉则表现出明显的等张收缩,例如四肢的骨骼肌常表现为明显缩短,用于改变肢体的位置,完成某个动作。

(二)单收缩和强直收缩

1. 单收缩 肌肉受到一次刺激引起一次收缩称为单收缩(single twitch)。单收缩分 3 个时期(图 2-14)。①潜伏期,指肌肉从受到刺激到开始收缩的时间;②收缩期,指肌肉从开始收缩到肌张力达到最高点的时间;③舒张期,指肌肉从肌张力最高点回到收缩基线的时间。

2. 强直收缩 肌肉受到连续刺激时,处于持续收缩状态,产生单收缩的复合称为强直收缩(tetanus)。实际情况下,正常人体骨骼肌的收缩一般为强直收缩。依据刺激频率的不同,强直收缩可分为以下两种情况。

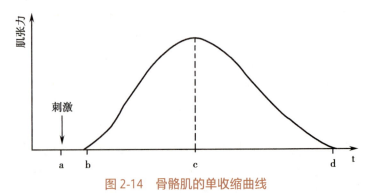

图 2-14 骨骼肌的单收缩曲线

(1)不完全强直收缩:刺激频率相对较低,后一刺激落在前次收缩的舒张期内,即肌肉还未完全舒张又发生新的收缩,称为不完全强直收缩(incomplete tetanus)。记录的收缩曲线为锯齿状

（图 2-15A、B）。

（2）**完全强直收缩**：刺激频率相对较高，使肌肉在前一收缩的收缩期内即开始新的收缩，出现收缩的叠加，称为完全强直收缩（complete tetanus）。记录的收缩曲线平滑而连续，无舒张造成的痕迹（图 2-15C）。完全强直收缩产生的肌张力比单收缩大 3~4 倍，利于机体做功。正常人体由于骨骼肌受到躯体运动神经传来的冲动是快速连续的，所以都是完全强直收缩。即使在静息状态下，中枢神经也经常发放低频率的神经冲动至骨骼肌，使之产生一定程度的强直收缩，这种微弱而持续的收缩称为肌紧张，其意义在于维持一定的姿势。

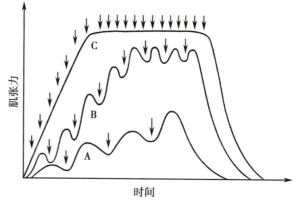

图 2-15　骨骼肌强直收缩曲线

（三）影响骨骼肌收缩的因素

1. 前负荷　前负荷（preload）指肌肉收缩前所承受的负荷。对于心室肌来说，心室舒张末期的容积（或充盈压）是其前负荷。前负荷作用是增加肌肉收缩前的长度（初长度），进而增加肌张力。一定范围内肌肉的初长度与肌张力是正变关系。当前负荷和相应的初长度达到一定程度时，可产生最大肌张力，此时的前负荷称为最适前负荷，此时肌肉的初长度称为最适初长度。但当前负荷和初长度继续增加时，肌张力则减小，如快速大量输液可使心室舒张末期容积过大（前负荷过大），导致心肌收缩力下降，发生急性心力衰竭。

2. 后负荷　后负荷（afterload）指肌肉收缩过程中遇到的负荷，是肌肉收缩的阻力或做功的对象。后负荷主要影响肌肉收缩的速度。随着后负荷增大，肌张力逐渐增大，但肌肉收缩的速度逐渐减慢。当后负荷达到一定数值时，产生的肌张力最大。反之，后负荷越小，收缩的阻力越小，肌张力也越小，但收缩的速度越快。适度的后负荷才能获得肌肉做功的最佳效率。

3. 肌肉收缩能力　肌肉收缩能力（contractility）是与前负荷和后负荷均无关的肌肉本身的内在特性。肌肉收缩能力主要取决于兴奋 - 收缩耦联时肌质中的 Ca^{2+} 浓度、横桥的 ATP 酶活性及细胞内各种功能蛋白的水平和状态。其他条件不变时，肌肉收缩能力越强，肌张力越大，收缩速度越快。体内许多神经递质和体液物质都会影响肌肉收缩能力，如 Ca^{2+} 和肾上腺素可增强肌肉收缩能力，而酸中毒和缺氧会降低肌肉收缩能力。

（郑荣华）

思考题

患者，女性，30 岁，因夫妻矛盾在家中自服农药，家人发现后急送医院。入院时，患者神志不清，流涎，口腔呼出气体伴有浓烈大蒜味，多汗，大小便失禁，瞳孔针尖样，偶有肌肉颤动。查体：心率 56 次 /min，心律齐，无杂音。两肺较多哮鸣音和散在湿啰音。经检查后诊断为急性有机磷农药中毒。

请思考：

1. 患者为什么会出现肌肉震颤？可用什么方法解除患者的肌肉震颤？
2. 如果你是急诊科护士，患者病情好转后如何对她进行心理护理？

ER 2-7

练习题

第三章 | 血 液

教学课件

思维导图

学习目标

1. 掌握血液的组成；血浆渗透压的形成及其作用；红细胞的生理特性与功能，红细胞的生成及调节；血小板的生理特性和功能；血液凝固的概念、实质、基本步骤及途径；ABO 血型系统的分型及输血的基本原则。

2. 熟悉 Rh 血型系统的特点及临床意义；血量的正常值及意义。

3. 了解纤维蛋白溶解；ABO 血型系统亚型。

4. 能分析临床常见的贫血类型，并说出各类型贫血的预防和治疗措施；解读血常规报告单；解释血小板减少性紫癜、血友病等疾病的发生原因；解释临床常用的促凝及抗凝措施。

5. 具有尊重生命、救死扶伤的职业责任感，能够积极宣传并进行无偿献血，拯救他人生命。

情景导入

患者女性，32 岁，因乏力 1 个月入院就诊。1 个月前于月经后出现乏力，活动后心慌、头晕；无发热、黑便、肉眼血尿等。查体：贫血貌，结膜苍白，心率 109 次 /min，律齐。既往史、个人史无特殊。平素月经量大。血常规：白细胞（WBC）为 4.6×10^9/L；红细胞（RBC）为 3.1×10^{12}/L，血红蛋白（Hb）为 68g/L；血小板（Plt）为 280×10^9/L；平均红细胞体积（MCV）为 66fL。

临床诊断：缺铁性贫血。

请思考：

1. 患者的血液检查哪些指标异常？解释缺铁性贫血的发病机制，根据红细胞的功能解释该患者的临床症状。

2. 缺铁性贫血的原因及防治措施有哪些？

血液（blood）是一种循环流动于心血管系统中的红色流体组织。血液的基本功能是运输，将 O_2 及营养物质运送到各器官、组织和细胞，将激素运送到相应的靶细胞，同时又将细胞产生的 CO_2 及代谢产物运送到肺、肾等排泄器官排出体外；血液具有防御和保护功能，参与机体的生理性止血，抵抗细菌、病毒等微生物引起的感染，参与各种免疫反应；血液还具有缓冲功能，含有的多种缓冲物质，可缓冲血浆 pH 的变化；血液中的水有较高的比热，有助于运送热量，调节体温。当血液总量或组织、器官血流量不足时，可造成机体功能障碍甚至危及生命。很多疾病可导致血液成分或性质发生特征性的变化，因此，血液检查在医学诊断和治疗上具有重要价值。

第一节　概　述

一、血液的组成

血液由血浆和悬浮于其中的血细胞组成。将新鲜血液经抗凝处理后,置于比容管中,以每分钟 3 000 转的速度离心 30min,可见比容管中的血液分为三层(图 3-1):上层淡黄色透明液体为血浆,占总体积的 50%~60%;下层是深红色不透明的红细胞,占总体积的 40%~50%;上、下两层中间一薄层灰白色不透明的为白细胞和血小板,约占总体积的 1%。从这种分层可以看出,红细胞的相对密度最大,白细胞和血小板次之,血浆的相对密度最小。

血细胞在全血中所占的容积百分比称为血细胞比容(hematocrit)。正常成年男性的血细胞比容为 40%~50%,女性为 37%~48%,新生儿约为 55%。由于血液中白细胞和血小板仅占总容积的 0.15%~1%,故血细胞比容主要反映血液中红细胞的相对数量,亦称红细胞比容。当红细胞数量或血浆容量发生改变时,可使血细胞比容发生改变。例如,贫血患者血细胞比容降低;严重呕吐、腹泻和大面积烧伤患者,血浆水分丧失过多,导致血细胞比容升高。

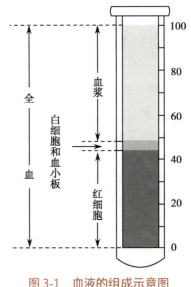

图 3-1　血液的组成示意图

二、血液的理化特性

1. 颜色　血液的颜色主要取决于红细胞内血红蛋白的颜色。动脉血红细胞中氧合血红蛋白较多,呈鲜红色;静脉血红细胞中去氧血红蛋白较多,呈暗红色。血浆因含有微量的胆色素,呈淡黄色。空腹血浆清澈透明,进餐后,尤其摄入较多的脂类食物,血浆中悬浮着脂蛋白微滴而变得浑浊。临床做某些血液化学成分检测时,要求空腹采血,以避免食物对检测结果产生影响。

2. 比重　正常人全血比重为 1.050~1.060,红细胞数量越多,血液比重越大;血浆的比重为 1.025~1.030,其高低主要取决于血浆蛋白的含量;红细胞的比重为 1.090~1.092,主要取决于红细胞内血红蛋白的含量。

3. 黏滞性　黏滞性来源于液体内部分子或颗粒之间的摩擦。通常在体外测定血液或血浆与水相比的相对黏滞性。全血的黏滞性为水的 4~5 倍,主要取决于血细胞比容的高低;血浆的黏滞性是水的 1.6~2.4 倍,主要取决于血浆蛋白的含量。严重贫血的患者,红细胞数量减少,血液的黏滞性下降;大面积烧伤患者,由于血浆大量渗出,血液的黏滞性升高。血液的黏滞性是构成血流阻力的因素之一。

4. 酸碱度　正常人血浆 pH 为 7.35~7.45。血浆酸碱度的相对稳定依赖于血液中的缓冲物质以及肺和肾的调节功能。血浆中的缓冲物质主要有 $NaHCO_3/H_2CO_3$、蛋白质钠盐/蛋白质和 Na_2HPO_4/NaH_2PO_4 等缓冲对,其中最重要的缓冲对是 $NaHCO_3/H_2CO_3$,其比值为 20∶1。红细胞内也有血红蛋白钾盐/血红蛋白等缓冲对,共同维持血浆 pH 稳定。血浆 pH 高于 7.45 称为碱中毒;pH 低于 7.35 为酸中毒。当血浆 pH 高于 7.8 或低于 6.9 时甚至会危及生命。因此,保持血浆 pH 相对稳定,是机体进行正常生命活动的必要条件。

第二节 血 浆

血浆是血细胞的细胞外液，是机体内环境的重要组成部分，在沟通机体内、外环境中起桥梁作用。血浆的成分受机体代谢活动和外环境影响而发生变化，在正常情况下，机体可通过各种调节作用使血浆的成分保持相对稳定。

一、血浆的成分及其作用

血浆是由水和溶解于其中的多种溶质组成。其中水占 91%~92%；溶质占 8%~9%，包含血浆蛋白、多种电解质、小分子有机化合物和一些气体等。

1. 水 水是营养物质和代谢产物运输的载体，另外水还能运输热量，参与体温调节。

2. 血浆蛋白 血浆蛋白（plasma protein）是血浆中多种蛋白质的总称，正常成人的血浆蛋白含量为 65~85g/L。用盐析法可将血浆蛋白分为白蛋白、球蛋白和纤维蛋白原三类，含量分别为 40~48g/L、15~30g/L、2~4g/L，白蛋白 / 球蛋白（A/G）的比值为（1.5~2.5）∶1，除 γ- 球蛋白来自浆细胞，白蛋白和大多数球蛋白主要由肝脏产生。肝脏疾病时，γ- 球蛋白增高，白蛋白生成减少，常致 A/G 比值下降甚至倒置。

血浆蛋白的主要功能包括：①形成血浆胶体渗透压，维持血浆容量；②作为载体结合与运输激素、脂类物质、离子、维生素以及各种代谢产物等；③参与血液凝固、抗凝及纤溶等生理过程；④参与机体免疫，抵御病原微生物的入侵；⑤营养功能；⑥缓冲血浆酸碱变化，维持血浆 pH 相对稳定。

3. 电解质 血浆中的无机盐约占血浆总量的 0.9%，主要以离子状态存在，故称为电解质。血浆中的电解质以 Na^+、Cl^- 为主，此外还有少量的 K^+、Ca^{2+}、HCO_3^-、HPO_4^{2-} 等。无机盐在形成血浆晶体渗透压，维持机体酸碱平衡和神经肌肉兴奋性等方面具有重要作用。

4. 非蛋白含氮化合物 血浆中除蛋白质以外的含氮化合物总称为非蛋白含氮化合物。包括尿素、尿酸、肌酸、肌酐、氨和胆红素等。正常成人血浆中非蛋白氮含量为 14~25mmol/L，其中 1/3~1/2 为尿素氮。非蛋白含氮化合物是蛋白质和核酸的代谢产物，主要通过肾排出体外。因此，测定血浆非蛋白氮含量，可以了解蛋白质的代谢水平以及肾的排泄功能。

5. 其他成分 血浆中还含有葡萄糖、脂类（如甘油三酯、胆固醇、磷脂）、酮体、乳酸、维生素和激素等有机化合物。此外，还有 O_2 和 CO_2 等气体分子。

二、血浆渗透压

渗透是指被半透膜隔开的两种不同浓度的液体，水分子从低浓度溶液一侧通过半透膜向高浓度溶液一侧扩散的现象。渗透现象发生的动力是这两种不同浓度的溶液存在渗透压差。渗透压（osmotic pressure）指溶液中溶质颗粒通过半透膜吸引水分子的能力。渗透压是溶液的一种基本特性，其大小取决于单位容积溶液中溶质颗粒数目的多少，而与溶质的种类和颗粒大小无关。

（一）血浆渗透压的形成和正常值

血浆渗透压由血浆晶体渗透压和血浆胶体渗透压两部分组成。血浆晶体渗透压主要由晶体物质形成，如无机盐、葡萄糖、尿素等，其中 80% 由 Na^+ 和 Cl^- 形成。血浆胶体渗透压由胶体物质形成，如血浆蛋白等，其中白蛋白含量多而分子量较小，分子数目多，故血浆胶体渗透压 75%~80% 由白蛋白形成。正常血浆渗透压约为 300mmol/L，相当于 5 790mmHg。血浆中晶体物质颗粒的数目要远远多于血浆中蛋白分子的数量，所以血浆渗透压主要来自血浆晶体渗透压，血浆胶体渗透压很小，渗透压约 1.3mmol/L，相当于 25mmHg。

（二）血浆渗透压的生理作用

细胞膜和毛细血管壁是两种通透性不同的生物半透膜，因而血浆晶体渗透压与血浆胶体渗透压表现出不同的生理作用。

1. 血浆晶体渗透压的作用 细胞膜的通透性较小，水分子能自由通过，而血浆中的晶体物质大部分不易通过。正常状态下细胞内液与细胞外液总渗透压相等，水分子出入细胞的量保持动态平衡，若改变一侧溶液的渗透压，膜内外就会出现渗透压差而发生渗透现象。因此，血浆晶体渗透压的作用是调节细胞内外水平衡，维持细胞正常形态和功能（图3-2）。若血浆晶体渗透压降低，进入细胞内的水分增多，引起细胞水肿，如发生在红细胞可引起红细胞膨胀甚至破裂（红细胞破裂，血红蛋白逸出，称为红细胞溶解，简称溶血）；当血浆晶体渗透压增高时，细胞中水分渗出，可引起细胞脱水或红细胞皱缩。

2. 血浆胶体渗透压的作用 毛细血管壁的通透性较大，允许水和晶体物质自由通过，所以血浆与组织液中的晶体渗透压基本相等。蛋白质不易通过毛细血管壁，当血浆蛋白浓度发生变化时将改变毛细血管两侧的胶体渗透压，而影响毛细血管两侧的水的平衡。因此，虽然血浆胶体渗透压较低，但在调节毛细血管内外水平衡，维持正常血浆容量中起重要作用（图3-2）。当肝、肾疾病或营养不良导致血浆蛋白含量降低，血浆胶体渗透压下降，毛细血管水分滤出增多，出现组织水肿。

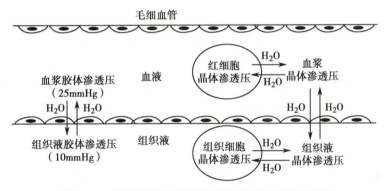

图 3-2　血浆晶体渗透压与胶体渗透压作用示意图

在临床上和生理实验中所使用的各种溶液，其渗透压与血浆渗透压相等，称为等渗溶液，渗透压低于或高于血浆渗透压的溶液分别称为低渗或高渗溶液。0.9% NaCl 溶液为等渗溶液，能使悬浮于其中的红细胞保持正常形态和大小。但并非所有物质形成的等渗溶液均能使悬浮于其中的红细胞保持正常的形态和大小。1.9% 的尿素溶液虽然与血浆等渗，但红细胞置于其中后，立即发生溶血。这是因为尿素可以自由通过细胞膜，并顺其浓度差进入红细胞，导致红细胞内渗透压升高，水进入细胞，致使红细胞膨胀破裂溶血。

考点提示

血浆渗透压的形成及生理作用

一般把能够使悬浮于其中的红细胞保持正常形态和大小的溶液称为等张溶液。实际上等张溶液是由不能自由通过细胞膜的溶质所形成的等渗溶液。0.9% NaCl 溶液既是等渗溶液，也是等张溶液；1.9% 的尿素溶液是等渗溶液，却不是等张溶液。

第三节　血细胞

血细胞包括红细胞（red blood cell，RBC）、白细胞（white blood cell，WBC）和血小板（platelet，PLT）三类。其中红细胞的数量最多，约占血细胞总数的99%，白细胞最少，它们均起源于造血干细胞。

一、红细胞

（一）红细胞的形态、正常值和生理功能

正常成熟的红细胞无细胞核，呈双凹圆碟形，直径为 7~8μm，中央薄，周边厚，胞质内含有大量的血红蛋白（hemoglobin, Hb）。正常成年男性红细胞数量为（4.0~5.5）×10^{12}/L，平均为 5.0×10^{12}/L；女性为（3.5~5.0）×10^{12}/L，平均为 4.2×10^{12}/L；新生儿为 6.0×10^{12}/L 以上。正常成人血红蛋白含量为：男性 120~160g/L；女性 110~150g/L。生理情况下，红细胞数量和血红蛋白含量随年龄、性别、体质条件、生活环境不同而有差异。例如，儿童低于成年人（新生儿高于成年人）；高原居民高于平原居民。人体外周血，单位容积内的红细胞数或血红蛋白含量低于正常称为贫血（anemia）。

红细胞的主要功能是运输 O_2 和 CO_2。红细胞运输 O_2 的功能主要是依赖红细胞内的血红蛋白来完成的。一旦红细胞破裂，血红蛋白逸出到血浆中，红细胞运输 O_2 的功能随即丧失。此外，红细胞内有许多酸碱缓冲对，参与血液酸碱平衡的维持。

（二）红细胞的生理特征

1. 可塑变形性 正常的红细胞在外力的作用下具有变形的能力，红细胞的这种特性称为可塑变形性（plastic deformation）。外力撤销后，变形的红细胞又可恢复其正常的双凹圆碟形。红细胞在全身血管中循环运行时，常需要发生变形才可通过直径比自身小的毛细血管或血窦孔隙。红细胞的这一特性与其呈双凹圆碟形的几何形态、细胞膜良好的弹性和内容物黏度小等因素密切相关，其中双凹圆碟形的几何形态最为重要。遗传性球形红细胞，衰老的红细胞或红细胞内血红蛋白浓度过高导致红细胞内黏度增高等，均可以降低红细胞的变形性。

电镜下红细胞
挤过脾窦内皮
细胞裂隙和血
细胞仿真图

2. 悬浮稳定性 红细胞能稳定地悬浮于血浆中的特性称为悬浮稳定性（suspension stability）。悬浮稳定性可用红细胞沉降率（erythrocyte sedimentation rate, ESR）来衡量。将盛有抗凝血的血沉管垂直静置，通常将红细胞在第 1 小时末下沉的距离，称为红细胞沉降率，简称血沉。正常成年男性红细胞沉降率为 0~15mm/h，成年女性为 0~20mm/h。沉降率愈大，表明其红细胞的悬浮稳定性愈小。在女性月经期、妊娠期或患活动性肺结核、风湿热、晚期癌症等疾病时血沉加快，主要与红细胞叠连有关。多个红细胞彼此以凹面相贴，称为红细胞叠连。发生叠连后的红细胞团块的总表面积与总体积的比减小，使红细胞与血浆之间的摩擦力相对减小而血沉加快。决定红细胞叠连快慢的原因不在于红细胞本身，而是由血浆成分的变化决定的。通常血浆中球蛋白、纤维蛋白原及胆固醇含量增加时，红细胞叠连加速，血沉加快；而白蛋白、卵磷脂含量增加时，红细胞叠连和血沉减慢。

3. 渗透脆性 红细胞在低渗盐溶液中发生膨胀破裂的特性称为红细胞渗透脆性（osmotic fragility）。红细胞在等渗溶液（如 0.9% NaCl 溶液）中能保持其正常形态。实验证明，将红细胞放置于 0.60%~0.80% NaCl 溶液中，红细胞膨胀呈球形，但并不破裂；放置于 0.42%~0.46% NaCl 溶液中，部分红细胞开始破裂溶血；放置于 0.28%~0.32% NaCl 溶液中，红细胞完全溶血。这说明红细胞膜对低渗盐溶液有一定的抵抗力，且同一个体的红细胞对低渗盐溶液的抵抗力并不相同。生理情况下，衰老的红细胞对低渗溶液抵抗力低，即脆性大；初成熟的红细胞抵抗力高，即脆性小。有些疾病可影响红细胞的脆性，如先天性溶血性黄疸的患者红细胞脆性变大；巨幼细胞贫血患者，红细胞的脆性显著减小。因此，测定红细胞的渗透脆性有助于一些疾病的临床诊断。

（三）红细胞的生成与破坏

红细胞的生成与破坏呈动态平衡，任何原因破坏这种平衡，都将导致疾病的发生。

1. 红细胞的生成

(1)红细胞生成的部位：在胚胎时期，红细胞在卵黄囊、肝、脾及骨髓生成；出生后，制造红细胞的唯一场所是红骨髓。红细胞的发育和成熟是一个连续而又分阶段的过程，由骨髓造血干细胞分化为红系祖细胞，经原红细胞发育为早幼红细胞、中幼红细胞、晚幼红细胞和网织红细胞，最终成为成熟的红细胞。红细胞在成熟过程中，体积由大变小，胞核逐渐消失，胞内血红蛋白从无到有，由少变多。在正常情况下，外周血液中有少量网织红细胞，一般为 0.5%~1.5%。当骨髓造血功能增强时，释放入血的网织红细胞数量显著增多。某些理化因素，如放射性物质、药物（氯霉素和抗癌药）等能够抑制骨髓的造血功能，导致全血细胞减少称为再生障碍性贫血。

(2)红细胞生成的原料：红细胞的主要成分是血红蛋白，合成血红蛋白的主要原料是铁和蛋白质。成人每天需要 20~30mg 的铁用于红细胞生成，但每天仅需从食物中吸收 1mg 以补充排泄的铁，其余 95% 来自于体内铁的再利用。衰老的红细胞被巨噬细胞吞噬后，血红蛋白分解所释放的铁可用于血红蛋白的合成。当机体铁需要量增多（如妊娠期、哺乳期和生长发育期）而铁的摄入不足或吸收障碍，或长期慢性失血导致铁储存量减少，均可导致血红蛋白合成减少，引起缺铁性贫血。缺铁性贫血时血红蛋白含量减少，细胞体积较小，故也称小细胞低色素性贫血。

(3)红细胞的成熟因子：维生素 B_{12} 和叶酸与红细胞 DNA 合成密切相关，是保证红细胞分裂增殖和发育所必需的成熟因子。在幼红细胞的发育和成熟过程中，叶酸是合成 DNA 所需的重要辅酶，叶酸的活化需要维生素 B_{12} 参与。因此，缺乏叶酸或维生素 B_{12} 时，DNA 合成障碍，幼红细胞分裂增殖减慢，红细胞体积增大，导致巨幼细胞贫血。

> **考点提示**
>
> 红细胞的生成条件

知识拓展

补铁剂的人体之旅

缺铁性贫血是最常见的贫血类型，其最有效的治疗方法是口服或注射补铁剂。人体中，Fe^{2+} 的吸收速度比相同量 Fe^{3+} 快 2~15 倍。所以，常用硫酸亚铁、富马酸亚铁、葡萄糖酸亚铁等治疗缺铁性贫血。维生素 C 能将 Fe^{3+} 还原为 Fe^{2+}，从而促进铁的吸收。

补铁剂到达胃时，其内的酸性环境可促进铁剂吸收。十二指肠及空肠上端是铁元素的吸收部位。体内多余的铁与转铁蛋白结合而储存于肝、脾、小肠黏膜等器官，以后缓慢向血液中释放。未被肠道吸收的补铁剂，会排入肠腔，与大肠内的硫化氢反应生成黑色的硫化铁，使大便颜色变成褐黑色。

日常生活中，多食用含铁元素较多的食物，如动物肝脏、各种瘦肉、蛋黄、木耳、绿色蔬菜等，可预防缺铁性贫血的发生。

2. 红细胞生成的调节　在正常情况下，人体内红细胞数量保持相对恒定。当人体所处环境或功能状态发生变化时，红细胞的生成数量与速度会发生相应的调整。红细胞的生成主要受促红细胞生成素和雄激素的调节。

(1)促红细胞生成素：促红细胞生成素（erythropoietin, EPO）是一种主要由肾合成的糖蛋白。促红细胞生成素的主要作用是促进红系祖细胞增殖与分化，加速幼红细胞血红蛋白的合成，促进骨髓释放网织红细胞。EPO 是机体红细胞生成的主要调节物。当组织缺氧或耗氧量增加时，肾脏释放促红细胞生成素增加，使红细胞生成增多，以缓解机体缺氧。高原居民、长期从事体力劳动或体育锻炼的人以及肺心病患者，由于组织缺氧，其红细胞数量较多。当红细胞数量增加，机体低氧状况得到缓解时，促红细胞生成素的释放也随之减少。双肾实质严重破坏的晚期肾病患者，促红细胞生

成素合成减少，红细胞生成减少，临床上称为肾性贫血。

（2）**雄激素**：主要作用于肾，促进促红细胞生成素的合成，使骨髓造血功能增强，血液中红细胞数量增多；雄激素还可直接刺激红骨髓，使红细胞生成增多。雄激素还可以促进血红蛋白的合成。因此，青春期后男性红细胞的数目和血红蛋白含量均高于女性。

此外，甲状腺激素、生长激素和糖皮质激素对红细胞的生成也有一定的促进作用。

3. 红细胞的破坏　正常人红细胞的平均寿命约为 120d。每天约有 0.8% 的衰老红细胞被破坏。衰老的红细胞可塑变形能力减弱，脆性增加，难以通过微小的孔隙，可滞留于脾和骨髓中被巨噬细胞吞噬，称为血管外破坏。脾功能亢进时，红细胞破坏增加可引起脾性贫血。巨噬细胞吞噬红细胞后，将血红蛋白消化，释放出铁、氨基酸和胆红素，其中铁、氨基酸可被重新利用，而胆红素经过肝细胞代谢随胆汁排泄入肠道，最后排出体外。另外，还有 10% 衰老的红细胞在血管内受机械冲撞破损，称血管内破坏。血管内破坏释放的血红蛋白立即与血浆中的触珠蛋白结合，进而被肝摄取。

二、白细胞

（一）白细胞的分类及正常值

白细胞为无色、有核的细胞，在血液中一般呈球形。正常成年人血液中白细胞总数为 $(4.0\sim10.0)\times10^9$/L，新生儿白细胞总数为 $(12.0\sim20.0)\times10^9$/L。白细胞可以分为中性粒细胞（占总数的 50%~70%）、嗜酸性粒细胞（占总数的 0.5%~5%）、嗜碱性粒细胞（占总数的 0~1%）、单核细胞（占总数的 3%~8%）和淋巴细胞（占总数的 20%~40%）五类。白细胞数量在正常情况下变动范围较大，如剧烈运动、情绪激动、饮食、寒冷、月经期等白细胞总数均暂时增加。

（二）白细胞的功能

白细胞主要参与机体的防御功能，这与它所具有的变形、游走、趋化和吞噬等特性密切相关。

1. 中性粒细胞　中性粒细胞是血液中的主要吞噬细胞，具有活跃的变形运动能力和强大的吞噬功能，在非特异性免疫中发挥重要作用。当病原微生物，特别是化脓菌入侵时，骨髓中的中性粒细胞大量释放至外周血，并在趋化因子的作用下从毛细血管渗出并游走到病灶部位，吞噬、分解细菌，阻止炎症扩散。当中性粒细胞吞噬细菌后自身解体，释放的溶酶体酶、各种组织碎片以及细菌分解产物一起形成脓液。骨髓中储备了约 2.5×10^{12} 个成熟的中性粒细胞，约为外周血液中性粒细胞总数的 15~20 倍，中性粒细胞增多是临床诊断细菌感染的主要依据。

2. 嗜酸性粒细胞　嗜酸性粒细胞有较弱的吞噬作用，但无杀菌能力。嗜酸性粒细胞的主要作用包括限制肥大细胞和嗜碱性粒细胞引起的过敏反应，参与对蠕虫的免疫反应，嗜酸性粒细胞是机体对抗蠕虫幼体感染的主要防御机制。

3. 嗜碱性粒细胞　嗜碱性粒细胞胞质中存在较大的碱性染色颗粒，颗粒内含有肝素、组胺、过敏性慢反应物质和嗜酸性粒细胞趋化因子等。肝素具有很强的抗凝血作用，有利于保持血管通畅；组胺和过敏性慢反应物质能使毛细血管壁通透性增加，局部充血水肿，并使细支气管平滑肌收缩，从而引起荨麻疹、哮喘等过敏反应；嗜酸性粒细胞趋化因子可吸引、聚集嗜酸性粒细胞，以限制嗜碱性粒细胞在过敏反应中的作用。

4. 单核细胞　单核细胞体积较大，从骨髓进入血液的单核细胞并未成熟，在血液中停留 10~20h 后迁移入组织中继续发育成为巨噬细胞。单核细胞与组织器官内的巨噬细胞共同构成单核巨噬细胞系统。巨噬细胞内溶酶体颗粒和线粒体数目较多，吞噬能力增强。外周血和骨髓中储存的单核细胞数目较少，其趋化迁移速度也较中性粒细胞慢，因此，巨噬细胞往往需要数天到数周时间才能成为炎症局部的主要免疫细胞。

单核巨噬细胞系统的功能：①吞噬功能；②诱导和调节免疫反应；③识别和杀伤肿瘤细胞。吞噬功能是单核巨噬细胞系统最重要的功能。

5. 淋巴细胞　淋巴细胞参与机体的特异性免疫应答，是构成机体防御系统的重要组成部分。淋巴细胞根据发生和功能的不同主要分成三大类：T 淋巴细胞、B 淋巴细胞和自然杀伤细胞。T 淋巴细胞主要参与细胞免疫；B 淋巴细胞在抗原刺激下可转变成为浆细胞，进而产生抗体参与体液免疫；自然杀伤细胞则是机体固有免疫的重要执行者，能够直接杀伤肿瘤细胞和病毒感染的细胞。

考点提示

白细胞的分类及其功能

三、血小板

血小板由骨髓中巨核细胞脱落的细胞质碎片形成，进入血液后平均寿命为 7~14d，衰老的血小板在脾脏中被吞噬处理。

（一）血小板的形态和数量

血小板无细胞核，呈双面微凸的圆盘状，体积很小，直径为 2~3μm。当血小板与玻片接触或受刺激时，可伸出伪足而呈不规则形状。正常成年人血液中的血小板数量为（100~300）× 10^9/L，可有 6%~10% 的波动，通常午后较清晨高，冬季较春季高，剧烈运动后和妊娠中、晚期升高，静脉血液的血小板数量较毛细血管血液中的高。

（二）血小板的生理特性

1. 黏附　血小板与非血小板表面的黏着称血小板黏附。血小板并不能黏附于正常血管内皮细胞的表面。当血管内膜受损，血小板即黏附于损伤血管内膜下暴露的胶原纤维上，这是生理性止血过程中很重要的起始步骤。

2. 聚集　血小板与血小板之间的相互黏着称血小板聚集。血小板聚集形成的血小板血栓，可以堵塞小血管创口，利于止血。

3. 释放　血小板受刺激后，将其颗粒中储存的物质排出的过程，称为血小板释放。释放的物质主要有 ADP、ATP、儿茶酚胺、5- 羟色胺等。5- 羟色胺、儿茶酚胺可使小动脉收缩，参与生理性止血及凝血过程。血小板的黏附、聚集与释放反应几乎是同时发生的。

4. 收缩　血小板含有收缩蛋白，收缩蛋白活化时，血小板收缩，血凝块硬化，有利于止血。

5. 吸附　血管破裂受损时，血小板的黏附与聚集可吸附大量凝血因子，使破损部位凝血因子浓度增高，加快凝血过程，有利于生理性止血。

ER 3-4

血小板黏附聚集、融入血管内皮和参与生理性止血

（三）血小板的功能

1. 维持血管内皮的完整性　血小板能填补血管内皮细胞脱落留下的空隙，并与内皮细胞融合，促进内皮的修复，以维持毛细血管壁的正常通透性。当血小板减少到 50×10^9/L 以下时，毛细血管脆性增高，微小的创伤或仅血压升高即可出现皮肤及黏膜下的出血点或出血斑，称为血小板减少性紫癜。

2. 参与生理性止血　正常情况下，小血管受损出血，数分钟内自行停止的现象称为生理性止血（hemostasis）。生理性止血过程是血管、血小板和血浆中的凝血因子协同完成的。

生理性止血主要包括三个时相：第一时相是受损伤的血管收缩，以缩小或封闭血管伤口，减缓血流，制止出血。第二时相是血小板止血栓形成，损伤的血管暴露内膜下的胶原组织，激活血小板，使血小板黏附、聚集于血管破损处，形成血小板血栓堵塞伤口，实现初步止血。第三时相是血液凝固，血浆中的凝血系统被激活，迅速出现血液凝固，使血浆中可溶性的纤维蛋白原转变为不溶

性的纤维蛋白,并交织成网,形成坚实的血凝块,牢固地封住血管破口,达到有效止血(图3-3)。

生理性止血的三个过程彼此相互促进,使生理性止血能及时而快速地进行。由于血小板与生理性止血过程的三个环节均有密切关系,因此,血小板在生理性止血过程中居于极为重要的地位。

临床上用针刺破耳垂或指尖使血液自然流出,然后测定从出血到自然停止的这段时间,称为出血时间(bleeding time),以此来判断生理性止血功能。正常人出血时间为1~3min。血小板数量减少或功能障碍时,出血时间延长。

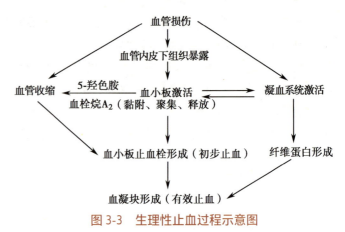
图3-3 生理性止血过程示意图

3. 促进血液凝固 血小板可释放血小板因子,如纤维蛋白原激活因子(PF_2)、血小板磷脂表面因子(PF_3)、抗肝素因子(PF_4)、抗纤溶因子(PF_6)等,使凝血酶原的激活速度大大加快。此外,血小板还可以吸附多种凝血因子来促进凝血过程。

考点提示

血小板的生理作用

第四节 血液凝固与纤维蛋白溶解

一、血液凝固

血液凝固(blood coagulation)是指血液由流动的液体状态变成不能流动的凝胶状态的过程。血液凝固的实质是血浆中的可溶性纤维蛋白原转变成不溶性的纤维蛋白的过程。纤维蛋白交织成网,把血细胞和血液的其他成分网罗在内,从而形成血凝块。血液凝固后析出的淡黄色的液体,称为血清(blood serum)。血清与血浆的主要区别在于血清中不含纤维蛋白原。

凝血块的扫描电镜图

(一)凝血因子

血浆与组织中直接参与血液凝固的物质,统称为凝血因子(coagulation factor 或 clotting factor)。目前已知的凝血因子主要有14种,其中已按国际命名法按照发现的先后顺序用罗马数字Ⅰ~ⅩⅢ编号的有12种(表3-1),此外还有高分子量激肽原、前激肽释放酶等。

表3-1 国际命名编号的凝血因子

凝血因子	同义名	凝血因子	同义名
Ⅰ	纤维蛋白原	Ⅷ	抗血友病因子
Ⅱ	凝血酶原	Ⅸ	血浆凝血激酶
Ⅲ	组织因子	Ⅹ	Stuart-Prower 因子
Ⅳ	钙离子	Ⅺ	血浆凝血激酶前质
Ⅴ	前加速素	Ⅻ	接触因子
Ⅶ	前转变素	ⅩⅢ	纤维蛋白稳定因子

这些凝血因子中,除因子Ⅳ是 Ca^{2+} 外,其余都是蛋白质,且通常都是以无活性的酶原形式存在的,在参与凝血的过程中需被激活,活化的凝血因子在右下角用字母"a"标记,如因子Ⅸa、Ⅹa。除

因子Ⅲ外,其他凝血因子均存在于新鲜血浆中,且大多数凝血因子在肝内合成,其中因子Ⅱ、Ⅶ、Ⅸ、Ⅹ合成过程中需要维生素K的参与,称维生素K依赖的凝血因子。维生素K缺乏或肝功能异常,常伴有凝血障碍,表现为出血倾向。

(二) 凝血过程

血液凝固的过程包括三个基本步骤(图3-4):①凝血酶原酶复合物(凝血酶原激活物)的形成;②凝血酶的形成;③纤维蛋白的形成。

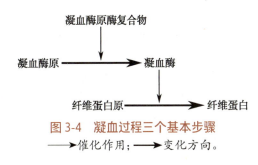

图3-4 凝血过程三个基本步骤
——→催化作用; ➡变化方向。

1. 凝血酶原酶复合物的形成 凝血酶原酶复合物为因子Ⅹa、Ⅴa、Ca^{2+} 和 PF_3 的复合物,它的形成首先需要因子Ⅹ的激活。根据Ⅹa形成的启动条件和参与因子的不同,可将凝血过程分为内源性凝血和外源性凝血两条途径。

(1)内源性凝血途径:参与凝血的因子均存在于血浆中,由因子Ⅻ启动的凝血过程,称为内源性凝血途径(图3-5)。当血管内皮受损后,血液与血管内膜下的胶原纤维接触时,激活因子Ⅻ成Ⅻa,Ⅻa激活前激肽释放酶使之成为激肽释放酶,后者又能激活因子Ⅻ,这一正反馈过程,生成了大量的Ⅻa。Ⅻa将因子Ⅺ激活成Ⅺa。因子Ⅺa在 Ca^{2+} 的参与下,将因子Ⅸ转变成Ⅸa,Ⅸa与因子Ⅷ、Ca^{2+} 与 PF_3 形成因子Ⅷa复合物,该复合物能将因子Ⅹ激活为Ⅹa。因子Ⅷa是辅助因子,加速因子Ⅹ的激活。

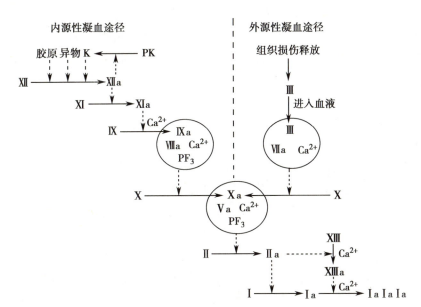

图3-5 血液凝固过程示意图

PF3:血小板磷脂表面;PK:前激肽释放酶;K:激肽释放酶。
——→变化方向;·····➡催化方向。

(2)外源性凝血途径:由存在于组织中的凝血因子Ⅲ进入血液而启动的凝血过程,称为外源性凝血途径(图3-5)。因子Ⅲ为磷脂蛋白,广泛存在于各种组织中,尤其是脑、胎盘和肺组织中含量极为丰富。当组织损伤、血管破裂时,组织细胞释放因子Ⅲ,与血浆中的 Ca^{2+} 和因子Ⅶa共同组成Ⅶa-组织因子复合物,促使因子Ⅹ激活成Ⅹa。在病理状态下,细菌内毒素、免疫复合物、肿瘤坏死因子等均可刺激血管内皮细胞和单核细胞表达组织因子,从而启动凝血过程,引起弥散性血管内凝血。

内源性和外源性凝血途径生成的因子Ⅹa,在 Ca^{2+} 存在的情况下可与因子Ⅴa在 PF_3 磷脂膜表面形成复合物,即凝血酶原酶复合物。

2. 凝血酶形成   在凝血酶原酶复合物的作用下，凝血酶原（Ⅱ）被激活成为凝血酶（Ⅱa）。Ⅱa 本身也具有加速因子Ⅱ水解的正反馈作用。

3. 纤维蛋白形成   凝血酶催化纤维蛋白原转变为纤维蛋白；同时，还激活因子ⅫⅠ成为ⅫⅠa。在 Ca^{2+} 参与下，ⅫⅠa 使纤维蛋白单体聚合成纤维蛋白多聚体，后者交织成网，网罗红细胞形成血凝块。

在生理性止血过程中，既有外源性凝血途径的激活，也有内源性凝血途径的激活。外源性凝血途径在体内生理性凝血反应的启动中起关键作用，而内源性凝血途径则在凝血过程的维持中起重要作用。凝血过程是一种正反馈，每步酶促反应都有放大效应，一旦触发，就会迅速形成"瀑布"样反应链，直至完成。外源性凝血途径由于反应步骤简洁，因此凝血所需时间大大短于内源性凝血途径。另外，Ca^{2+}（因子Ⅳ）在多个凝血环节中起促凝血作用，临床上可用于促凝血（加 Ca^{2+}）或抗凝血（除去 Ca^{2+}）。

（三）抗凝系统

在正常情况下，血液在心血管内循环流动不会发生凝固，即使在生理性止血时，凝血也只限于受损伤的局部，不会扩展到全身阻碍血液循环，原因包括：①血管内膜光滑完整，因子Ⅻ不易被激活，且血液中无因子Ⅲ，故不会启动内源性凝血或外源性凝血。②血流速度快，血小板不易黏附与聚集，即使有少量凝血因子被激活，快速的血流将其稀释冲走，并被肝、脾等处的巨噬细胞吞噬破坏。③体内还有多种抗凝物质和纤维蛋白溶解系统，使血液能够保持流体状态。生理性抗凝物质主要包括丝氨酸蛋白酶抑制物、组织因子途径抑制物、蛋白质 C 系统及肝素。

1. 丝氨酸蛋白酶抑制物   血浆中含有多种丝氨酸蛋白酶抑制物，其中最重要的是抗凝血酶，由肝细胞和血管内皮细胞分泌。抗凝血酶能与凝血酶和凝血因子Ⅸa、Ⅹa、Ⅺa、Ⅻa 等分子的活性中心的丝氨酸残基结合而抑制其活性，起到抗凝作用。

2. 组织因子途径抑制物   组织因子途径抑制物来源于小血管的内皮细胞，是外源性凝血途径的特异性抑制物。组织因子途径抑制物能直接抑制因子Ⅹa 的活性；在 Ca^{2+} 的参与下，还能灭活因子Ⅶa-Ⅲ复合物，发挥抑制外源性凝血途径的作用。

3. 蛋白质 C 系统   在凝血过程中，Ⅷa 及 Ⅴa 分别是因子Ⅹ和凝血酶原激活的限速因子。蛋白质 C 系统主要包括蛋白质 C、蛋白质 S、凝血酶调节蛋白及蛋白质 C 的抑制物。蛋白质 C 由肝细胞合成，其合成需要维生素 K 参与，以酶原的形式存在于血浆中。蛋白质 C 被激活后能够灭活因子Ⅷa 及 Ⅴa，抑制因子Ⅹ和凝血酶原的激活，进而发挥抗凝作用。另外，蛋白质 C 还可以促进纤维蛋白溶解。

4. 肝素   肝素（heparin）是一种黏多糖，主要由肥大细胞和嗜碱性粒细胞产生，几乎存在于所有组织中，尤以肝与肺组织中含量最多。肝素与抗凝血酶结合，增强抗凝血酶的活性，使抗凝血酶与凝血酶的亲和力增加，并使二者的结合更稳定，从而发挥其抗凝血作用。肝素还可刺激血管内皮细胞释放大量组织因子途径抑制物和其他抗凝物质来抑制血液凝固过程。另外，肝素还可以刺激血管内皮细胞释放纤溶酶原激活物，还能抑制血小板的黏附、聚集和释放反应。肝素是一种有效的抗凝物质，在体内、体外均能立即发挥抗凝作用，临床上广泛应用于防治血栓性疾病。

临床应用

血液凝固的加速与延缓

在临床工作中采取一些措施来加速或延缓血液凝固。例如外科手术时，用温热盐水纱布压迫止血，这是由于一方面纱布是异物可激活内源性凝血途径；另一方面温水可以提高酶的

活性,加速酶促反应速度。反之,降低温度和增加异物表面的光滑度(如涂有硅胶或石蜡的表面)可延缓凝血过程。

术前注射维生素 K 可以促进肝脏内因子 Ⅱ、Ⅶ、Ⅸ、X 等维生素 K 依赖的凝血因子的合成,从而加速血液凝固。此外,血液凝固的多个环节中都需要 Ca^{2+} 的参与,通常用枸橼酸钠、草酸铵和草酸钾作为体外抗凝剂,它们通过去除血浆中游离 Ca^{2+} 的而发挥抗凝血作用。由于少量的枸橼酸钠进入血液循环不致产生毒性,因此常用它来处理体外储存的血液。

二、纤维蛋白溶解

纤维蛋白在纤溶酶的作用下被降解液化的过程,称为纤维蛋白溶解(fibrinolysis),简称纤溶。纤溶系统包括纤溶酶原、纤溶酶、纤溶酶原激活物及纤溶抑制物。纤溶的作用是使生理止血过程中所产生的局部或一过性的纤维蛋白凝块能及时溶解,防止血栓形成,保证血流畅通;此外,纤溶系统还参与组织修复、血管再生等多种功能。纤溶的基本过程可分为两个阶段,即纤溶酶原的激活与纤维蛋白(或纤维蛋白原)的降解(图3-6)。

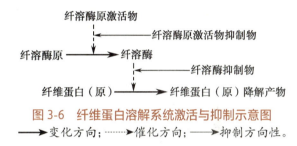

图 3-6 纤维蛋白溶解系统激活与抑制示意图
→ 变化方向;┅┅▶ 催化方向;── 抑制方向性。

(一)纤溶酶原的激活

纤溶酶原是血浆中的一种糖蛋白,主要在肝内合成。血液凝固时,纤溶酶原经各种激活物的作用,可被水解成纤溶酶。

根据来源不同,纤溶酶原激活物分为三类:第一类是小血管内皮细胞合成后释放于血液中的血管激活物,如组织型纤溶酶原激活物;第二类为组织激活物,存在于多种组织中,以甲状腺、肺、子宫、前列腺等处较多,临床上这些器官施行手术后易发生渗血,月经血不发生凝固均与此有关;第三类为依赖因子Ⅻ的激活物,如被Ⅻa激活的激肽释放酶就可激活纤溶酶原。

(二)纤维蛋白和纤维蛋白原的降解

纤溶酶是一种活性很强的蛋白水解酶,纤维蛋白和纤维蛋白原在纤溶酶的作用下,被降解成多种可溶性纤维蛋白降解产物,纤维蛋白降解产物通常不再发生凝固,且其中有一部分具有抗凝作用。

(三)纤溶抑制物

血液中能抑制纤溶的物质有两类:一类为抗纤溶酶,它是一种 α- 球蛋白,能与纤溶酶结合形成复合物,从而使纤溶酶失去活性;另一类是纤溶酶原激活物抑制物,能与尿激酶型纤溶酶原激活物和组织型纤溶酶原激活物结合,抑制纤溶酶原的激活。

凝血系统与纤溶系统之间的动态平衡使人体在出血时既能有效地止血,又能防止血块堵塞血管,从而维持血流的正常状态。在血管内,如果凝血作用强于纤溶作用,就将发生血栓,反之就会存在出血倾向。

知识拓展

血友病

血友病是一组由于血液中某些凝血因子缺乏导致的凝血障碍性疾病,轻微损伤即能造成机体器官组织的长时程、严重性出血。

血友病是罕见病中的"常见病"，目前血友病分为甲型、乙型和丙型三种。甲型血友病由凝血因子Ⅷ缺乏引起，临床最为常见，占血友病患者人数的80%~85%；乙型血友病由凝血因子Ⅸ缺乏引起，较甲型血友病少见，约占血友病患者人数的15%左右；丙型血友病由凝血因子Ⅺ缺乏引起，在我国极为少见。血友病的治疗主要为替代治疗，血友病患者需要定期输入凝血因子，预防出血意外。

4月17日是世界血友病日，提高对血友病的认知和关注，让"罕见"被看见，为血友病患者提供支持和帮助是我们的责任和义务。

第五节　血量、血型与输血原则

一、血量

血量（blood volume）是指全身血液的总量，占成人体重的7%~8%，即70~80ml/kg。因此，体重为60kg的人，血量为4.2~4.8L。安静时大部分血液在心血管内循环流动，称为循环血量；小部分血液滞留在肝、肺、腹腔静脉和皮下静脉丛等，缓慢流动，称为储存血量。剧烈运动、情绪紧张以及应急状态时，储存血量可被动员释放出来补充循环血量，以维持血压并保证心、脑等重要器官的血液供应。

血量的相对稳定是维持机体正常生命活动的重要保证。少量失血（不超过全身总血量的10%）时，由于心脏活动增强，血管收缩以及储存血量释放等代偿作用，使血管的充盈程度不发生显著变化，患者可无明显的临床表现。因此，一次献血200~400ml不会损害健康。若失血量较多，达全身总血量20%时，机体难以代偿，会出现血压下降、脉搏细速、四肢冰冷、乏力、眩晕等一系列症状。当失血量达全身总血量30%及以上时，如果不及时进行抢救，将会危及生命。输血是有效的抢救措施之一，而安全输血的前提是血型鉴定。

二、血型

血型（blood group）通常是指红细胞膜上特异性抗原的类型。若将血型不相容的两个人的血液滴加在玻片上并使之混合，则红细胞可凝集成簇，这一现象称为红细胞凝集。一旦发生凝集反应，在补体的参与下，凝集的红细胞破裂发生溶血。红细胞凝集的本质是抗原-抗体反应，红细胞膜上的抗原被称为凝集原；能与红细胞膜上的凝集原起反应的特异性抗体则称为凝集素。

目前已发现有30多个不同的红细胞血型系统，其中与临床输血关系最密切的是ABO血型系统和Rh血型系统。

（一）ABO血型系统

1. ABO血型系统的凝集原及分型依据　ABO血型系统包括A、B两种凝集原。根据红细胞膜上所含凝集原的类型及有无，ABO血型可分为四种：红细胞膜上只含A凝集原者为A型；只含B凝集原者为B型；含有A与B两种凝集原者为AB型；A、B两种凝集原均无者为O型。

2. ABO血型系统的凝集素　不同血型的人血清中含有不同的凝集素，但不会含有与自身红细胞膜上的凝集原相对应的凝集素。在ABO血型系统的血清中，存在两种天然凝集素，即抗A凝集素和抗B凝集素。A型血的血清中，只含有抗B凝集素；B型血的血清中只含有抗A凝集素；AB型血的血清中抗A和抗B凝集素均无；O型血的血清中含有抗A和抗B两种凝集素（表3-2）。

表 3-2　ABO 血型系统中的凝集原和凝集素

血型	红细胞膜上的凝集原	血清中的凝集素
A 型	A	抗 B
B 型	B	抗 A
AB 型	A＋B	无抗 A、无抗 B
O 型	无 A、无 B	抗 A＋抗 B

　　ABO 血型系统还有几种亚型,其中最为重要的亚型是 A 型中的 A_1 和 A_2 亚型。A_1 型血的红细胞膜上含有 A 凝集原和 A_1 凝集原,而 A_2 型血的红细胞膜上仅含有 A 凝集原;A_1 型血的血清中只含有抗 B 凝集素,而 A_2 型血的血清中则含有抗 B 凝集素和抗 A_1 凝集素。同样,AB 型血型中也有 A_1B 和 A_2B 两种主要亚型。我国汉族人中 A_2 型和 A_2B 型者分别只占 A 型和 AB 型人群的 1% 以下,由于 A_1 型红细胞可与 A_2 型血清中的抗 A_1 凝集素发生凝集反应,而且 A_2 型和 A_2B 型红细胞比 A_1 型和 A_1B 型红细胞的凝集原性弱得多,在用抗 A 凝集素作血型鉴定时,容易将 A_2 型血和 A_2B 型血误判为 O 型血和 B 型血。因此,在输血时仍应注意 A_2 和 A_2B 亚型的存在。

(二) Rh 血型系统

　　1. Rh 血型系统的抗原与分型　Rh 血型系统是与 ABO 血型系统同时存在的另一种血型系统,最早发现于恒河猴 (Rhesus monkey) 的红细胞而得名。已发现 50 多种 Rh 凝集原 (抗原),与临床关系密切的是 C、D、E、c、e 五种凝集原。其中以 D 抗原的抗原性最强,红细胞膜上有 D 抗原者称为 Rh 阳性,无 D 抗原者称为 Rh 阴性。我国汉族人口中 Rh 阳性者约占 99%,Rh 阴性者占 1% 左右。有些民族的人群中,Rh 阴性比例增高,如塔塔尔族约 15.8%,苗族约 12.3%,布依族和乌孜别克族约 8.7%。在这些民族居住的地区,应充分考虑到 Rh 血型系统的问题。

　　2. Rh 血型系统的特点及临床意义　Rh 血型系统与 ABO 血型系统相比有不同特点:

　　(1) 血清中不存在抗 Rh 的天然抗体,Rh 阴性者接受了 Rh 阳性血液后,可通过机体的免疫反应在体内产生抗 D 抗体。因此,Rh 阴性受血者在第一次接受 Rh 阳性血液的输注后,一般不产生明显的输血反应,但在第二次或多次输注 Rh 阳性的血液时,即可发生抗原-抗体反应,导致红细胞凝集而发生溶血。

　　(2) Rh 血型系统的抗体主要是 IgG,其分子相对较小,能通过胎盘。Rh 阴性的母亲孕育 Rh 阳性的胎儿时,胎儿的红细胞或 D 抗原进入母体,母体产生抗 D 抗体。如果再次孕育 Rh 阳性胎儿,则母体内的抗 D 抗体就会通过胎盘进入胎儿体内,与胎儿红细胞膜上的 D 抗原发生凝集反应而溶血,严重者可致胎儿死亡。因此,对 Rh 阴性者的输血及多次妊娠的 Rh 阴性女性应特别重视。

三、输血原则

　　输血是治疗某些疾病、抢救大失血和确保一些手术顺利进行的重要措施。为保证输血安全,必须遵守输血原则。

　　输血的基本原则就是避免输血过程中出现红细胞凝集反应。因此,临床上输血前,首先必须进行血型鉴定,保证供血者与受血者 ABO 血型相合。对于生育年龄的女性和需要反复输血的患者,还必须使供血者与受血者的 Rh 血型相合,特别要注意 Rh 阴性受血者产生抗 Rh 抗体的情况。

　　输血最好坚持同型输血。即使在 ABO 血型相同的情况下进行输血,输血前也必须进行交叉配血试验。

　　1. 血型鉴定　临床上 ABO 血型的鉴定方法,是用已知的抗 A 凝集素和抗 B 凝集素,分别与被鉴定人的红细胞混悬液相混合,依其是否发生凝集反应,判定被鉴定人红细胞膜上的凝集原类型,以此确定血型。

2. 交叉配血试验　将供血者的红细胞与受血者的血清相混合,称主侧;将受血者的红细胞与供血者的血清相混合,称次侧(图 3-7)。主侧与次侧均不凝集,为配血试验相合,可以进行输血;如果主侧凝集,为配血试验不相合,不能输血;如果主侧不凝集,次侧凝集,为配血试验基本相合,见于 O 型血输给其他血型的受血者或者 AB 型受血者接受其他血型的血液。由于输血时首先考虑供血者的红细胞不被受血者的血清所凝集,因此在血源紧缺无法得到同型血液而又必须输血的紧急情况下,可少量(不超过200ml)、缓慢地输入配血基本相合的血液,并在输血过程中严密观察受血者情况,如果发生输血反应,必须立即停止输血。

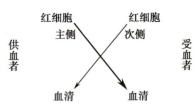

图 3-7　交叉配血试验示意图

随着科学技术的进步,近年来输血疗法已经从原来的单纯输全血,发展为成分输血。成分输血是把人血液中的各种不同成分,如红细胞、粒细胞、血小板和血浆,分别制备成高浓度或高纯度的制品,根据患者的不同情况进行选择性输注。

严重贫血患者主要是红细胞不足,适宜输注红细胞悬液;大面积烧伤患者主要是由于创面渗出使血浆大量丢失,适宜输注血浆或代血浆;对于各种出血性疾病的患者,根据疾病的情况可输注浓缩的血小板悬液或含凝血因子的新鲜血浆,以促进止血和凝血过程。因此,倡导成分输血可以增强治疗的针对性,提高疗效,减少不良反应,且能节约血源。

知识拓展

Rh 血型不合新生儿溶血病的预防及治疗

母子 Rh 血型不合易造成新生儿或者胎儿溶血症的发生,轻者会出现新生儿贫血,重者容易出现新生儿或者胎儿核黄疸与水肿,增加围生儿死亡率。Rh 阴性血型孕妇首次妊娠,Rh 血型不合新生儿溶血病的发生率相对较低,大部分孕妇抗体效价阴性。研究表明,免疫球蛋白预防接种能使新生儿黄疸的发生率显著降低,在孕 28 周阶段,对未形成抗体的 Rh 阴性孕妇肌内注射抗 D 免疫球蛋白,防止孕妇被胎儿的 Rh 抗原致敏;Rh 阴性孕妇再次妊娠,当抗体滴度为 1∶32~1∶64 时,需要进行血浆置换治疗,旨在清除抗体,使溶血减少,提升胎儿存活率。

(未小明)

思考题

患者男性,26 岁,因"腹痛、发热、黄疸 2d"入院就诊。检查:右上腹压痛(+)、反跳痛(+),墨菲征(+)。血常规化验结果:红细胞 $4.8×10^{12}/L$,血红蛋白 148g/L,白细胞总数 $34.0×10^9/L$,中性粒细胞91%,单核细胞4%,嗜酸性粒细胞1%,淋巴细胞24%。

诊断:急性梗阻性化脓性胆管炎。

请思考:

(1)该患者血常规检查有哪些指标异常?根据检查结果是否能够提示病原微生物感染(细菌或病毒)?属于哪种类型的病原微生物感染?

(2)请查阅相关资料,为患者做健康教育和健康指导。

练习题

第四章 | 血液循环

教学课件

思维导图

学习目标

1. 掌握心脏的泵血过程;心脏泵血功能的评价指标;影响心输出量的因素;动脉血压的概念、组成、形成机制及影响因素;中心静脉压和影响静脉回心血量的因素;组织液的生成及影响因素;微循环的血流通路及其意义;降压反射;肾上腺髓质激素及肾素 - 血管紧张素 - 醛固酮系统对心血管活动的调节作用。

2. 熟悉心肌生物电形成的离子基础及其特点;心肌的生理特性及其特点;心音的特点、形成原因及意义。

3. 了解心电图基本波形所代表的意义;心力储备;动脉脉搏;淋巴循环的生理意义。

4. 能解释常见心血管系统疾病(心律失常、心力衰竭、高血压、冠心病等)的临床表现,指导健康生活方式、提出护理措施;能解释临床护理操作(血压测量、输液速度调节)的原理;能解释直立性低血压、水肿、下肢静脉曲张的成因,并据此提出护理注意事项。

5. 具备创新精神;具有为全人类健康服务的意识,能积极开展健康宣教,认识到"预防大于治疗"才是健康的真谛。

情景导入

小陈的某医科大学临床医学系大一在读学生。于睡梦中听到电话铃声,猛然起身接听电话,突觉眼前发黑,遂晕倒。寝室同学急忙拨打急救电话,在同学与急救人员通话过程中小陈自行苏醒。

请思考:

1. 你认为,小陈晕倒的原因是什么?

2. 小陈为何未经特殊处理会自行苏醒?

心脏是血液循环的动力器官,血管是输送血液、分配血量的管道和物质交换的场所。在心脏的驱动下,血液在循环系统中按照一定的方向周而复始地流动,称为血液循环。血液循环的主要功能是完成物质在体内的运输:通过运输代谢原料和代谢产物,保障新陈代谢的正常进行;通过运输激素或其他体液物质,实现体液调节;通过血液的不断循环流动,实现血液的免疫功能;通过参与体温调节、体液量的维持及不同生理状态下对 O_2 和营养物质的供应,维持内环境稳态。此外,心脏和血管还具有内分泌功能。

血液循环概况及心肌细胞的生物电现象、生理特性

第一节　心脏生理

心脏的主要功能是泵血，是通过心肌的节律性收缩和舒张活动完成的。心脏收缩，为血液流动提供动力，将血液射入动脉；心脏舒张，将血液从大静脉和心房抽吸到心室，为下一次射血做准备。心脏之所以能够产生收缩和舒张交替进行的节律性活动，是由心肌的生理特性决定的，而心肌的许多生理特性又是以心肌细胞的生物电活动为基础的。

一、心肌细胞的生物电现象

根据心肌细胞的组织学特点、电生理特性及功能特征，可将其分为两大类：一类是工作细胞，即普通的心肌细胞，主要包括心房肌细胞和心室肌细胞，具有收缩功能；另一类是自律细胞，属于特殊分化的心肌细胞，主要包括窦房结 P 细胞和浦肯野细胞，组成心内特殊传导系统，具有自动产生节律性兴奋的能力。此外，也可根据心肌细胞动作电位去极化的快慢及产生机制，将心肌细胞分为快反应细胞和慢反应细胞两大类：快反应细胞主要包括心房肌细胞、心室肌细胞和浦肯野细胞；慢反应细胞主要包括窦房结 P 细胞和房室结细胞。无论哪种分类，各类心肌细胞跨膜电位的形状不尽相同，其形成机制也有一定的差别（图 4-1）。

（一）心室肌细胞的生物电现象

1. 静息电位　心室肌细胞的静息电位约为 −90mV，形成机制与神经细胞和骨骼肌细胞基本相同，主要是由 K^+ 外流所形成的 K^+ 电 - 化学平衡电位。

2. 动作电位　心室肌细胞的动作电位包括去极化和复极化两个过程，可分为 0、1、2、3、4 五个时期（图 4-2），明显不同于神经纤维和骨骼肌细胞，主要特征是复极化过程比较复杂，持续时间长。

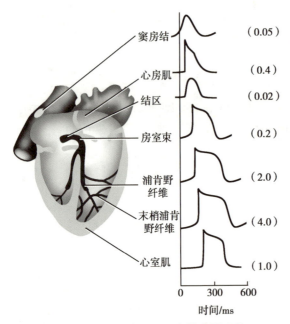

图 4-1　不同部位心肌细胞的跨膜电位

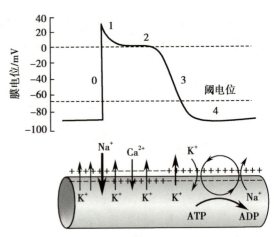

图 4-2　心室肌细胞的动作电位

（1）0 期（去极化过程）：心室肌细胞受刺激而兴奋时，膜电位由静息时的 −90mV 迅速去极化到 +30mV 左右，构成动作电位的上升支，历时仅 1~2ms，主要由 Na^+ 内流形成。当心室肌细胞受到有效刺激，细胞膜上的 Na^+ 通道部分被激活，少量 Na^+ 内流使膜部分去极化，当去极化达到阈电位（约 −70mV）水平时，膜上 Na^+ 通道大量开放，Na^+ 快速内流，直至形成 Na^+ 平衡电位。Na^+ 通道开放与关闭都很迅速，属于快通道，心室肌细胞也被称为快反应细胞。心室肌细胞 0 期去极化可被河鲀毒

素（TTX）选择性阻断。

（2）**1 期（快速复极初期）**：0 期后，膜电位由 + 30mV 迅速下降到 0mV 左右，历时约 10ms，主要由 K^+ 外流形成。此期，Na^+ 通道失活关闭，K^+ 通道开放。K^+ 通道可被四乙胺（TEA）选择性阻断。0 期与 1 期形成的尖峰状波形称为锋电位。

（3）**2 期（平台期）**：当 1 期复极到接近 0mV 水平时，复极化过程变得极其缓慢，膜电位几乎停滞于 0mV 水平，历时 100~150ms，又称为平台期。此期的形成主要是由于心室肌细胞膜上 Ca^{2+} 通道开放，Ca^{2+} 缓慢内流，同时伴有 K^+ 外流，两种方向相反的离子流处于平衡状态的结果。Ca^{2+} 通道开放与关闭都很缓慢，故又称为慢通道。Ca^{2+} 缓慢内流是形成平台期的主要原因。该期内流的 Ca^{2+} 具有触发肌质网释放 Ca^{2+} 和参与心室肌细胞收缩的作用。Ca^{2+} 通道阻滞药维拉帕米可通过影响动作电位平台期而改变动作电位时程和心肌收缩力。平台期是心室肌细胞动作电位持续时间长的主要原因，也是心室肌细胞区别于神经和骨骼肌细胞动作电位的主要特征。

（4）**3 期（快速复极末期）**：2 期结束后，膜电位由 0mV 左右较快地下降到 -90mV，历时 100~150ms。此期的形成是 Ca^{2+} 通道逐渐失活，Ca^{2+} 内流停止，而 K^+ 外流进行性增强所致。

（5）**4 期（静息期）**：此期膜电位已恢复并稳定于静息电位水平，但离子的跨膜转运仍在进行。由于一定量的 Na^+、Ca^{2+} 内流和 K^+ 外流，使细胞膜上的 Na^+-K^+ 泵、Na^+-Ca^{2+} 交换体及少量 Ca^{2+} 泵被激活，将内流的 Na^+、Ca^{2+} 转运至细胞外，将外流的 K^+ 转运至细胞内，从而使细胞内外的离子浓度恢复到兴奋前的水平，以保持心室肌细胞的正常兴奋性。

> **考点提示**
>
> 心室肌细胞动作电位的特点

（二）自律细胞的生物电特点

与工作细胞相比，自律细胞生物电的主要特点是没有稳定的静息电位。自律细胞的动作电位复极化到最大极化状态时的膜电位称为最大复极电位。自律细胞达到最大复极电位之后，4 期的膜电位并不稳定于这一水平，而是立即开始自动去极化，当去极化达到阈电位水平时便可爆发动作电位。因此，4 期自动去极化是自律细胞产生自动节律性兴奋的基础。不同类型的自律细胞，4 期自动去极化的速率不同（图 4-3），其形成机制也有差异。

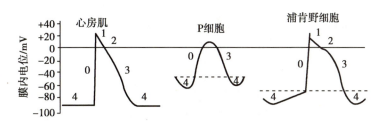

图 4-3　心房肌及自律细胞的动作电位

1. 窦房结 P 细胞跨膜电位的特点　窦房结 P 细胞为起搏细胞，其动作电位与心室肌细胞（图 4-2）和浦肯野细胞（图 4-3）明显不同。主要特点是：①最大复极电位（-70mV）和阈电位（-40mV）水平均较高；②0 期去极化速率较慢、幅度较小（膜电位由最大复极电位去极化到 0mV 左右）；③复极化过程无明显的 1 期和 2 期；④4 期自动去极化速率快于浦肯野细胞。

窦房结 P 细胞跨膜电位的形成机制：窦房结 P 细胞 0 期是由慢 Ca^{2+} 通道开放，Ca^{2+} 缓慢内流所致，因此，窦房结 P 细胞属于慢反应自律细胞。此后 Ca^{2+} 通道失活，K^+ 通道激活开放，K^+ 外流增加，形成 3 期复极化。而有关窦房结 P 细胞 4 期自动去极化的机制比较复杂。目前认为，其产生主要以 K^+ 外流的进行性衰减为生物电基础，同时伴有 Na^+ 内流的进行性增强及少量 Ca^{2+} 内流。

2. 浦肯野细胞跨膜电位的特点　浦肯野细胞主要分布在房室束及其分支，其跨膜电位与心室

肌细胞和窦房结 P 细胞（图 4-2、图 4-3）不同：①4 期自动去极化速率较窦房结 P 细胞慢。②3 期末最大复极电位较心室肌细胞静息电位更负。③2 期电位历时较心室肌细胞短。④0 期去极化较心室肌细胞速率快、幅度大。

浦肯野细胞跨膜电位 0~3 期的形态和形成机制与心室肌细胞基本相同。其 0 期也是由膜上快通道开放，Na^+ 内流所致，因而属于快反应自律细胞。浦肯野 4 期发生自动去极化是与心室肌细胞动作电位最显著的不同之处。其形成机制主要是由 Na^+ 内流逐渐增多和 K^+ 外流逐渐减少所致，其自动去极化速率较窦房结 P 细胞慢，因此自律性较低。故在体生理状态下，浦肯野细胞的活动受窦房结发出冲动的控制。

二、心肌的生理特性

心肌的生理特性包括自动节律性、兴奋性、传导性和收缩性。其中，前三种特性以心肌细胞的生物电活动为基础，属于电生理特性；而收缩性则是以细胞内收缩蛋白的功能活动为基础，属于心肌细胞的机械特性。工作细胞具有兴奋性、传导性和收缩性，但无自动节律性；自律细胞具有自动节律性、兴奋性和传导性，但无收缩性。心肌的生理特性决定了心脏的活动。

（一）自动节律性

心肌在没有外来刺激的情况下，具有自动产生节律性兴奋的能力或特性，称为自动节律性，简称自律性。心肌的自律性来源于自律细胞。

1. 心脏的起搏点 心脏不同部位自律细胞的自律性高低不等，取决于不同自律细胞兴奋频率的不同。正常情况下，窦房结 P 细胞的自律性最高，约为 100 次 /min；房室交界（结区除外）次之，约为 50 次 /min；浦肯野细胞自律性最低，约为 25 次 /min。窦房结 P 细胞通过抢先占领和超速驱动压抑机制，实现对心脏其他部位自律细胞活动的控制。所以，窦房结是心脏活动的正常起搏点。由窦房结起搏形成的心脏节律称为窦性心律（sinus rhythm）。其他部位的自律细胞自律性较低，正常情况下受窦房结节律性兴奋的控制，其自身节律性不能表现出来，只起传导兴奋的作用，故称为潜在起搏点。潜在起搏点存在的意义是，在正常起搏点发生病变或传导发生障碍时，可以作为备用起搏点继续保持心脏的活动。在病理情况下，由潜在起搏点发出兴奋控制的心脏节律性活动称为异位心律（ectopic pacemaker）。

2. 影响心肌自律性的因素 自律细胞具有 4 期自动去极化的能力，一旦从最大复极电位去极化达到阈电位水平，即可发生一次兴奋。单位时间内兴奋的发生频率，取决于 4 期自动去极化的速率、最大复极电位和阈电位水平（图 4-4），其中以 4 期自动去极化速率最为重要。

（1）4 期自动去极化的速率：速率越快，达阈电位所需时间越短，单位时间内发生兴奋的次数越多，自律性越高；反之，则自律性降低。交感神经兴奋，末梢释放的去甲肾上腺素通过提高窦房结 P 细胞膜对 Na^+ 和 Ca^{2+} 的通透性，使 Na^+ 和 Ca^{2+} 内流增多，4 期自动去极化速率加快，自律性增高；迷走神经兴奋时，末梢释放的乙酰胆碱则可提高膜对 K^+ 的通透性，导致 4 期 K^+ 外流衰减减慢，4 期自动去极化速率减慢，自律性降低。由此可见，自主神经的活动对窦房结 4 期自动去极化的影响很大。

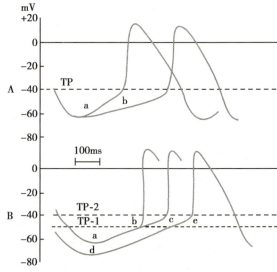

图 4-4 影响自律性的因素示意图

A. 4 期自动去极化速率由 a 减到 b 时，自律性降低；
B. 最大复极电位由 a 超极化到 d，或阈电位由 TP-1 升到 TP-2 时，自律性降低；TP：阈电位。

（2）**最大复极电位和阈电位水平**：在 4 期自动去极化速率不变的情况下，当最大复极电位上移（绝对值减小）或阈电位下移（绝对值增大），两者之间的差距减小，4 期自动去极化达阈电位所需时间缩短，自律性增高；反之，则自律性降低。一般情况下，阈电位变化不大，故不是影响自律性的主要因素。迷走神经末梢释放的乙酰胆碱可增加细胞膜对 K^+ 的通透性，使最大复极电位增大，与阈电位之间的差距增大，导致自律性降低，心率减慢。

（二）传导性

心肌细胞具有传导兴奋的能力或特性，称为传导性。相邻心肌细胞之间以闰盘相连接，闰盘处肌膜存在有较多的低电阻缝隙连接，因此，兴奋以局部电流的形式在细胞间迅速传播，实现心房和心室各自同步收缩和舒张。

1. 心脏内兴奋的传导途径　正常情况下，窦房结的兴奋通过心房肌直接传到左心房和右心房，同时沿着由心房肌组成的"优势传导通路"迅速传到房室结，再经房室束及左、右束支、浦肯野纤维网传至左、右心室。

2. 心脏内兴奋传导的速度及意义　兴奋在心脏各部位传导的速度不同。

在心房，普通心房肌的传导速度为 0.4m/s，优势传导通路为 1.0~1.2m/s，兴奋在心房内传导只需 0.06s 即可完成，有利于左、右两心房同步收缩。而兴奋在房室交界处传导速度很慢，特别是结区的传导速度最慢，仅有 0.02m/s，即兴奋在此被"耽搁"。这种兴奋在房室交界区传导速度缓慢，使兴奋在此延搁一段时间的现象，称为房室延搁。房室延搁的重要意义在于，保证心房收缩完毕后，心室才开始收缩，从而避免了房、室收缩的重叠现象，有利于房、室活动的有序进行。但这一特性也使房室交界成为传导阻滞的好发部位，房室传导阻滞是临床上极为常见的一种心律失常。

房室交界区细胞在一次兴奋后的有效不应期可以持续到复极完毕之后，在心率加快时，其有效不应期的缩短也不明显，故对高频率兴奋具有过滤作用。这就解释了在心房纤颤时，心房兴奋的频率可达 350 次 /min 或以上，而心室兴奋的频率则在 100~160 次 /min。其原因就是房室交界区的过滤作用使高频率的心房兴奋只有部分下传到了心室。在心脏特殊传导系统中，浦肯野细胞的传导速度最快，约 4m/s，心室肌的传导速度约为 1m/s，故兴奋一旦通过房室交界，便可迅速传遍左、右两侧心室，使左、右两心室同步收缩，以保证心室泵血顺利完成。

3. 影响心肌传导性的因素　心脏各个部位传导速度的快慢，主要与心肌细胞的结构特点和电生理特性有关。

（1）**心肌细胞的直径**：细胞直径越大，内阻越小，形成的局部电流越大，传导速度越快；反之，传导速度则慢。末梢浦肯野细胞直径最大（约 70μm），传导速度最快；窦房结 P 细胞直径次之（5~10μm），传导速度较慢；结区细胞的直径最小（约 3μm），传导速度最慢。

（2）0期去极化的速率和幅度：心肌细胞动作电位0期去极化，使其与邻近未兴奋部位之间出现电位差，是产生局部电流传导兴奋的动力。兴奋部位0期去极化速率越快、幅度越大，局部电流的产生越快，促使邻近未兴奋部位去极化达到阈电位水平的速率越快，故传导速度加快；反之，传导速度则减慢。

（3）邻近未兴奋部位膜的兴奋性：兴奋的传导是局部电流从已兴奋细胞传到未兴奋细胞的过程，因此未兴奋部位心肌细胞膜兴奋性的高低必然影响兴奋的传导。当邻近未兴奋部位心肌细胞的静息电位（或最大复极电位）与阈电位差距减小，则其兴奋性增高，传导速度加快；反之，传导速度则减慢。

（三）兴奋性

所有心肌细胞都具有兴奋性，即接受刺激产生动作电位的能力或特性。

1. 心肌兴奋性的周期性变化　心肌细胞每产生一次兴奋，其兴奋性会发生一系列有规律的变化（图4-5），膜上的快通道或慢通道会经历激活开放、失活关闭和备用这一系列变化过程。现以心室肌细胞为例说明其兴奋性的周期性变化。

（1）**有效不应期**：心肌细胞从动作电位0期去极化开始，到3期复极化达 −60mV 期间，任何强度的刺激都不能使心肌细胞产生动作电位，此期称为有效不应期（effective refractory period，ERP）。有效不应期包括绝对不应期和局部反应期。绝对不应期是指从动作电位0期去极化开始到3期复极化达 −55mV 期间，此期 Na^+ 通道完全处于失活状态，心肌细胞兴奋性为零，对任何强度的刺激均不产生反应；局部反应期是指动作电位3期复极化从 −55mV 到 −60mV 期间，此期只有少量的 Na^+ 通道复活，若给予阈上刺激，可使细胞膜产生局部去极化反应，但因不足以达到阈电位，故仍不能产生动作电位。心肌的有效不应期特别长，是其兴奋性变化的重要特点。

（2）**相对不应期**：3期复极化从 −60mV 到 −80mV 这段时间内，给予阈刺激不能产生动作电位，若给予阈上刺激可引起动作电位，此期称为相对不应期（relative refractory period，RRP）。在此期间，已有部分 Na^+ 通道由失活转为备用状态，但在阈刺激下激活的 Na^+ 通道数量仍不足以使膜去极化达到阈电位水平，因此需要加强刺激才能产生动作电位。故此期心肌兴奋性仍低于正常。

（3）**超常期**：3期复极化从 −80mV 到 −90mV 这段时间内，给予阈下刺激即可引起动作电位，表明心肌的兴奋性高于正常，称为超常期（supranormal period，SNP）。此期内，Na^+ 通道基本复活至可被激活的备用状态，加之膜电位与阈电位水平差距较小，故心肌兴奋性高于正常。

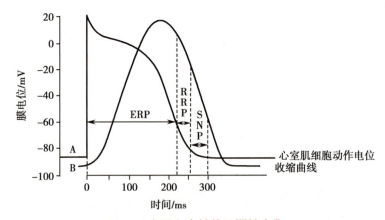

图4-5　心肌兴奋性的周期性变化

A：动作电位；B：机械收缩；ERP：有效不应期；RRP：相对不应期；SNP：超常期。

2. 影响心肌兴奋性的因素　心肌细胞接受有效刺激后，在静息电位（或最大复极电位）的基础上产生去极化，达到阈电位时，引起膜上 Na^+ 通道（或 Ca^{2+} 通道）激活开放，产生动作电位。任何能

影响这个过程的因素均可改变心肌的兴奋性。现以心室肌细胞为例分析影响其兴奋性的因素。

(1)**静息电位和阈电位水平**：静息电位上移（绝对值减小）或阈电位下移（绝对值增大），均可使两者差距减小，兴奋性增高；反之，则兴奋性降低。但在生理情况下阈电位水平很少发生变化。

(2)**Na^+通道状态**：Na^+通道具有激活、失活和备用三种功能状态。这三种状态在一次跨膜电位过程中发生动态变化。通道处于哪种状态取决于当时膜电位的水平及动作电位所处的时间进程。当膜电位处于静息电位 −90mV 时，膜上 Na^+ 通道全部处于备用状态，在阈刺激条件下随时都可被大量激活而开放，引起 Na^+ 内流。Na^+ 通道激活后迅速失活而关闭，处于关闭状态下的 Na^+ 通道无论任何强度的刺激均不能使之再次激活开放。当膜电位逐渐复极到 −55mV 时，部分 Na^+ 通道由失活逐渐转为备用状态，且随时间推移，膜电位逐渐向静息电位水平恢复过程中，转为备用状态的 Na^+ 通道数量逐渐增多；当膜电位恢复到 −90mV 时，Na^+ 通道又全部处于备用状态。Na^+ 通道处于不同状态，是上述心室肌细胞兴奋性发生周期性变化的内在机制。

3. 心肌兴奋性的周期性变化特点　细胞发生一次兴奋时，其兴奋性发生周期性变化，是所有神经纤维和肌细胞的共同特性。但心肌细胞兴奋性变化的特点是有效不应期特别长，相当于整个机械过程的收缩期和舒张早期（图 4-5）。在心肌的有效不应期内任何刺激均不能引起新的兴奋和收缩，只有在兴奋性进入相对不应期或超常期时，才可能再次接受刺激产生兴奋和收缩，故心肌不会像骨骼肌那样发生完全强直收缩，而是始终保持收缩和舒张交替进行，以此保证心脏泵血功能的正常进行。

4. 期前收缩与代偿性间歇　正常情况下，窦房结产生的每一次兴奋传导到心房肌和心室肌时，恰好落在其前次兴奋的有效不应期之后，能引起一次新的兴奋过程。因此，整个心脏按照窦房结的节律进行活动。如果窦房结以外的自律细胞产生的兴奋，落在心室肌有效不应期之后，下次窦房结兴奋到达之前，心室接受这次刺激，会提前产生一次兴奋和收缩，分别称为期前兴奋和期前收缩。期前收缩在临床上又称为早搏。

期前兴奋也有它自己的有效不应期，如果紧接在期前兴奋之后的一次窦房结兴奋传到心室时，刚好落在期前兴奋的有效不应期内，则不能引起心室的兴奋和收缩，形成一次兴奋和收缩的"脱失"，必须等到下次窦房结兴奋传来时才能引起兴奋和收缩。这样，在一次期前收缩之后常会出现一段比较长的心室舒张期，称为代偿性间歇（图 4-6）。

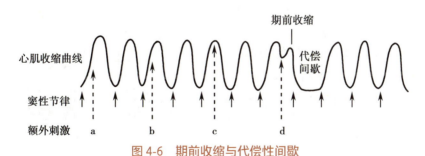

图 4-6　期前收缩与代偿性间歇

刺激 a、b、c 落在有效不应期内不引起反应，刺激 d 落在相对不应期，引起期前收缩和代偿性间歇。

（四）收缩性

心肌工作细胞能在动作电位的触发下产生收缩反应，称为收缩性。心肌工作细胞的收缩机制与骨骼肌细胞相似，都是由动作电位触发，通过兴奋 - 收缩耦联引发肌丝滑行而使肌细胞收缩。但因心肌工作细胞的结构和电生理特性与骨骼肌细胞不完全相同，故其收缩性具有自身特点。

1. 不发生完全强直收缩　如前所述，心肌兴奋后有效不应期特别长，相当于整个收缩期和舒张

早期，在此期间无论多强的刺激均不能引起心脏再次兴奋而发生收缩。因此，心肌细胞只能做收缩和舒张交替进行的节律性活动，而不会发生完全强直收缩。

2. 同步收缩 由于心房肌和心室肌的结构特点以及心脏特殊传导系统的传导特点，加之左、右心房和左、右心室分别形成了两个功能合胞体，当心房肌或心室肌某个细胞兴奋时，左、右心房或左、右心室的所有细胞同步兴奋和收缩。同步收缩具有"全或无"特性，即心房肌或心室肌要么全部收缩，要么全部舒张。同步收缩会产生强大的收缩合力，有利于心脏泵血和充盈。

3. 对细胞外液 Ca^{2+} 的依赖性较大 与骨骼肌细胞相比，心肌细胞肌质网不发达，Ca^{2+} 储备量少，故其兴奋 - 收缩耦联过程高度依赖于细胞外 Ca^{2+} 的内流。在心肌动作电位平台期，细胞外液 Ca^{2+} 进入胞质，触发肌质网释放大量 Ca^{2+}，使胞质内 Ca^{2+} 浓度升高，从而引起心肌收缩。由此可见，细胞外液 Ca^{2+} 浓度在一定范围内升高时，心肌收缩力增强；反之，细胞外液 Ca^{2+} 浓度降低，心肌收缩力减弱。当细胞外液 Ca^{2+} 浓度显著降低时，虽然心肌细胞仍能产生动作电位，但却不能收缩，表现为"兴奋 - 收缩脱耦联"或"电 - 机械分离"。

三、心电图

在正常人体，由窦房结发出的兴奋按照一定的传导途径和时程依次传到心房和心室，进而引起整个心脏的兴奋。心脏各部分在兴奋过程中均出现生物电活动，这种电活动形成的电流可通过导电组织和体液传到体表。将心电图机的测量电极置于体表的特定部位记录出来的心脏电变化曲线，称为心电图（electrocardiogram，ECG）。心电图可反映每个心动周期整个心脏从兴奋的产生、传播到恢复过程中的生物电变化。因其记录方法是无创的，被广泛应用于临床进行心律失常、心肌损害等心脏疾病的诊断。

（一）心电图导联

描记心电图时测量电极安放的位置及与心电图机连接的方式称为心电图导联。测量电极的位置不同，则心电图的图形不同。目前，临床上常用的导联包括三个标准导联（Ⅰ、Ⅱ、Ⅲ）、三个加压单极肢体导联（aVR、aVL、aVF）和六个单极胸导联（V_1~V_6）。

（二）心电图的基本波形及意义

心电图纸上有纵线和横线画出的长和宽均为 1mm 的小方格。通常将心电图机的灵敏度和走纸速度分别设置为 1mV/cm 和 25mm/s，故纵向每 1 小格相当于 0.1mV，横向每 1 小格相当于 0.04s。根据这些标志可测量出心电图各波的波幅和时程。不同导联描记的心电图波形不完全相同，但基本波形都包括 P 波、QRS 波群和 T 波（图 4-7）。

1. P 波 P 波代表左、右两心房的去极化过程。其波形小而钝圆，历时 0.08~0.11s，波幅不超过 0.25mV。P 波时程反映去极化在整个心房传播所需的时间。

2. QRS 波群 QRS 波群代表左、右两心室的去极化过程。典型的 QRS 波群由向下的 Q 波，高

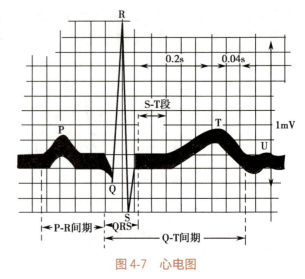

图 4-7 心电图

尖向上的 R 波及向下的 S 波组成。QRS 波群历时 0.06~0.10s，反映兴奋在心室内传播所需的时间。在不同导联，这三个波幅度变化较大，且不一定都同时出现。

3. T 波 T 波代表两心室的复极化过程。其方向与 QRS 波群的主波方向一致，且在 R 波较高的导联中，T 波不应低于 R 波的 1/10，历时 0.05~0.25s，波幅为 0.1~0.8mV。T 波低平或平坦、双向或

倒置常见于心肌缺血。

4. PR 间期　PR 间期是指从 P 波起点到 QRS 波群起点之间的时程,历时 0.12~0.20s。它反映窦房结产生的兴奋经心脏特殊传导系统到达心室肌所需要的时间。因其很大一部分时间用于房室交界区内的传导,也称为房室传导时间。PR 间期延长,提示有房室传导阻滞。

5. QT 间期　QT 间期是指从 QRS 波群起点到 T 波终点之间的时程。它反映心室肌从去极化开始到复极化结束所经历的时间。QT 间期的长短与心率成反变关系,心率越快,QT 间期越短。

ER 4-4

心脏的泵血功能

6. ST 段　ST 段是指从 QRS 波群终点到 T 波起点之间的线段。正常与基线平齐,代表心室各部分细胞均处于去极化状态,且尚未开始复极化,各部分之间无电位差存在。若 ST 段异常压低或抬高,常提示有心肌缺血。

四、心脏的泵血功能

心肌的节律性收缩和舒张对血液的驱动作用称为心脏泵血,是心脏的主要功能。

(一)心率与心动周期

1. 心率　每分钟心脏搏动的次数称为心率(heart rate,HR)。正常成人安静时心率为 60~100 次 /min,平均约 75 次 /min。心率可因年龄、性别、生理状态的不同而有差异。小儿的心率较成年人快,尤其是新生儿,可达 130 次 /min 以上;老年人心率较慢;女性一般比男性稍快;同一机体,安静和睡眠时心率较慢,运动或情绪激动时心率较快;经常进行体育锻炼和体力劳动的人,安静时心率较慢。

2. 心动周期　心房或心室每收缩和舒张一次所经历的时间,称为一个心动周期(cardiac cycle)。心房和心室的活动周期均包括收缩期和舒张期。由于心脏的功能主要靠心室完成,所以,心动周期通常指心室的活动周期。

心动周期的长短与心率有关。以心率 75 次 /min 计算,则一个心动周期为 0.8s。在一个心动周期中,心房和心室的活动是按次序先后、交替进行的,先是两心房同时收缩,持续约 0.1s,继之两心房舒张,持续约 0.7s。当心房收缩结束后,两心室开始收缩,持续约 0.3s,随后心室舒张,持续约 0.5s。心室舒张期的最后 0.1s 心房又进入下一个收缩期(图 4-8)。故在一个心动周期中约有 0.4s,心房、心室均处于舒张状态,称为全心舒张期。

由图 4-8 可以看出,在同一个心动周期中,无论是心房还是心室,舒张期均长于收缩期,这既能保证心室有足够充盈血液的时间,又能让持久活动的心脏得到充分的休息,同时有利于心脏自身的血液供应。由于心动周期与心率成反比,故心率增快时,心动周期缩短,其中收缩期和舒张期均缩短,但以舒张期缩短更为显著(图 4-9),这样会延长心脏的工作时间,缩短休息时间,不利于心脏的持久活动;而且舒张期过短,可致心室充盈不足,进而泵血量减少,不能满足心脏自身及机体其他器官的需求。临床上快速型心律失常导致心力衰竭,就是这个原因。

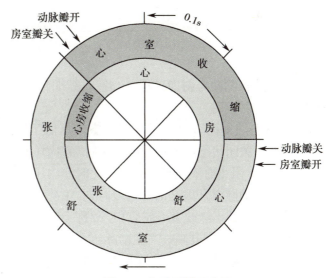

图 4-8　心动周期示意图

心率	心动周期	心室收缩期	心室舒张期
40次/min	1.5s	0.35s	1.15s
75次/min	0.8s	0.3s	0.5s
100次/min	0.6s	0.3s	0.3s
150次/min	0.4s	0.25s	0.15s

图4-9　心率与心动周期的关系

（二）心脏的泵血过程

在心脏的泵血活动中，心室起主导作用。在一个心动周期中，左、右心室的活动基本相同，射血量也大致相等。现以左心室为例说明心脏的泵血过程（图4-10）。

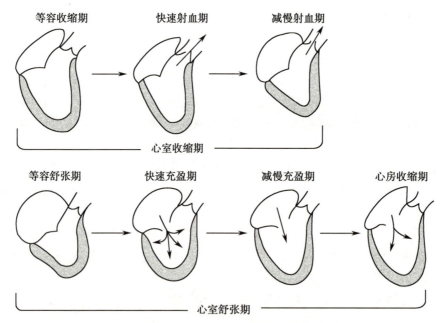

图4-10　心脏泵血过程示意图

1. 心室收缩期与射血过程　心室收缩期包括等容收缩期和射血期，而射血期又可分为快速射血期和减慢射血期。

（1）**等容收缩期**：心室收缩之前，室内压低于房内压和主动脉压，此时房室瓣处于开放状态，主动脉瓣处于关闭状态。心室开始收缩后，室内压升高并超过房内压时，血液由心室向心房方向推动房室瓣关闭，阻止血液逆流入心房。此时室内压仍低于主动脉压，主动脉瓣仍处于关闭状态。从房室瓣关闭到动脉瓣开放之前的这段时期，心室成为一个封闭的腔，由于血液具有不可压缩性，心室肌的继续收缩并不能改变心室容积，故称为等容收缩期，持续约0.05s。在此期内，由于心室肌的持续收缩，室内压急剧升高。当主动脉压升高或心肌收缩力减弱时，等容收缩期将延长。

（2）**射血期**：当心室的持续收缩使室内压升高并超过主动脉压时，主动脉瓣开放，这标志着等容收缩期结束而进入射血期。根据射血速度的快慢，将射血期分为快速射血期和减慢射血期。

1）快速射血期：在射血期的前0.1s，心室射入主动脉的血量大，速度快，称为快速射血期，射血量约占总射血量的70%。此期心室容积虽明显减小，但由于心室肌的持续收缩，室内压仍继续上升，并达到峰值。由于大量血液射入主动脉，主动脉压也在此期上升达最高。

2）减慢射血期：快速射血后，心室肌收缩强度逐渐减弱，心室内容积和压力逐渐下降，射血速

度逐渐减慢,称为减慢射血期,持续约 0.15s,射血量约占总射血量的 30%,此期末室内容积达最小。据测定,此期室内压已略低于主动脉压,此时仍能逆着压力差继续将血液射入主动脉,其动力源于此前血液获得的较大动能。

2.心室舒张期与充盈过程 心室在舒张期内充盈血液,为下次射血储备血量。心室舒张期包括等容舒张期和心室充盈期。心室充盈期又可分为快速充盈期、减慢充盈期和心房收缩期。

(1)**等容舒张期**:心室肌开始舒张后,室内压迅速下降,当室内压低于主动脉压时,血液由主动脉向心室方向推动主动脉瓣关闭,但此时室内压仍高于房内压,房室瓣仍处于关闭状态。从动脉瓣关闭到房室瓣开放之前的这段时期,心室再次成为一个封闭的腔,心室肌继续舒张,但心室的容积并不改变,称为等容舒张期,持续 0.06~0.08s。在此期内,由于心室肌持续舒张,室内压急剧下降。

(2)**心室充盈期**:心室继续舒张至等容舒张期末,室内压进一步下降到低于房内压时,房室瓣开放,心房内血液冲入心室,称为充盈期。

1)快速充盈期:充盈初期,心房和腔静脉内的血液,因心室舒张产生的"抽吸"作用,快速流入心室,称为快速充盈期,持续约 0.11s。此期流入心室的血量约占总充盈量的 2/3,心室容积明显增大。

2)减慢充盈期:随着心室充盈血量的增多,心室与心房、大静脉之间的压力差逐渐减小,血液流入心室的速度减慢,称为减慢充盈期,持续约 0.22s。

3)心房收缩期:在心室舒张期的最后 0.1s,心房肌开始收缩,即进入心房收缩期。心房肌收缩,使房内压升高,进一步将心房内血液挤入心室,使心室充盈达最大,此期充盈量占总充盈量的 10%~30%。故临床上发生心房纤维性颤动时,虽然心室充盈量有所减少,但一般不会严重影响心脏的泵血功能。

> **考点提示**
>
> 心脏的泵血过程

综上所述,在心脏泵血过程中,心室收缩与舒张引起的室内压变化,是导致心房和心室之间以及心室和动脉之间产生压力差的根本原因,也是引起瓣膜开闭的直接动力。血液在压力差和瓣膜开闭的控制下呈单向循环流动,即从心房流向心室,再从心室流向动脉,继而经静脉再回流到心房。现将一个心动周期中心腔与动脉间的压力关系、心瓣膜开闭、血流方向、心室容积等变化归纳见表4-1。

表4-1　心动周期中心腔与动脉间的压力关系、心瓣膜开闭、血流方向、心室容积等变化

心动周期	心腔与动脉间压力关系	心瓣膜开闭		血流方向	心室容积
等容收缩期	房内压＜室内压＜动脉压	关闭	关闭	—	不变
快速射血期	房内压＜室内压＞动脉压	关闭	开放	心室→动脉	迅速减小
减慢射血期	房内压＜室内压＜动脉压	关闭	开放	心室→动脉	继续减小
等容舒张期	房内压＜室内压＜动脉压	关闭	关闭	—	不变
快速充盈期	房内压＞室内压＜动脉压	开放	关闭	心房→心室	迅速增大
减慢充盈期	房内压＞室内压＜动脉压	开放	关闭	心房→心室	继续增大
心房收缩期	房内压＞室内压＜动脉压	开放	关闭	心房→心室	进一步增大

右心室的泵血过程与左心室基本相同,但由于肺动脉压约为主动脉压的 1/6,因此在心动周期中右心室内压的变化幅度要比左心室内压的变化小得多,右心室所做的功比左心室也要小得多。

(三)心音

心动周期中,由心肌舒缩、瓣膜开闭、血流速度改变形成的湍流和血流冲击心室及大动脉壁引起的振动可通过周围组织传递到胸壁,借助听诊器可在胸部某些部位听到声音,称为心音(heart sound)。若用换能器将这些机械振动转换成电信号记录下来,即为心音图。

正常情况下每个心动周期可产生四个心音,分别称为第一、第二、第三、第四心音。一般情况

下，用听诊器只能听到第一、第二心音；在某些青年人和健康儿童可听到第三心音；40岁以上的健康人有时可听到第四心音。听取心音或记录心音图对于监测心功能及判断心脏瓣膜病变具有一定临床意义。

1. 第一心音　第一心音主要由房室瓣关闭和心室收缩时血流冲击房室瓣以及心室射血撞击动脉壁引起的振动而产生，其特点是音调较低，持续时间较长，在心尖处（左侧第五肋间锁骨中线稍内侧）听诊最清晰，标志着心室收缩的开始。第一心音的强弱可反映心肌收缩力的大小及房室瓣的功能状态。

2. 第二心音　第二心音主要由于动脉瓣关闭，血流冲击大动脉根部及心室内壁振动而产生，其特点是音调较高，持续时间较短，在主、肺动脉瓣听诊区（胸骨两旁第二肋间）听诊最为清楚，标志着心室舒张的开始。第二心音的强弱可反映动脉血压的高低及动脉瓣的功能状态。

知识拓展

心脏瓣膜病与心杂音

　　正常情况下，心脏瓣膜开放使血液向前流动，心脏瓣膜关闭则防止血液反流，从而保证心脏内血流的单向流动。心脏瓣膜病是由多种原因引起的单个或多个瓣膜的结构异常，导致瓣膜狭窄或/和关闭不全所致的心脏疾病。在我国，心脏瓣膜病变最常见于慢性风湿性心脏病，因反复的链球菌感染产生超敏反应，引起心内膜炎而破坏瓣膜，其中二尖瓣最易受累，造成二尖瓣狭窄或关闭不全。二尖瓣狭窄时可在心尖部听到隆隆样舒张期杂音；二尖瓣关闭不全时可在心尖部听到吹风样收缩期杂音。

　　临床上可通过听取杂音协助诊断心脏瓣膜病。由于心脏瓣膜病大多呈慢性病程，加之病情反复发作，患者及家属有不同程度的心理压力，易产生消极、焦虑等不良情绪。护士应关心患者，评估患者的心理状况，采取针对性措施，帮助患者战胜疾病。

（四）心脏泵血功能的评价

心脏的主要功能是泵血。评定心功能的方法和指标较多，临床上，应对多种指标进行综合分析。

1. 每搏输出量和射血分数　一侧心室每次搏动所射出的血量，称为每搏输出量（stroke volume），简称搏出量。左、右心室的搏出量基本相等。正常成人安静状态下一侧心室的搏出量为60~80ml，而心室舒张末期容积约125ml，即收缩期末，心室内仍剩余一部分血液，约55ml。搏出量占心室舒张末期容积的百分比，称为射血分数（ejection fraction）。射血分数反映心室射血的效率，正常情况下，搏出量始终与心室舒张末期容积相适应。

正常成人安静状态下射血分数为55%~65%。射血分数的大小取决于搏出量和心室舒张末期容积两个因素。在一定范围内，心室舒张末期容积增大时，搏出量也相应增加，射血分数基本不变。但在心室功能减弱、心室代偿性扩大时，其搏出量因心脏收缩力的增强可与正常人无明显差别，但射血分数会明显下降。因此，射血分数比搏出量能更准确地反映心脏泵血功能，对早期发现心脏泵血功能障碍具有重要意义。

2. 每分输出量和心指数　一侧心室每分钟射入动脉的血量，称为每分输出量（minute volume），也称心输出量（cardiac output）。心输出量等于搏出量与心率的乘积。按安静心率75次/min计算，健康正常男性的心输出量则为4.5~6.0L/min，平均约为5L/min。心输出量与机体的代谢水平相适应，并与年龄、性别等因素有关。青年人心输出量比老年人高；女性的心输出量比相同体表面积的男性低10%左右；剧烈运动时心输出量可高达25~35L/min；而在麻醉状态下心输出量可降至2.5L/min。

在相同条件下，不同个体因代谢水平不同，对心输出量的需求也不一样，如身材高大者对心输

出量的需求大于身材矮小者。因此，对不同身材的个体测量心功能时，只用心输出量作为指标进行评价，是不全面的。研究表明，人在安静时的心输出量与体表面积成正比。以单位体表面积（m^2）计算的心输出量称为心指数（cardiac index）。我国中等身材成人的体表面积是 1.6~1.7m^2，安静时心输出量以 5L/min 计算，则心指数为 3.0~3.5L/（$min·m^2$）。当机体处于运动、妊娠、情绪激动和进食等情况下，心指数均有不同程度增高。在安静、空腹状态下测定的心指数称为静息心指数，是评价不同个体心功能的常用指标。静息心指数在 10 岁左右时最大，可达 4L/（$min·m^2$）以上，其随年龄增长逐渐下降，到 80 岁时降至接近于 2L/（$min·m^2$）。

3. 影响心输出量的因素 心输出量等于搏出量与心率的乘积，故凡能影响搏出量和心率的因素均可影响心输出量。在心率恒定的情况下，搏出量取决于心室肌收缩的强度和速度。而心室肌收缩的强度和速度受前负荷、后负荷和心肌收缩能力的影响。

（1）**前负荷**：心室肌在收缩前所承受的负荷，称为前负荷，即心室舒张末期容积，相当于静脉回心血量与心室射血后剩余血量之和。正常情况下，心室射血后剩余血量基本保持不变，因此，静脉回心血量的多少是决定心室前负荷的主要因素。当静脉回心血量在一定范围内增加时，心室舒张末期容积增大，引起心室肌初长度增加，可使心肌收缩力增强，搏出量增多；反之，静脉回心血量减少，搏出量减少。这种通过改变心肌初长度而引起心肌收缩强度改变继而影响搏出量的调节，称为异长自身调节。心肌异长自身调节的意义是对搏出量的微小变化进行精细调节，使心室射血量与静脉回心血量之间保持动态平衡。但若静脉回心血量过多、速度过快，会造成心室肌前负荷过大，可在患者原有心肌病理变化基础上，使其心肌收缩力不再增强，反而减弱，导致搏出量减少。因此，临床上通过静脉输血或补液时，应注意输注的量和速度。

（2）**后负荷**：心室肌开始收缩时遇到的负荷，称为后负荷，即动脉血压。在其他因素不变时，动脉血压突然升高，使心室的等容收缩期延长，射血期缩短，搏出量减少；反之，动脉血压降低，则搏出量增多。有实验表明，整体情况下，当动脉血压变动于 80~170mmHg 范围内，心输出量并无明显改变。主要有两方面原因：一方面，当动脉血压升高导致搏出量减少时，由于心室射血后余血量增多，心室舒张末期容积增大，可通过异长自身调节使搏出量恢复到正常水平。另一方面，当动脉血压较稳定的维持在较高水平时，常伴有心肌收缩能力的增强，以维持正常的搏出量。但若动脉血压升高超过一定范围并长期持续，如果高血压患者未使用降压药物治疗，心室肌必将通过长期增强其收缩力来克服后负荷，以维持正常的心输出量，久而久之心室肌肥厚、心室扩大，导致心功能减退，甚至心力衰竭，心输出量可显著减少。

（3）**心肌收缩能力**：心肌收缩能力是指心肌不依赖于前、后负荷而改变其力学活动的一种内在特性。这种与心肌初长度无关，通过改变心肌收缩能力而实现对搏出量的调节，称为等长自身调节。凡能影响兴奋-收缩耦联过程中任何环节的因素都可影响心肌收缩能力，如胞质内 Ca^{2+} 浓度和横桥 ATP 酶活性等。

正常情况下，神经、体液因素及药物等都可以通过改变心肌收缩能力来调节搏出量。交感神经兴奋，血液中肾上腺素增多或使用强心药（如洋地黄）时，可通过增加胞质内 cAMP 浓度，增加 Ca^{2+} 通道的通透性，促进 Ca^{2+} 内流，而诱导肌质网释放更多 Ca^{2+}，使胞质 Ca^{2+} 浓度增加，心肌收缩能力增强，搏出量增加；加之此时心率加快，故心输出量明显增多。甲状腺激素可通过提高横桥 ATP 酶活性，使心肌收缩能力增强。

（4）**心率**：在一定范围内，心率加快可使心输出量随之增加。但如果心率过快（超过 160~180 次/min），因心室舒张期明显缩短，心室充盈严重不足，导致搏出量急剧减少，心输出量随之减少。如果心率过慢（低于 40 次/min），尽管心室舒张期延长，但因心室充盈已达到极限，不会随时间延长而继续增加充盈量和搏出量，所以心输出量减少。可见，适宜的心率，心输出

考点提示

影响心输出量的因素

量最多。心率过快或过慢，心输出量都会减少。

4.心脏泵血功能的储备　心输出量随机体代谢需要而增加的能力称为心脏泵血功能储备，简称心力储备（cardiac reserve）。主要取决于心率储备和搏出量储备的大小和匹配程度。

（1）**心率储备**：健康成人在剧烈运动时，心率可增加到 160~180 次 /min，心输出量可增加 2~2.5 倍。可见，充分调动心率储备是增加心输出量的有效途径，但心率过快反而会使心输出量减少。

（2）**搏出量储备**：搏出量是心室舒张末期容积与收缩末期容积之差，包括收缩期储备和舒张期储备。收缩期储备是通过增强心肌收缩能力和提高射血分数来实现的。左心室收缩末期容积约为 55ml，而强力收缩射血后，其心室剩余血量不足 20ml，可见，动用收缩期储备可使搏出量增加 35~40ml。舒张期储备比收缩期储备小，它是通过增加心室舒张末期容积而获得的。静息时心室舒张末期容积约为 125ml，由于心肌的伸展性较小，心室容积不能过度扩大，一般只能达到 140ml 左右，所以舒张期储备仅 15ml 左右。

健康成年男性安静状态下心输出量为 4.5~6.0L/min，一个训练有素的运动员，最大心输出量可达 35L/min 以上，为静息时的 7 倍左右。因为经常锻炼可使心肌纤维变粗，心肌收缩能力增强，收缩期储备增加；同时，心肌收缩能力增强，可使心室收缩和舒张速度明显加快，心率储备也增加。有些心脏病患者，安静状态下的心输出量能满足机体代谢的需要，但在代谢活动增强时，因心输出量不能满足机体代谢需要可表现为缺血、缺 O_2，说明其心脏的最大输出量明显低于正常人，是心泵功能储备降低的表现。

第二节　血管生理

血管与心脏相连接，分为动脉、静脉和毛细血管。无论体循环还是肺循环，从心室射出的血液都流经由动脉、毛细血管和静脉相互串联构成的血管系统，再返回心脏。血管具有参与形成和维持血压，输送血液，分配血量，实现血液与组织细胞间的物质交换，并收集血液回心的功能。

知识拓展

各类血管的功能特点

各类血管可按其功能特点进行分类。

1. **弹性储器血管**　弹性储器血管指主动脉和肺动脉主干及其发出的最大分支。此类血管管壁富含弹性纤维，有明显的弹性和可扩张性，能将一部分血液暂时储存起来，从而缓冲动脉血压的波动。

2. **分配血管**　分配血管指中动脉。其管壁平滑肌较多，收缩性较强，其收缩和舒张可调节分配到各组织器官的血流量。

3. **阻力血管**　阻力血管指小动脉、微动脉及微静脉。此类血管管径小，管壁富含平滑肌，平滑肌的舒缩活动可改变血流阻力、毛细血管血压、微循环血流量及组织液的生成与回流。

4. **交换血管**　交换血管指真毛细血管，管壁由单层内皮细胞和基膜构成。此类血管数量多，血流缓慢，管壁通透性大，是血液与组织液之间进行物质交换的场所。

5. **容量血管**　容量血管指静脉系统。与同级动脉相比，静脉数量多，口径大，管壁薄，可扩张性大，故其容量大。安静状态下，循环血量中 60%~70% 的血液在静脉系统，因此，静脉具有储存血液的作用。即便静脉口径发生较小改变，其容积也可发生较大变化，从而明显影响静脉回心血量。

一、血流量、血流阻力和血压

血液在心血管系统中流动的力学称为血流动力学，主要研究血流量、血流阻力、血压以及三者之间的关系（图 4-11）。

（一）血流量和血流速度

1. 血流量 单位时间内流过血管某一横截面的血量称为血流量，也称容积速度，通常以 ml/min 或 L/min 为计量单位。根据流体力学规律，血流量（Q）与血管两端的压力差（ΔP）成正比，与血流阻力（R）成反比，关系式为：Q=ΔP/R。

在闭合的循环系统中，各个截面的血流量都是相等的，即等于心输出量。以体循环为例，上式中的 Q 就是心输出量，R 为体循环总的血流阻力，ΔP 是主动脉压与右心房的压力差。由于右心房压接近于零，ΔP 则接近于主动脉压（P），因此，心输出

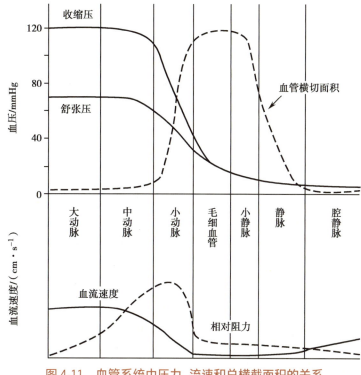

图 4-11　血管系统中压力、流速和总横截面积的关系

量 Q=P/R。对某一器官而言，Q 相当于器官的血流量，ΔP 相当于该器官的动脉血压与静脉血压之差，R 为该器官的血流阻力。也就是说，器官血流量取决于该器官的动、静脉血压之差（ΔP）以及该器官内的血流阻力（R）。正常情况下，静脉血压很低，所以影响器官血流量的主要因素是动脉血压和血流阻力。在机体不同功能状态下，灌注各器官的动脉血压的值相差并不大，因此，器官内血流量的多少主要取决于血流阻力。

2. 血流速度 血流速度是指血液中某一质点（如一个红细胞）在血管内移动的线速度。血液在血管内流动时，血流速度与血流量成正比，与血管的横截面积成反比。在循环系统中，动脉、静脉及毛细血管各段总血流量相等，则血流速度与各段血管的总横截面积成反比。由于毛细血管总横截面积最大，主动脉的总横截面积最小，因此，血流速度在毛细血管中最慢，在主动脉中最快。

（二）血流阻力

血液在血管内流动时所遇到的阻力，称为血流阻力。它来源于血液成分之间及血液与血管壁之间的摩擦力。根据流体力学原理，血流阻力（R）与血液黏滞度（η）和血管长度（L）成正比，与血管半径（r）的 4 次方成反比，可用以下公式计算：R=8ηL/πr⁴。

生理情况下，血管长度和血液黏滞度变化很小，但血管口径在神经和体液因素的调节下经常发生变化，特别是富含平滑肌的小动脉和微动脉，是产生血流阻力的主要部位，此处的血流阻力称为外周阻力（peripheral resistance）。机体对各器官血流量的分配和调节主要是通过控制各器官阻力血管的口径实现的。

（三）血压

血压（blood pressure，BP）是指血管内流动的血液对单位面积血管壁的侧压力，国际标准计量单位是帕（Pa）或千帕（kPa），临床上习惯用毫米汞柱（mmHg）表示。血压形成的前提是循环系统内有足够的血液充盈，其充盈度用循环系统平均充盈压来表示。在整个循环系统中，各段血管的血压

并不相同,由于血液流动过程中不断克服阻力而消耗能量,血压是逐渐降低的,各段血管之间的压力关系为动脉血压>毛细血管血压>静脉血压。这种压力差是推动血液循环的直接动力。由于小动脉和微动脉阻力最大,因此,血压在小、微动脉下降的幅度也最大(图4-12)。

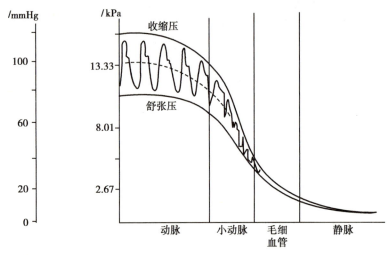

图 4-12　各类血管的血压

循环系统平均充盈压

　　动物实验中,用电刺激造成心室颤动使其心脏暂时停止射血,血流也就停止,循环系统中各段血管的压力很快即能取得平衡,此时在循环系统中各部位所测得的压力都是相同的,这一压力数值称为循环系统平均充盈压,大约为 7mmHg。循环系统平均充盈压的高低取决于循环系统中血量和血管容积之间的相对关系。如果血量增多,或血管容积减小,则循环系统平均充盈压增高;反之,如果血量减少或血管容积增大,则循环系统平均充盈压降低。

二、动脉血压与动脉脉搏

(一)动脉血压

1.动脉血压的概念及其正常值　通常所说的血压,一般是指动脉血压。动脉血压(arterial blood pressure)是指血液对单位面积动脉管壁的侧压力,一般是指体循环的主动脉压。由于血压在大动脉中下降幅度很小,故通常以在上臂测得的肱动脉压代表主动脉压。在每个心动周期中,动脉血压随心脏的舒缩活动而发生周期性变化。心室收缩射血时,主动脉压上升至最高的值称为收缩压(systolic blood pressure, SBP)。心室舒张时,主动脉压下降至最低的值称为舒张压(diastolic blood pressure, DBP)。收缩压与舒张压之差称为脉搏压(pulse pressure),简称脉压。脉压反映在一个心动周期中血压的波动情况。一个心动周期中每一瞬间动脉血压的平均值称为平均动脉压,约等于舒张压加 1/3 脉压。临床上动脉血压的习惯记录方式为:收缩压/舒张压 mmHg,例如 120/80mmHg。

　　我国健康青年人在安静时,收缩压为 100~120mmHg;舒张压为 60~80mmHg;脉压为 30~40mmHg。动脉血压因年龄、性别及身体功能状态的不同而有一定差异。一般随年龄增长血压逐渐升高,收缩压比舒张压升高显著;女性在更年期前动脉血压比同龄男性低,更年期后则与同龄男性基本相同;运动或情绪激动时,动脉血压较安静时升高。此外,血压还存在昼夜波动的日节律,一般上午 6~10

时、下午 4 时至晚 8 时各有一个高峰；晚 8 时起缓慢下降，凌晨 2~3 时最低。此现象在老年人和高血压患者中更为显著。

高血压诊断标准

高血压的诊断标准不断变化，《中国高血压防治指南（2018 年修订版）》提出，未使用降压药情况下的诊室血压，收缩压≥140mmHg 和 / 或舒张压≥90mmHg，可诊断为高血压。

中华心血管杂志 2022 年 11 月刊发的《中国高血压临床实践指南（2022 版）》（以下简称指南）推荐将我国成人高血压的诊断界值由收缩压≥140mmHg 和 / 或舒张压≥90mmHg 下调至收缩压≥130mmHg 和 / 或舒张压≥80mmHg。推荐我国成人高血压患者按血压水平分为 1 级（收缩压为 130~139mmHg 和 / 或舒张压为 80~89mmHg）和 2 级（收缩压≥140mmHg 和 / 或舒张压≥90mmHg）。

高血压患者心血管危险分层划分为高危和非高危，高危患者包括：①收缩压≥140mmHg 和 / 或舒张压≥90mmHg 者；②收缩压为 130~139mmHg 和 / 或舒张压为 80~89mmHg 伴临床合并症、靶器官损害或≥3 个心血管危险因素者。非高危患者包括收缩压为 130~139mmHg 和 / 或舒张压为 80~89mmHg 且未达到上述高危标准者。

动脉血压是衡量心血管功能的重要指标，其在正常范围内保持相对稳定是推动血液循环和保证各器官血液供应的必要条件。动脉血压过低，各组织器官血液供应不足，尤其心、脑缺血、缺 O_2，可造成严重后果。动脉血压过高，心室射血阻力增大，久之可导致心室代偿性肥大，甚至造成心力衰竭。同时，血压过高还易损伤血管壁，继发血管硬化与血栓形成，以及心、脑、肾等重要脏器的损害。

ER 4-5

血管生理

2. 动脉血压的形成 在封闭的心血管系统内，足够的血液充盈是形成动脉血压的前提条件；心脏射血是形成动脉血压的原动力；血液流动遇到的外周阻力是形成动脉血压的必要条件。此外，主动脉和大动脉的弹性储器作用在动脉血压的形成中起着重要的缓冲作用。

心室收缩期，由于外周阻力的存在，只有约 1/3 搏出量的血液在射血期流向外周血管，其余约 2/3 则暂时储存在主动脉和大动脉内，并使主动脉和大动脉扩张。在快速射血期，主动脉和大动脉容积被扩张到最大，管壁产生的张力达最大，血压上升达最高，即形成收缩压。可见，收缩压的形成是由心室射血提供的血流动力和外周阻力共同作用的结果。当心室进入舒张期，被动扩张的主动脉和大动脉管壁弹性回缩，将储存的势能又转化为血流的动能，使血液继续流向外周，因此，心室的射血虽是间断的，但动脉内的血流却是连续的。

随着动脉管壁的不断回缩，大动脉血液不断流入外周，在下一个心动周期心室射血前，容积达最小，动脉管壁被扩张的幅度和产生的张力最小，血压下降至最低，即形成舒张压。可见，舒张压是由主动脉和大动脉的弹性回缩提供的血流动力和外周阻力共同作用的结果。在此过程中，主动脉和大动脉的弹性扩张使射血期动脉血压上升不致过高；同时，其弹性回缩又使舒张压下降不致过低，缓冲了心动周期中动脉血压的波动幅度，使动脉血压的波动幅度远小于室内压的波动幅度（图 4-13）。

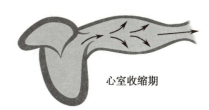

心室收缩期

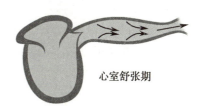

心室舒张期

图 4-13　大动脉管壁弹性储器作用示意图

3. 影响动脉血压的因素 凡参与动脉血压形成的因素均可影响动脉血压。生理情况下，动脉血压的变化是多种因素综合作用的结果。为了便于理解，单独分析下述任一影响因素时，均假定其他因素保持不变。

(1) **搏出量**：搏出量增加时，心室收缩期射入大动脉内的血量增多，使收缩压明显升高。由于收缩压升高，使血流速度加快，流向外周的血量增多，到心室舒张期末，大动脉内存留的血量增加不多，故舒张压升高不明显，因而脉压增大；反之，当搏出量减少时，主要是收缩压降低，脉压减小。因此，收缩压的高低主要反映搏出量的多少。

(2) **心率**：心率加快时，心动周期缩短，尤其以心室舒张期缩短明显，使舒张期大动脉流向外周的血量减少，而存留的血量增多，因此舒张压升高。由于舒张压升高可使血流速度加快，所以在心缩期内大动脉内血量并无明显增多，故收缩压升高不如舒张压升高明显，因此脉压减小；反之，心率减慢时，舒张压比收缩压降低显著，脉压增大。故心率主要影响舒张压。

(3) **外周阻力**：外周阻力增大时，心室舒张期血液流向外周血管的速度减慢，使心室舒张期末存留在大动脉内的血量增多，舒张压明显升高。在舒张压升高的基础上，收缩压也升高，但不如舒张压升高明显，故脉压减小；反之，外周阻力减小时，舒张压明显下降，脉压增大。因此，舒张压的高低主要反映外周阻力的大小。原发性高血压患者大多是由于阻力血管广泛而持续地痉挛收缩或是硬化，而引起外周阻力增大，动脉血压升高，故其血压升高表现为舒张压升高的幅度较明显。

(4) **循环血量与血管容积**：正常情况下，循环血量与血管容积相匹配，即循环血量略多于血管容积，从而产生一定的循环系统平均充盈压，是血压形成并维持相对稳定的前提条件。一旦发生大失血，循环血量急剧减少，与血管容积不相匹配时，必然引起循环系统平均充盈压降低，动脉血压下降。如果循环血量不变而血管容积突然增大，如药物过敏、中毒性休克等引起全身小血管广泛扩张，循环血量与血管容积同样不匹配，也会造成循环系统平均充盈压降低，动脉血压下降。

(5) **主动脉、大动脉的弹性储器作用**：弹性储器作用可缓冲动脉血压的波动。老年人可因大动脉硬化，血管壁弹性减退，对动脉血压的缓冲作用减弱，出现收缩压升高，舒张压降低，脉压显著增大。但这一情况临床并不多见，原因是老年人往往同时还伴有小动脉和微动脉广泛硬化，外周阻力相应增大。因此，老年人常表现为收缩压和舒张压都升高，只是收缩压升高比舒张压升高更明显。

考点提示

影响动脉血压的因素

知识拓展

高血压病预防

高血压病是常见的心血管疾病之一，近年来发病率迅猛增高。高血压病患者存在全身广泛的细小动脉硬化，并可造成心、脑、肾等重要脏器的进行性损害，最终导致器官衰竭。

高血压病预防倡导健康生活方式"八部曲"：①减少钠盐摄入，增加钾摄入。②合理膳食。适量补充奶制品，通过新鲜蔬果、粗粮补充维生素和膳食纤维。低热量、低脂、低胆固醇饮食为首选，同时限量使用食用油。③控制体重。④不吸烟。⑤限制饮酒。⑥增加运动。⑦保持心态平和、情绪稳定。⑧积极管理睡眠。

高血压病可防可控，重在预防，积极推广健康生活方式是高血压病预防的首要原则。每一位护理工作人员都应该是健康宣教的参与者和执行者。

（二）动脉脉搏

在每个心动周期中，由心脏的舒缩活动而引起的动脉管壁周期性搏动，称为动脉脉搏，简称脉

搏。动脉脉搏起始于主动脉,沿动脉管壁向外周传播,在一些浅表动脉的皮肤表面可用手指触摸到动脉搏动。临床上最常用的检测部位是桡动脉。脉搏的频率和节律能反映心率和心律,在一定程度上也可反映心血管的功能状态。

三、静脉血压与静脉回心血量

静脉是血液回流入心的通道,并承担着血液储存库的作用。静脉的收缩和舒张可使血管容积发生较大变化,从而调节回心血量和心输出量,以适应机体不同状态下的需要。

(一)静脉血压

体循环血液经微动脉和毛细血管到达微静脉过程中,血压逐渐降低。微静脉血压已无收缩压与舒张压之分,且几乎不受心脏活动的影响。各器官静脉的血压称为外周静脉压。通常以机体平卧时的肘静脉压为代表,正常值为 5~14cmH$_2$O。右心房作为体循环的终点,血压最低,接近于零。右心房和胸腔内大静脉的血压称为中心静脉压(central venous pressure,CVP)。中心静脉压的正常值为 4~12cmH$_2$O,其高低取决于心脏射血能力和静脉回心血量之间的相互关系。若心脏射血能力减弱(如右心衰竭),右心房和腔静脉淤血,中心静脉压就升高;反之,心脏射血能力强,能将静脉回心的血液及时射入动脉,中心静脉压则可维持在正常范围内。另一方面,如果心脏射血能力不变,但静脉回心血量增多或减少,中心静脉压也会相应升高或降低。当静脉回心血量增加(如输血或输液过多、过快),中心静脉压升高;反之,如果静脉回心血量减少(如血量不足),中心静脉压降低。

由于测定中心静脉压可反映静脉回心血量和心脏的功能状态,因此,临床上将监测动脉血压和中心静脉压作为控制补液量、补液速度及判断心功能的指标。若中心静脉压偏低或有下降趋势,常提示血容量不足;若中心静脉压超过 16cmH$_2$O 或有进行性升高趋势,则提示血容量过多或伴有心功能的减弱,则应停止输液进行观察。除此之外,中心静脉压也可反映血管张力情况,当全身静脉广泛收缩时,随着外周静脉压的升高,中心静脉压也会随之升高。

(二)影响静脉回心血量的因素

静脉回心血量是指单位时间内由静脉回流入心脏的血量,主要取决于外周静脉压与中心静脉压之差,以及静脉血流阻力。

1. 体循环平均充盈压 体循环平均充盈压对静脉回心血量有直接影响。当循环血量增加或容量血管收缩时,体循环平均充盈压升高,静脉回心血量增多;反之,循环血量减少(如大出血)或容量血管扩张(如过敏性休克)时,体循环平均充盈压降低,静脉回心血量减少。

2. 心肌收缩力 心肌收缩将血液射入动脉,舒张则从静脉抽吸血液。心肌收缩力是静脉回流的原动力,因此是影响静脉回心血量的最显著因素。心肌收缩力增强时,搏出量增多,心室舒张期室内压明显降低,对心房和大静脉内血液的抽吸力大,中心静脉压降低,静脉回心血量增多;反之,心肌收缩力减弱(如右心衰竭)时,搏出量减少,心室射血后剩余血量增多,室内压升高,血液淤积在心房和大静脉内,中心静脉压升高,静脉回心血量减少。

3. 骨骼肌的挤压作用 大部分外周静脉内有向心开放的静脉瓣,确保血液只能单向流回心脏而不能倒流。当骨骼肌收缩时,可对肌肉内和肌肉间的静脉产生挤压,使外周静脉压升高,远心端静脉瓣关闭,近心端静脉瓣开放,促进静脉血液向心回流。当骨骼肌舒张时,挤压作用解除,外周静脉压降低,远心端静脉瓣开放,近心端静脉瓣关闭,有利于血液从微静脉和毛细血管流入,再进一步向心回流。因此,骨骼肌的节律性舒缩活动,配合静脉瓣的开闭,对静脉的回流起着"泵"的作用,可使回心血量增加。

4. 重力和体位 由于静脉管壁薄、易扩张,且静脉内血压低,因此,静脉血压和静脉回心血量受重力和体位的影响较大。当人体处于平卧位时,全身静脉与心脏基本在同一水平,重力对静脉血压和静脉回心血量的影响不大。当人体由平卧位突然直立时,因重力作用,心脏水平以下部位的静

脉扩张,造成大量血液滞留,使静脉回心血量减少,导致心输出量减少,动脉血压下降,可引起脑、视网膜一时供血不足,出现头晕、眼前发黑等现象,称为直立性低血压。正常生理情况下,由于压力感受性反射的存在,低血压的症状较轻或不易被察觉。但对于体弱久病或长期卧床的患者,由于静脉血管壁紧张性降低,且神经系统的调节能力下降和压力感受器活动减弱,更易发生直立性低血压,因此在起床、如厕起立时应特别加以注意。

5. 呼吸运动　正常胸膜腔内压为负压,胸腔内大静脉在胸膜腔负压作用下处于扩张状态。吸气时,胸腔扩张,容积增大,胸膜腔内负压进一步增大,使胸腔内大静脉和右心房更加扩张,中心静脉压降低,静脉回心血量增多;呼气时,则胸膜腔负压相对减小,静脉回心血量相应减少。因此呼吸运动对静脉回流起着"呼吸泵"的作用。

临床应用

心力衰竭

心力衰竭是指由于心脏的收缩功能和 / 或舒张功能发生障碍,或心室充盈受限所致的心泵功能降低的病理过程。心力衰竭并不是一个独立的疾病,而是心脏疾病发展的终末阶段。心衰患者可因心输出量绝对或相对减少,以至于不能满足机体灌注和代谢的需要,表现为动脉系统血液灌注不足,以及静脉系统淤血。左心衰竭时,左心房压和肺静脉压升高,肺循环的血液回流受阻,可出现肺淤血和肺水肿,此时患者的主要临床表现是呼吸困难。右心衰竭则以体循环淤血为特征,患者可出现颈静脉怒张,肝淤血肿大,肝 - 颈静脉回流征(+),下肢浮肿等体征。左、右心衰竭同时出现即全心衰竭。

作为护士,应嘱心衰急性期患者休息,并协助其取端坐或半卧位,双腿下垂,以减少静脉回流,减轻心脏负荷。为避免加重心脏负担,输液过程中应严格控制输液速度。

四、微循环

微循环(microcirculation)是指微动脉与微静脉之间的血液循环。微循环的基本功能是实现血液和组织液之间的物质交换,维持内环境的稳态,同时参与维持动脉血压的稳定。

(一)微循环的组成

一个典型的微循环由微动脉、后微动脉、毛细血管前括约肌、真毛细血管、通血毛细血管、动 - 静脉吻合支和微静脉等部分组成(图4-14)。微动脉、后微动脉、毛细血管前括约肌为毛细血管前阻力血管,微静脉为毛细血管后阻力血管,这些血管在神经、体液及局部代谢产物的影响下,通过其舒缩活动调控着微循环的血流量。微动脉管壁有较丰富的平滑肌,接受神经、体液因素的双重调节,其舒缩活动可控制整个微循环的血流量,起"总闸门"的作用。后微动脉是微动脉的直接延续,其壁为单层平滑肌,也接受神经、体液因素的调节。毛细血管前括约肌为毛细血管起始段,该括约肌易受局

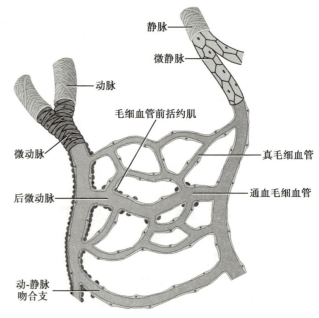

图 4-14　微循环模式图

静脉
微静脉
动脉
毛细血管前括约肌
微动脉
真毛细血管
后微动脉
通血毛细血管
动 - 静脉
吻合支

部代谢产物调控,其舒缩可控制所属毛细血管的血流量,起"分闸门"的作用。微静脉管壁含有平滑肌,其活动受神经、体液因素的调节,通过舒缩影响毛细血管血压,进而影响组织液的生成与回流,以及静脉回心血量,起"后闸门"的作用。

(二)微循环的血流通路

由于微循环血管数量庞大,血管容积大,血液不可能同时充盈所有的微血管,因而要进行分流。微循环的血液可通过以下三条结构和功能不同的通路,由微动脉流向微静脉。

1. 迂回通路　血液经微动脉、后微动脉、毛细血管前括约肌和真毛细血管汇入微静脉的通路称为迂回通路。此通路真毛细血管数量多并交织成网,迂回曲折,穿行于组织细胞之间,血流缓慢,加之真毛细血管管壁薄、通透性好,因此是血液与组织细胞进行物质交换的主要场所,又称营养通路。机体不同状态下,不同部位处于开放状态的真毛细血管数量不同,以适应机体不同状态时不同组织、器官的代谢需要。即便在同一个微循环通路中,真毛细血管的开放也是轮流交替进行的。

2. 直捷通路　血液经微动脉、后微动脉和通血毛细血管进入微静脉的通路称为直捷通路。此通路在骨骼肌分布较多,通路直而短,阻力较小,血流速度较快,经常处于开放状态,基本不进行物质交换,其主要作用是使一部分血液迅速通过微循环返回心脏,保证有足够的静脉回心血量,从而维持血压的稳定。

3. 动 - 静脉短路　血液由微动脉经动 - 静脉吻合支流入微静脉的通路称为动 - 静脉短路。此通路多分布于皮肤及皮下组织,由于微动脉与微静脉之间压力差较大,一旦开放,血流速度快,加之动 - 静脉吻合支管壁厚,故无物质交换功能。该通路经常处于关闭状态,有利于保存体温。当环境温度升高时,动 - 静脉短路开放增多,皮肤血流量增加,皮肤温度上升,促进机体散热;反之,则散热减少。因此,动 - 静脉短路的功能主要是参与体温调节。

(三)微循环血流量的调节

微循环血流量取决于血管舒缩状态的变化。

1. 神经体液调节　微动脉和微静脉的舒缩活动受交感神经和肾上腺素、去甲肾上腺素、血管紧张素Ⅱ等神经、体液因素的调节,以影响微动脉为主。当交感 - 肾上腺髓质系统兴奋时,微循环的"总闸门"和"后闸门"趋于关闭,微循环的流入量和流出量均减少,尤以前者为甚,故毛细血管血压降低。

2. 局部代谢产物的影响　后微动脉和毛细血管前括约肌主要受缺 O_2 和局部代谢产物的调节。安静状态时,组织代谢水平较低,局部代谢产物积聚较少,后微动脉和毛细血管前括约肌收缩,即"分闸门"关闭,所属真毛细血管关闭;一段时间后,局部组织代谢产物积聚增多,PO_2 降低,使该处的"分闸门"开放,血流量增加,将局部代谢产物运走,"分闸门"又自行关闭。如此反复进行,就能使真毛细血管轮流交替开放。骨骼肌在安静状态下,"分闸门"交替开放 5~10 次 /min,并保持在同一时间内有 20% 左右的真毛细血管处于开放状态。当机体活动增强时,局部代谢产物增多,引起更多的真毛细血管开放,微循环血流量增多,物质交换面积增大,以适应组织代谢的需要。

知识拓展

休克

休克是机体在各种强烈的致病因素作用下,因有效循环血量骤减,组织灌注不足为特征,伴有细胞代谢和功能紊乱及器官功能障碍的综合征。根据各种病因引起休克发生的始动环节不同,一般可将休克分为三类:低血容量性休克(如失血)、血管源性休克(如感染、过敏)和心源性休克(如急性心肌梗死)。虽然休克的病因和始动环节不同,但微循环障碍是大多数休克发生的共同基础。

休克患者常处于恐惧、焦虑、紧张和不安等心理状态中，护理早期休克患者应十分耐心，态度要镇静、温和，充分理解患者。若病情进展，患者虽神志淡漠，但意识存在，应绝对避免在患者面前讨论其病情。

五、组织液的生成与淋巴循环

组织液存在于组织和细胞间隙中，绝大部分呈胶冻状，不能自由流动，因此不会因重力作用而流到身体的低垂部位，也不能被抽吸出来。组织液是组织细胞与血液之间进行物质交换的媒介。

（一）组织液的生成与回流

组织液是血浆经毛细血管壁滤过到组织间隙而生成的，又可透过毛细血管壁进入毛细血管成为血浆。毛细血管壁的通透性是组织液生成的结构基础，有效滤过压（effective filtration pressure）（图 4-15）是组织液生成的动力。

有效滤过压取决于毛细血管血压、组织液胶体渗透压、血浆胶体渗透压及组织液静水压四种力量的对比。其中毛细血管血压和组织液胶体渗透压是促使液体由毛细血管内向血管外滤过的力量，而血浆胶体渗透压和组织液静水压是促使液体从血管外回流入毛细血管内的力量。有效滤过压就是滤过的力量与回流的力量之差。总结公式如下：

有效滤过压 =（毛细血管血压 + 组织液胶体渗透压）-（血浆胶体渗透压 + 组织液静水压）

按图 4-15 所设的各种压力数值计算，在毛细血管动脉端有效滤过压为 10mmHg，表明有血浆滤出毛细血管生成组织液；在毛细血管静脉端有效滤过压约为 -8mmHg，表明有组织液回流入毛细血管。以上数据还表明，在毛细血管两端，滤过的力量略大于回流的力量，因此，在动脉端生成的组织液，约有 90% 在静脉端回流入毛细血管，其余约 10% 则进入毛细淋巴管成为淋巴液，再经淋巴循环回流入血，以保持组织液生成与回流间的动态平衡。

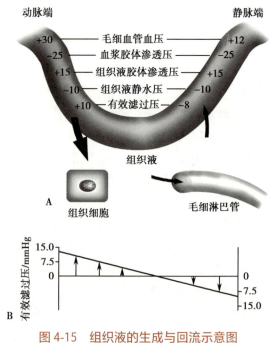

图 4-15　组织液的生成与回流示意图

A：形成有效滤过压的因素和作用方向；B：有效滤过压在毛细血管内的变化；"+"表示促进液体滤出毛细血管的力；"-"表示阻止液体滤出毛细血管的力；图中数字单位为 mmHg。

（二）影响组织液生成与回流的因素

正常情况下，组织液的生成与回流保持动态平衡，从而维持血量和组织液量的相对稳定。如果这种平衡遭到破坏，组织液生成过多或回流减少，组织间隙中就会有过多的液体潴留，形成水肿。在形成有效滤过压的四个因素中，组织液的胶体渗透压和静水压相对变化较少，而毛细血管血压和血浆胶体渗透压则是两个容易发生变化的因素，此外影响组织液生成与回流的因素，还有毛细血管壁的通透性和淋巴液回流的情况。

1. 毛细血管血压　凡能使毛细血管血压升高的因素均可促进组织液生成。如右心衰竭时，右心室射血功能减弱，中心静脉压升高，静脉回流受阻，使毛细血管血压升高，组织液生成增多，严重时可发生全身性水肿；左心衰竭时则可因肺静脉回流受阻，肺毛细血管血压升高而引起肺淤血、肺水肿。

2. 血浆胶体渗透压　血浆胶体渗透压是促进组织液回流的因素。某些肾脏疾病使血浆蛋白随尿排出；肝脏疾病时，肝功能障碍使蛋白质合成减少；营养不良时蛋白质摄入过少等，上述因素都

可使血浆蛋白质含量减少，血浆胶体渗透压降低，组织液回流减少，导致水肿的发生。

3. 毛细血管壁的通透性　正常情况下，蛋白质难以通过毛细血管壁。当局部炎症（过敏反应）或烧伤时，毛细血管壁通透性异常增大，部分血浆蛋白质进入组织液，可致局部组织液胶体渗透压升高，有效滤过压增大，导致局部水肿。

4. 淋巴回流　正常时约有 10% 的组织液经淋巴管回流入血。若淋巴管受压（肿瘤压迫）或阻塞（如丝虫病、癌栓），使淋巴回流受阻，可导致局部水肿。

临床应用

水肿的护理措施

　　水肿是临床常见体征，其护理措施包括：①适当休息可有效减轻患者心、肝、肾的负担，有利于水肿的消退；②保持皮肤清洁、干燥，可防止发生压疮、破溃和感染；③根据水肿的病因给予适当的饮食补充或控制；④做好 24h 液体出入量的记录，定期测量体重；⑤利尿时的护理，如门静脉性肝硬化合并腹水的患者，在急骤利尿以后，可能诱发肝性昏迷，应注意预防；⑥做好心理护理，缓解患者焦虑、恐惧等情绪。

（三）淋巴循环

　　组织液进入淋巴管即成为淋巴液，淋巴液中除淋巴细胞外，其他液体成分与组织液相近。淋巴液在淋巴系统内流动称为淋巴循环。

1. 淋巴液的生成与回流　毛细淋巴管以盲端起始于组织间隙，管壁仅由单层内皮细胞构成，没有基膜，故通透性极高。相邻的内皮细胞边缘呈瓦片状互相覆盖，形成只向管腔开放的单向活瓣（图 4-16）。因此，组织液和其中的蛋白质、脂肪滴、红细胞、细菌等微粒，都可通过这种活瓣进入毛细淋巴管而不能倒流。淋巴液由毛细淋巴管汇入淋巴管，途经淋巴结时获得淋巴细胞，最后经胸导管和右淋巴导管注入静脉。因此，淋巴循环被视为血液循环的一条侧支，是血液循环的重要辅助系统。

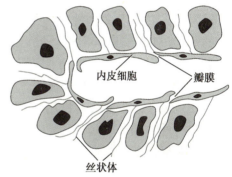

图 4-16　毛细淋巴管起始段结构示意图

内皮细胞　瓣膜　丝状体

2. 淋巴循环的生理意义

（1）**回收蛋白质**：这是淋巴回流最重要的生理意义。由毛细血管滤出的少量血浆蛋白，只能经淋巴管运回血液，以维持血浆蛋白的正常含量，并使组织液中蛋白质浓度保持较低水平。

（2）**运输脂肪及其他营养物质**：小肠的淋巴回流是脂肪吸收的主要途径，由小肠吸收的脂肪有80%~90% 是经小肠绒毛的毛细淋巴管吸收的，因此，小肠的淋巴液呈白色乳糜状。

（3）**调节血浆和组织液间的液体平衡**：约 10% 的组织液经淋巴系统回流入血，故淋巴循环对调节血浆与组织液间的液体平衡、维持体液的正常分布具有重要作用。

（4）**防御和免疫功能**：淋巴液在回流途中要经过多个淋巴结，淋巴结内的巨噬细胞能清除组织损伤时从组织间隙进入淋巴液的红细胞、细菌等异物。此外，淋巴结还能产生淋巴细胞和浆细胞，参与免疫反应。故淋巴循环对机体发挥着重要的防御和免疫作用。

第三节　心血管活动的调节

　　人体处于不同活动状态时，各组织、器官对血流量的需求不同。机体通过神经、体液、自身等

调节方式使心率、心输出量、动脉血压以及各组织、器官血流量保持相对稳定的同时，使心血管活动适应机体不同代谢的需要。以下着重介绍心血管活动的神经和体液调节。

ER 4-6
心血管活动的调节

一、神经调节

神经系统对心血管活动的调节是通过各种心血管反射实现的。

（一）心脏和血管的神经支配

心脏和血管都接受自主神经的支配。

1. 心脏的神经支配　心脏接受心交感神经和心迷走神经的双重支配（图 4-17）。心交感神经兴奋时，心脏活动增强；心迷走神经兴奋时，心脏活动减弱。

（1）心交感神经及其作用：支配心脏的交感神经节前纤维起自脊髓胸段 T_1~T_5 节灰质侧角，经交感神经节换元后，其节后纤维组成心脏神经丛支配心脏各个部分，包括窦房结、房室交界、房室束、心房肌和心室肌。两侧心交感神经对心脏不同部位的支配存在差异，右侧以支配窦房结为主；左侧以支配房室交界和心室肌为主。心交感神经节后纤维末梢释放的递质为去甲肾上腺素（norepinephrine，NE 或 noradrenaline，NA）。NE 与心肌细胞膜上的 $β_1$ 受体结合，使心肌细胞膜对 Na^+ 和 Ca^{2+} 的通透性增大，对 K^+ 通透性降低，从而引起心率加快（正性变时），房室传导加速（正性变传导），心肌收缩能力增强（正性变力）。故心交感神经兴奋，可增强心脏的活动，使心输出量增多，动脉血压升高。β 受体阻断药如普萘洛尔（心得安）等，可阻断心交感神经对心脏的兴奋作用。

（2）心迷走神经及其作用：支配心脏的副交感神经节前纤维起自延髓的迷走神经背核和疑核，行走于迷走神经干中，在心内神经节换元后，节后纤维支配窦房结、心房肌、房室交界、房室束及其束支，仅有较少的纤维分布到心室肌。右侧迷走神经以支配窦房

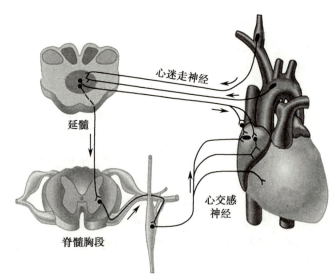

图 4-17　支配心脏的神经及其中枢

结为主；左侧迷走神经则主要支配房室交界区。心迷走神经节后纤维末梢释放的递质为乙酰胆碱（acetylcholine，ACh）。ACh 与心肌细胞膜上的 M 受体结合，使心肌细胞膜对 K^+ 的通透性增大，而对 Na^+ 和 Ca^{2+} 的通透性降低，从而引起心率减慢（负性变时）、房室传导减慢（负性变传导）、心肌收缩能力减弱（负性变力）。故心迷走神经兴奋，可抑制心脏的活动，使心输出量减少，动脉血压下降。M 受体阻断药阿托品可阻断迷走神经对心脏的抑制作用。

生理学中将神经或肌肉等组织维持一定程度的持续活动，称为紧张。心交感神经和心迷走神经平时都有一定程度的冲动发放，分别称为心交感紧张和心迷走紧张，两者对心脏的作用是相互拮抗且协调配合的，共同调节心脏活动。正常成人安静状态下，心迷走紧张占优势。因此，虽然窦房结的自律性约为 100 次 /min，但正常人安静状态下的心率约为 75 次 /min。而在运动、情绪激动、精神紧张、恐惧、焦虑等状态下，心交感紧张明显增强，使心率加快，心肌收缩力增强，心输出量增多，动脉血压升高。

2. 血管的神经支配　支配血管平滑肌的神经纤维称为血管运动神经纤维，分为缩血管神经纤维和舒血管神经纤维两大类。除真毛细血管外，几乎所有血管壁上都有平滑肌分布，而大部分血管

平滑肌仅受交感缩血管神经纤维的支配，只有部分血管除接受交感缩血管神经纤维支配外，还接受某些舒血管神经纤维的支配。毛细血管前括约肌的神经纤维分布极少，其活动主要受局部组织代谢产物的影响。

（1）**缩血管神经纤维**：缩血管神经纤维都是交感神经纤维，故一般称其为交感缩血管神经纤维。其节前纤维起自脊髓胸腰段的灰质侧角，在椎旁和椎前神经节换元后，节后纤维分布到血管平滑肌。交感缩血管神经节后纤维末梢释放的递质为 NE。血管平滑肌细胞膜上的肾上腺素能受体有 α_1 受体和 β_2 受体。NE 与 α_1 受体结合可引起血管平滑肌收缩；与 β_2 受体结合则引起血管平滑肌舒张。由于 α_1 受体比 β_2 受体分布广泛得多，且 NE 与 α_1 受体结合能力比与 β_2 受体结合能力强得多，故交感缩血管神经纤维兴奋时引起的主要是缩血管效应。

体内几乎所有的血管平滑肌都受交感缩血管神经纤维支配，但不同部位血管的交感缩血管神经纤维分布密度不同：分布密度最大的是皮肤血管；骨骼肌和内脏血管次之；分布最少的是冠状血管和脑血管。这一特点表明，交感缩血管紧张的变化对心脑血管活动影响较小，这对机体在紧急情况下血液重新分配具有重要意义。在同一器官中，动脉缩血管神经纤维的分布密度高于静脉，动脉中又以微动脉的密度最高，而毛细血管前括约肌密度最低，毛细血管则不受该神经纤维支配。

体内大多数血管仅受交感缩血管神经纤维的单一神经支配。在安静状态下，交感缩血管神经持续发放低频冲动，使血管平滑肌保持一定程度的收缩状态，称为交感缩血管紧张。当交感缩血管紧张增强时，血管平滑肌进一步收缩；交感缩血管紧张减弱时，血管平滑肌收缩减弱，血管舒张。交感缩血管神经纤维通过改变血管口径来有效调节器官的血流阻力和血流量。

（2）**舒血管神经纤维**：体内少部分血管除接受交感缩血管神经纤维的支配外，还接受舒血管神经纤维的支配。舒血管神经纤维主要包括交感和副交感两大类。

1）交感舒血管神经纤维：动物实验发现，支配骨骼肌血管的交感神经中不只有缩血管神经纤维，还有舒血管神经纤维。其节后神经纤维末梢释放递质为 ACh，与血管平滑肌上的 M 受体结合，使骨骼肌血管舒张，血流量增加，以适应骨骼肌在运动时对血流量增加的需要。这类纤维平时无紧张性活动，只在动物处于激动或发生防御反应时才发放冲动。其效应可被 M 受体阻断药阿托品所阻断。人体骨骼肌血管可能也有交感舒血管神经纤维的存在。

2）副交感舒血管神经纤维：此类纤维主要分布在脑膜、唾液腺、胃肠道外分泌腺和外生殖器等少数器官的血管，与交感缩血管神经纤维共同支配这些器官的血管平滑肌。其节后神经纤维末梢释放的递质为 ACh，通过与 M 受体结合，使血管舒张，血流量增加。这类神经的活动只对所支配器官的局部血流量起调节作用，对循环系统的总外周阻力影响较小，故不参与血压调节。

（二）心血管中枢

心血管中枢是指与心血管活动有关的神经元胞体集中的部位。其广泛分布于脊髓至大脑皮层的各个水平，在心血管活动的调节中发挥不同功能，而且联系密切，使心血管系统的活动协调一致，并与整个机体的功能活动相适应。

1. 延髓心血管中枢　动物实验结果表明，延髓是调节心血管活动最基本的中枢。各中枢在平时都具有紧张性活动，分别通过心迷走神经、心交感神经和交感缩血管神经纤维持续发放神经冲动，调节心血管的活动。一般认为，延髓心血管中枢至少可包括四个部位。

（1）**缩血管区**：该区位于延髓头端腹外侧部，是产生和维持心交感紧张和交感缩血管紧张的重要部位。

（2）**舒血管区**：该区位于延髓尾端腹外侧部，此区神经元投射至缩血管区，抑制缩血管区神经元的活动，引起交感缩血管紧张降低，血管舒张。

（3）**传入神经接替站**：该区指延髓孤束核，它接受来自颈动脉窦、主动脉弓和心脏感受器经舌咽神经和迷走神经传入的信息，进行整合后发出纤维到达延髓的缩血管区、舒血管区、心抑制区和中

枢神经系统其他部位神经元,继而影响心血管活动。

(4)心抑制区:该区主要位于延髓的迷走神经背核和疑核,是迷走神经节前纤维的起源部位。

2. 延髓以上的心血管中枢 在延髓以上的脑干部分、下丘脑、大脑和小脑中都存在与心血管活动有关的神经元。这些高位中枢的调节功能较为复杂,往往不是单纯调节心血管活动,而是在心血管活动与机体其他功能活动之间起着复杂的整合作用,把许多不同的生理反应统一起来,形成一个完整协调的生理过程。

(三)心血管反射

当机体处于不同的生理状态或内、外环境发生变化时,可通过各种心血管反射,使心血管活动发生相应改变,以适应机体所处的状态或环境的变化。

1. 颈动脉窦和主动脉弓压力感受性反射 在颈动脉窦和主动脉弓血管壁外膜下有丰富的感觉神经末梢,能感受血管壁所受到的机械牵张刺激,称为压力感受器(图 4-18)。当动脉血压突然升高,动脉管壁扩张,压力感受器因受牵张刺激发放神经冲动增多,分别经窦神经(加入舌咽神经)和主动脉神经(加入迷走神经)传入延髓心血管中枢,通过中枢整合,使心迷走紧张增强,心交感紧张和交感缩血管紧张减弱,通过心迷走神经、心交感神经和交感缩血管神经纤维作用于心脏和血管,导致心率减慢、心肌收缩力减弱,心输出量减少,血管扩张、外周阻力下降,结果使动脉血压下降,这一反射被称为压力感受性反射(baroreceptor reflex)。由于此反射多见于动脉血压升高时反射性引起动脉血压下降,所以也称为降压反射(depressor reflex)。相反,当动脉血压突然降低(如直立性低血压),颈动脉窦和主动脉弓压力感受器接受的牵张刺激减弱,传入到延髓心血管中枢的冲动减少,引起心迷走紧张减弱,心交感紧张和交感缩血管紧张增强,结果使动脉血压回升至正常范围。可见,压力感受性反射是一种典型的负反馈调节,其生理意义在于经常性监控动脉血压的波动,当心输出量、外周阻力、循环血量等发生突然变化时,对动脉血压进行快速和准确的调节,使动脉血压稳定在正常范围而不发生过大波动。

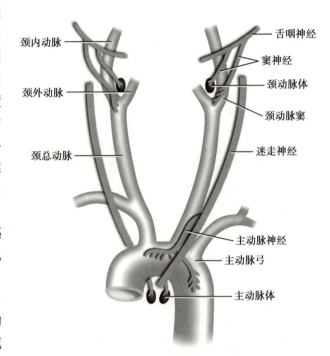

图 4-18 颈动脉窦和主动脉弓的压力感受器

左侧标注(从上到下):颈内动脉、颈外动脉、颈总动脉

右侧标注(从上到下):舌咽神经、窦神经、颈动脉体、颈动脉窦、迷走神经、主动脉神经、主动脉弓、主动脉体

考点提示

压力感受性反射的调节机制及生理意义

知识拓展

窦弓反射的调定点

早在 20 世纪 30 年代,我国著名生理学家林可胜教授和徐丰彦教授等人就在动物实验中发现,人为改变颈动脉窦区的灌注压,就可引起体循环动脉血压的变化,并画出了窦内压和体循环动脉压之间的关系曲线,并指出在曲线的中点(即正常血压水平时),压力感受性反射最敏感,反射调节作用最强。也就是说,压力感受性反射对动脉血压的调节设置一定的调定点。这个调定点就是平均动脉压,正常人安静时约 100mmHg。而未用降压药的慢性高血压患者,血压

居高不下的原因是压力感受性反射在较高水平上保持动脉血压的相对稳定，即发生了压力感受性反射的重调定。也就是说，压力感受性反射仍在行使其功能，只是其工作范围发生改变。

2. 颈动脉体和主动脉体化学感受器反射　在颈动脉窦和主动脉弓附近，分别有颈动脉体和主动脉体，能感受动脉血液中 PO_2、PCO_2 和 H^+ 浓度的变化，称为化学感受器（图 4-18）。颈动脉体和主动脉体化学感受器的兴奋分别由舌咽神经和迷走神经传至延髓孤束核，使延髓内呼吸中枢和心血管中枢的活动发生变化，此反射过程称为化学感受器反射（chemoreceptor reflex）。正常情况下，颈动脉体和主动脉体化学感受器反射的作用主要是调节呼吸运动，其主要效应是使呼吸加深加快（详见第五章），而对心血管活动并不起明显的调节作用。

只有在机体低 O_2、窒息、失血、动脉血压过低和酸中毒等情况下，化学感受器反射才明显调节心血管活动，在使呼吸加深加快的同时，兴奋延髓交感缩血管中枢，引起皮肤、内脏和骨骼肌血管收缩，外周阻力增大，动脉血压升高。故此反射的生理意义主要是参与机体应激状态下的循环功能调节，维持血压，重新分配血流量，优先保证心、脑等重要器官的血液供应。最近有研究表明，此反射对于防止睡眠时血压下降及脑缺血可能有重要意义。

3. 心肺感受器反射　在心房、心室和肺循环大血管壁内存在的对机械牵拉和化学刺激敏感的感受器，称为心肺感受器，其传入神经纤维走行于迷走神经干内，也有少数经交感神经进入中枢。生理情况下，心房壁的牵拉刺激主要是由血容量增多引起，故心房壁的牵张感受器又称为容量感受器。当心房内血容量增多时，引起心房壁容量感受器兴奋，传入冲动经迷走神经传入中枢，引起交感紧张减弱和迷走紧张增强，导致心率减慢，心输出量减少，外周阻力降低，故动脉血压下降。

动物实验表明，心肺感受器兴奋还能通过抑制肾交感神经导致肾血流量增加，同时减少血管升压素和醛固酮释放，使肾排水和排钠量增多。可见，该反射可使心、肾两器官的活动紧密联系，维持机体循环血量和动脉血压的稳定，适应整体功能状态的需要。

4. 心血管反射的中枢整合模式　机体作为一个整体，在处于不同环境及功能状态下的代谢需求不同。中枢神经系统根据需要对机体各组织、器官活动进行复杂整合，以适应不同环境及功能的需要。不同生理状态下的心血管活动也有不同的整合模式。其中，下丘脑的功能整合作用最为重要。下丘脑在调节体温、摄食、水平衡和情绪反应等活动中，都包含有相应的心血管活动的变化。如电刺激下丘脑"防御反应区"，立即引起动物的警觉状态，同时引起一系列心血管活动的改变，如心率加快、心肌收缩力增强、皮肤和内脏血管收缩以及骨骼肌血管舒张，血压轻度升高。

这些心血管活动的改变使骨骼肌有充足的血液供应，与当时机体所处的状态相协调，以适应防御、攻击、逃跑等行为的需要。机体在肌肉活动时心血管活动的整合模式与防御反应相似，但血管舒张仅发生于进行运动的肌肉，不进行运动的肌肉血管会发生收缩。睡眠时心脏和血管的活动恰与防御反应时相反，即心率减慢，心输出量稍减少，骨骼肌血管收缩，内脏血管舒张，血压稍降低。进食时心率加快，心输出量增多，胃肠道血管舒张而骨骼肌血管收缩。

二、体液调节

心血管活动的体液调节，是指血液和组织液中某些化学物质对心血管活动的调节作用。某些激素经血液循环广泛作用于心血管系统，属于全身性体液调节；而在组织中形成的代谢产物，只作用于局部血管，调节局部组织的血流量，属于局部性体液调节。

（一）肾上腺素与去甲肾上腺素

血液中的肾上腺素（epinephrine, E）和 NE 主要来自肾上腺髓质，仅有少量的 NE 来自交感神经节后肾上腺素能纤维末梢释放。E 和 NE 对心血管的作用有许多共同点，但由于二者与不同的肾上

腺素能受体结合的能力不同,故它们对心血管的作用也不尽相同。

E 可与 α 和 β(包括 β₁ 和 β₂)两类受体结合。在心脏,E 与 β₁ 受体结合后,使心率加快,心肌收缩力增强,心输出量增多。在血管,E 对不同部位血管的作用不同:与皮肤、肾、胃肠血管平滑肌的 α₁ 受体结合,引起血管收缩;与骨骼肌、肝和冠状血管的 β₂ 受体结合,引起血管舒张,故 E 对总的外周阻力影响不大。可见 E 升高血压的作用是通过增强心脏活动而实现的,临床上常用其抢救心搏骤停的患者,故有"强心药"之称。

NE 主要与 α₁ 受体结合,引起机体绝大多数血管收缩,外周阻力增大,使动脉血压升高;NE 也能与 β₁ 受体结合,但对心脏的作用远不如肾上腺素强;而其与 β₂ 受体的结合能力则较弱。因此,NE 有"升压药"之称。值得注意的是,NE 收缩血管引起血压升高时,可通过压力感受性反射活动增强使心率减慢,并超过其对心脏的直接兴奋作用,最终可表现为心率减慢。

(二)肾素 – 血管紧张素 – 醛固酮系统

肾素是由肾脏近球细胞合成和分泌的一种蛋白水解酶,进入血液后,将血浆中的血管紧张素原水解为血管紧张素 I。血管紧张素 I 经肺循环时,在血管紧张素转换酶(ACE)的作用下转变成血管紧张素 II。血管紧张素 II 在血浆和组织中血管紧张素酶 A 的作用下转变成血管紧张素 III。血管紧张素通过与血管紧张素受体(简称 AT 受体)结合而发挥生理作用。

血管紧张素 II 的作用最为广泛,其主要作用包括:①直接促进全身微动脉收缩,使外周阻力增大,也可促进静脉收缩,使静脉回心血量增多,心输出量增加,两方面的共同作用使血压升高。②促进交感神经节后纤维末梢释放 NE,增强交感缩血管效应,使血压升高。③与血管紧张素 III 共同刺激肾上腺皮质球状带合成和释放醛固酮,醛固酮能促进肾小管、集合管对 Na⁺ 和水的重吸收,使血容量增加,血压升高。④作用于中枢神经系统,使交感缩血管紧张加强,外周阻力增大,血压升高。⑤增强渴觉,引起饮水行为,使血量增多,血压升高。

由于肾素、血管紧张素和醛固酮之间关系密切,对电解质、体液平衡以及动脉血压的维持均有重要的调节作用,因此,将它们合称为肾素 - 血管紧张素 - 醛固酮系统(renin-angiotensin-aldosteron system,RAAS)。该系统在维持动脉血压的长期稳定中具有重要作用。正常情况下,肾素分泌很少,血管紧张素生成亦不多,而且分解较快,故对血压的影响不大。在病理情况下,如大失血,血压迅速下降使肾血流量减少时,可刺激肾脏近球细胞分泌大量肾素,进而肾素 - 血管紧张素 - 醛固酮系统活动加强,促使血压回升和血量增加。因此,肾素 - 血管紧张素 - 醛固酮系统的活动是人体对抗血压下降的一种应急措施。某些肾脏疾病可引起肾血流量减少,而导致肾素分泌增多,是产生肾性高血压的原因之一。临床上将血管紧张素转换酶抑制药(如卡托普利)和血管紧张素受体阻滞药(如缬沙坦)作为抗高血压的常用药物,广泛应用于高血压病的治疗中。

(三)血管升压素

血管升压素(vasopressin,VP)是由下丘脑视上核和室旁核神经元合成的一种肽类激素,经下丘脑 - 垂体束运输到神经垂体储存,当机体需要时由神经垂体释放入血。生理浓度的血管升压素可促进肾脏远曲小管和集合管对水的重吸收,使尿量减少,故又称抗利尿激素(详见第九章)。在机体内,生理剂量的血管升压素主要表现为抗利尿效应,只有当其血浆浓度明显高于正常时,才作用于血管平滑肌相应的受体,产生强烈的缩血管效应,引起血压升高。机体在禁水、失水、失血或血浆晶体渗透压升高等情况下,血管升压素释放均增加,可见,其对保持血容量、血浆晶体渗透压和动脉血压的相对稳定均起重要作用。

(四)心房钠尿肽

心房钠尿肽(atrial natriuretic peptide,ANP)是一种主要由心房肌细胞合成和释放的多肽类激

素, 又称心钠素。当循环血量增加, 静脉回心血量增多时, 可使心房壁受到牵拉刺激, 引起 ANP 释放增多。ANP 主要作用于肾脏具有强烈的利尿、排钠作用; 也可使血管舒张、外周阻力降低, 还可使搏出量减少, 心率减慢, 故心输出量减少, 血压降低; 此外, ANP 还能抑制肾素、血管紧张素、醛固酮和血管升压素的释放, 因此可使血容量减少, 血压降低。

(五) 其他体液因素

1. 组织代谢产物　组织代谢产物如 CO_2、乳酸、腺苷、H^+、K^+ 等积聚均能使局部的后微动脉、毛细血管前括约肌扩张, 局部血流量增多。组织代谢越旺盛, 代谢产物积聚越多, 血管扩张越明显。这样就保证了器官局部的血流量与组织的代谢水平相适应, 使活动的器官能得到较多的血液供应, 获得较多的 O_2, 带走大量的代谢产物。有时, 这种局部舒血管效应即使在交感缩血管神经活动加强时也相当明显。

2. 血管活性物质　实验证实, 血管内皮细胞可以合成和释放多种血管活性物质, 引起血管平滑肌舒张或收缩。血管内皮细胞合成的舒血管物质主要有前列环素和内皮舒张因子。前列环素也称前列腺素 I_2(PGI_2), 其可降低平滑肌细胞内 Ca^{2+} 浓度, 使血管舒张。目前认为, 内皮舒张因子即一氧化氮 (NO), 其通过激活血管平滑肌细胞内的鸟苷酸环化酶, 使 cGMP 浓度升高, Ca^{2+} 浓度降低, 使血管舒张。血管内皮细胞还可合成多种缩血管物质, 其中内皮素 (ET) 是已知最强烈的缩血管物质之一, 它与血管平滑肌上的特异性受体结合, 促进肌质网释放 Ca^{2+}, 加强血管平滑肌收缩。

3. 激肽　激肽是一类有舒血管活性的多肽类物质, 由血浆中的激肽原在激肽释放酶的作用下水解产生, 最常见的有缓激肽和血管舒张素。激肽可使血管平滑肌舒张, 并使毛细血管通透性增大, 参与对血压和局部血流量的调节, 是目前已知最强烈的舒血管物质。

4. 组胺　组胺是由组氨酸脱羧基生成, 广泛存在于各种组织内, 特别是在皮肤、肺和肠黏膜的肥大细胞中含量最多。当局部组织受到损伤、发生炎症 (过敏反应) 时, 都可引起组胺释放。组胺具有强烈的舒血管作用, 并能使毛细血管和微静脉管壁的通透性增大, 组织液生成增多, 导致局部水肿。

5. 前列腺素　前列腺素是一组脂类物质, 几乎存在于机体各种组织中。不同类型的前列腺素对血管平滑肌作用不同: 前列腺素 E_2(PGE_2) 和前列环素 (PGI_2) 具有强烈的舒张血管作用; 而前列腺素 $F_{2\alpha}$($PGF_{2\alpha}$) 则可使静脉收缩。

(陈雅隽)

思考题

1. 患者, 男性, 67 岁, 干部, 患高血压病多年, 不规律服用降压药, 血压在 200~240/100~110mmHg 间波动。近 2 年劳累后出现心悸、气促, 咳粉红色泡沫痰, 夜间睡眠中常因气闷而突然惊醒, 走到窗前呼吸新鲜空气, 可稍有好转。近 2 个月, 常感平卧不适, 须垫高枕头方能缓解。查体: 心率 96 次 /min, 呼吸频率 20 次 /min, 血压 190/110mmHg。

请思考:

(1) 该患者的主要疾病是什么? 你判定的主要依据有哪些?

(2) 你所掌握的知识能解释患者的哪些临床表现?

2. 患者, 男性, 35 岁。车祸, 致左大腿撕裂伤, 大出血, 急诊入院。查体: 血压 60/40mmHg, 心率 130 次 /min, 处于烦躁不安但清醒状态, 尿量轻度减少, 皮肤微冷而苍白。经清创手术及输血、输液处理。治疗 5h 后, 症状好转, 血压 105/70mmHg、心率 75 次 /min, 皮肤逐渐变暖, 恢复粉红色。

请思考:

你所掌握的知识能解释患者的哪些临床表现?

练习题

第五章 | 呼 吸

教学课件

思维导图

学习目标

1. 掌握呼吸的概念、过程和生理意义；肺通气的动力；呼吸运动的形式；胸膜腔负压的形成和意义；肺通气的阻力；肺通气功能的评价；气体交换过程；影响肺换气的因素；O_2 与血红蛋白结合的特征；血氧饱和度；氧解离曲线的特点及意义；呼吸运动的调节。

2. 熟悉胸廓的弹性阻力；非弹性阻力；肺通气功能评价指标；发绀出现的条件、意义。

3. 了解呼吸肌的本体感受性反射及防御性呼吸反射；呼吸节律的形成机制：吸气切断机制。

4. 能解释人工呼吸的生理学原理；能解释临床护理工作中吸氧的指征及生理学原理；能解释临床护理过程中慢性阻塞性呼吸系统疾病不宜吸纯氧的生理学原理，并做出护理评估及指导；能解释发绀对缺氧的诊断意义。

5. 认识到不良习惯（如吸烟）对人体健康的危害，具有及时救助意识以及开展健康宣教的能力。

情景导入

患者，男性，33 岁，因车祸急诊入院。患者烦躁不安，呼吸困难，口唇青紫，呼吸频率加快。查体：BP 82/54mmHg；右胸部大面积皮下瘀斑，右侧胸廓饱满，气管左移。胸部 X 线片见右锁骨粉碎性骨折，右侧第 1~5 肋骨骨折，右肺部分萎缩，右胸腔少量积血，纵隔向左移。

诊断：右锁骨和第 1~5 肋骨骨折；闭合性气胸。

请思考：

1. 患者出现呼吸困难、口唇青紫的原因是什么？
2. 气胸患者的呼吸和循环功能会发生哪些改变？为什么？
3. 运用所学生理学知识，在气胸患者的护理中应注意哪些问题？

机体在新陈代谢过程中，需要不断地从外界摄取 O_2，排出代谢产生的 CO_2。这种机体与外界环境之间的气体交换过程，称为呼吸（respiration）。人体的呼吸过程由相互联系并同时进行的四个环节完成，即肺通气、肺换气、气体在血液中的运输和组织换气，其中肺通气和肺换气合称为外呼吸，组织换气又称为内呼吸（图 5-1）。呼吸具有维持机体内环境 O_2 和 CO_2 含量相对稳定的作用，呼吸一旦停止，生命也将终止。

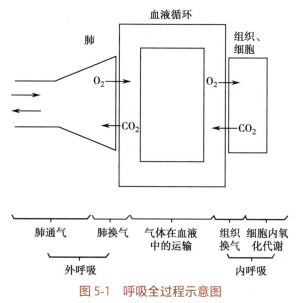

图 5-1　呼吸全过程示意图

第一节　肺 通 气

　　肺通气（pulmonary ventilation）是指肺与外界环境之间的气体交换过程。实现肺通气的基本结构有呼吸道、肺和胸廓等。气体进出肺取决于推动气体流动的动力和阻止气体流动的阻力之间的相互作用。只有动力克服阻力，才能实现肺通气。

一、肺通气的动力

　　气体的压力差推动气体的流动，气体始终由压力高的一侧流向压力低的一侧。呼吸肌的收缩和舒张引起胸廓的扩大和缩小，进而引起肺容积的扩大和缩小，由此导致肺内压的改变。因此，呼吸肌的舒缩即呼吸运动是肺通气的原动力，大气压与肺内压之间的压力差是肺通气的直接动力。

（一）呼吸运动

　　呼吸肌收缩和舒张引起的胸廓有节律地扩大与缩小，称为呼吸运动（respiratory movement）。呼吸运动包括吸气运动和呼气运动。呼吸肌分为吸气肌和呼气肌，吸气肌主要有肋间外肌和膈肌，呼气肌主要有肋间内肌和腹肌，此外，还有一些辅助呼吸肌，如胸锁乳突肌、斜角肌等。

　　1. 呼吸运动的过程

　　（1）**吸气运动**：平静吸气时，膈肌收缩，膈顶下移，使胸廓的上下径增大；肋间外肌收缩，使肋骨和胸骨上提，同时肋骨下缘向外侧偏转，使胸廓的前后径和左右径增大，胸廓扩大。由于胸膜腔的耦联作用，肺随之扩张，肺容积增大，肺内压下降（低于大气压 1~2mmHg），外界气体入肺，完成吸气运动。

　　（2）**呼气运动**：平静呼气时，膈肌和肋间外肌舒张，膈肌、肋骨和胸骨自然回位，使胸廓缩小，肺随之缩小，肺内压升高（高于大气压 1~2mmHg），肺内气体外流，实现呼气运动（图 5-2）。

　　平静呼吸时，吸气运动由吸气肌（膈肌和肋间外肌）收缩实现，是主动过程；呼气运动无呼吸肌收缩，而是吸气肌舒张所致，所以是被动过程。

　　2. 呼吸的类型　　根据呼吸运动的幅度和方式不同，将呼吸运动分为不同的形式。

　　（1）**平静呼吸和用力呼吸**：按呼吸运动的幅度可将呼吸分为平静呼吸和用力呼吸两种。人体在安静时平稳均匀的自然呼吸，称为平静呼吸（eupnea），呼吸频率为 12~18 次 /min。人在劳动或剧烈运动时，呼吸运动加深加快，称为用力呼吸（labored breathing）。用力吸气时，除膈肌和肋间外肌加

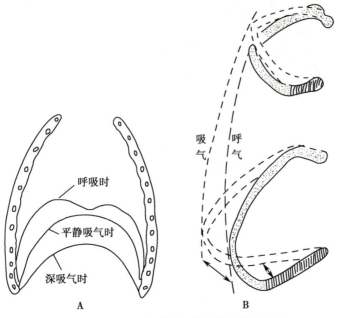

图 5-2 呼吸肌运动引起胸腔容积变化示意图

A. 膈肌收缩和舒张时胸腔容积变化；B. 肋间外肌收缩和舒张时胸腔容积变化。

强收缩外，还有辅助呼吸肌参与收缩，使胸廓和肺的容积进一步增大，肺内压进一步降低，更多气体吸入肺内。用力呼气时，除吸气肌和辅助呼吸肌舒张外，还有肋间内肌和腹肌等呼气肌参与收缩，使胸廓和肺的容积进一步减小，肺内压进一步升高，呼出更多气体。因此，用力呼吸时，吸气和呼气均为主动过程。临床上在缺 O_2、CO_2 增多或肺通气阻力增大等情况下，患者可出现呼吸困难，表现为呼吸显著加深、鼻翼扇动、"三凹征"等。

（2）腹式呼吸和胸式呼吸：按参与呼吸运动的主要肌群不同，可分为腹式呼吸和胸式呼吸。以膈肌舒缩为主，伴以明显腹壁起伏的呼吸运动称为腹式呼吸（abdominal breathing）；以肋间外肌舒缩为主，伴以明显胸壁起伏的呼吸运动称为胸式呼吸（abdominal breathing）。正常人的呼吸通常为腹式和胸式混合型呼吸。妊娠晚期或腹腔巨大肿瘤、严重腹水等膈肌活动受限的情况下，以胸式呼吸为主；婴幼儿或胸腔积液、胸膜炎等疾病导致胸廓活动受限时，则以腹式呼吸为主。

（二）呼吸过程中肺内压和胸膜腔内压的变化

1.肺内压 肺泡内的压力称为肺内压（intrapulmonary pressure）。肺内压在呼吸过程中随胸腔容积的变化呈周期性变化。平静吸气初，肺扩张，肺内压下降，通常低于大气压 1~2mmHg，气体进入肺泡。随着气体的吸入，肺内压逐步升高，至吸气末，肺内压等于大气压，气流停止。平静呼气初，肺回缩，肺内压上升，可高于大气压 1~2mmHg，肺泡气体流出，肺内压逐步降低，至呼气末，肺内压又与大气压相等，气流停止（图 5-2）。肺内压变化的幅度与呼吸运动的深浅、缓急和呼吸道阻力有关。用力呼吸时，肺内压升降幅度增加。

呼吸运动过程中，肺内压与大气压形成的压力差，是肺通气的直接动力。临床上人工呼吸的基本原理就是人为造成肺内压与大气压之间的压力差，以达到肺通气的目的。人工呼吸是指通过徒手或机械装置使空气有节律地进入肺内，然后利用胸廓和肺组织的弹性回缩力使进入肺内的气体呼出。人工呼吸方法有很多，在户外急救时以口对口吹气式人工呼吸最为方便、有效。

2.胸膜腔内压 胸膜腔是由脏层胸膜和壁层胸膜所围成的密闭的潜在腔隙。胸膜腔内没有气体，只有少量浆液。浆液分子的内聚力使两层胸膜紧紧相贴而不易分开，把胸廓和肺两个弹性体紧

呼吸音

肺内压

紧耦联在一起,使不具有主动张缩能力的肺随着胸廓容积的变化而变化;另外浆液在两层胸膜之间还起到润滑作用。

　　胸膜腔内的压力称为胸膜腔内压(intrapleural pressure),简称胸内压。胸膜腔内压可用直接法测定,即将与检压计相连的注射针头斜刺入胸膜腔内,进行测定(图5-3,左);也可通过测定呼吸过程中食管内压的变化间接了解胸膜腔内压。由于胸膜腔内压通常比大气压低,因此习惯上称为胸膜腔负压,简称胸内负压。胸膜腔负压值不是小于零的绝对值,而是相对于正常大气压(760mmHg)而言低的数值。

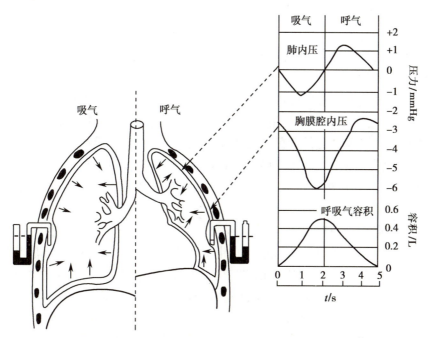

图5-3　胸膜腔内压的直接测量(左)和呼吸时肺内压、胸膜腔内压及呼吸气量的变化(右)示意图

　　平静呼吸时,胸膜腔内压始终低于大气压,并随呼吸过程呈周期性变化。平静吸气末胸膜腔内压为 −10~−5mmHg,呼气末为 −5~−3mmHg(图5-3,右)。深吸气时,胸膜腔内压可达 −30mmHg,最大呼气时,可减小到约 −1mmHg。胸膜腔内压并非永远为负值,当紧闭声门用力呼气时,胸膜腔内压可达50mmHg,高于大气压。

考点提示

胸膜腔内压的形成生理意义

　　正常情况下,胸膜腔受到两种方向相反的力的影响,即肺内压(促使肺泡扩张)与肺回缩力(促使肺泡缩小),可表示为:

胸膜腔内压=肺内压−肺回缩力

　　在吸气末或呼气末,肺内压等于大气压,因此:

胸膜腔内压=大气压−肺回缩力

　　若以大气压为0,那么:

胸膜腔内压=−肺回缩力

　　因此,胸膜腔负压是由肺回缩力决定的。平静呼吸时肺总是表现出回缩倾向,肺回缩力总是存在的。这是因为人在生长发育过程中,胸廓的发育比肺快,胸廓的自然容积比肺的自然容积大,由于两层胸膜紧紧贴在一起,因此,肺总是处于被动扩张状态,只是呼气时被动扩张的程度小一些而已。由于肺是弹性组织,肺被动扩张时总存在着回缩的倾向。

　　胸膜腔负压具有重要的生理意义。一方面可以使肺保持扩张状态,并使肺随胸廓的运动而变化;另一方面可以使心房、腔静脉和胸导管扩张,有利于静脉血和淋巴液的回流。如果胸膜腔被刺

破,气体将进入胸膜腔造成气胸,不仅使肺由于其弹性回缩力而萎陷影响肺通气功能,也使静脉血和淋巴液回流受阻,严重时可导致呼吸循环功能障碍,甚至危及生命。

二、肺通气的阻力

气体在进出肺的过程中所遇到的各种阻力,称为肺通气的阻力,分为弹性阻力和非弹性阻力两种。正常情况下,弹性阻力占平静呼吸时总通气阻力的 70% 左右;非弹性阻力包括气道阻力、惯性阻力和组织之间的黏滞阻力,约占总通气阻力的 30% 左右,其中又以气道阻力为主。肺通气阻力增大是临床上肺通气障碍最常见的原因。

(一) 弹性阻力

弹性阻力是指弹性组织对抗外力作用发生变形时所产生的力(回位力)。肺通气的弹性阻力来自肺弹性阻力和胸廓弹性阻力。

1. 肺弹性阻力 肺弹性阻力来自两个方面:一是肺泡内表面液 - 气界面形成的表面张力(约占肺弹性阻力的 2/3);二是肺弹性纤维产生的弹性回缩力(约占肺弹性阻力的 1/3)。

(1) 肺泡表面张力:肺泡内表面覆有薄层液体,与肺泡内气体形成液 - 气界面,由于液体分子之间的吸引力,在液 - 气界面上产生了使液体表面尽量缩小的力,即肺泡表面张力。由于肺泡是半球状囊泡,肺泡表面液体层形成的表面张力沿曲面切线方向拉紧液面,合力构成指向肺泡中心,具有使肺泡回缩的作用,是肺泡扩张的阻力。

肺泡表面张力的存在会对呼吸产生一些影响:①阻碍肺泡扩张,增加吸气的阻力。②使大小肺泡内压不稳定。正常人肺内的大小肺泡是彼此相通的。根据 Laplace 定律,肺泡回缩力(P)与表面张力(T)成正比,与肺泡半径(r)成反比,即 $P = 2T/r$,因此,小肺泡的回缩力大于大肺泡,气体将从小肺泡流入大肺泡,结果使大肺泡膨胀,甚至破裂,而小肺泡则萎缩(图 5-4A、B)。③增加肺部组织液生成,使肺泡内液体积聚。肺泡表面张力合力指向肺泡腔内,可对肺泡间质产生"抽吸"作用,使得肺间质静水压降低,组织液生成增加,因而可能引发肺水肿。

生理情况下,上述情况并不会发生,这是因为肺泡内存在肺表面活性物质(pulmonary surfactant),肺表面活性物质是由肺泡Ⅱ型细胞合成并分泌的,它是一种复杂的脂蛋白混合物,主要成分是二棕榈酰卵磷脂(DPPC),其分子结构一端为亲水的胆碱基团,插入肺泡液中;另一端为疏水的脂肪酸基团,伸入肺泡气中。DPPC 垂直排列悬浮于液 - 气界面上,可减少液体分子之间的相互吸引,大大降低肺泡表面张力。

肺表面活性物质具有重要的生理意义:①减小吸气的阻力,使肺易于扩张,保证肺通气的顺利进行;②其密度与肺泡的容积成反比,可调节大小肺泡内压,保持大小肺泡的稳定性(图 5-4C);③减少肺部组织液的生成,防止发生肺水肿。

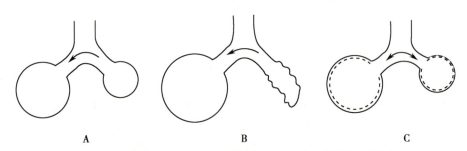

图 5-4 肺表面活性物质使连通的大小肺泡容积维持相对稳定

A. 大小肺泡在无表面活性物质时,小肺泡回缩力大,气体流入大肺泡;B. 为 A 的结果;
C. 大肺泡的表面活性物质分布密度小,表面张力增大,小肺泡的表面活性物质分布密度大,表面张力减小,大小肺泡容积相对稳定→箭头表示气流方向。

新生儿呼吸窘迫综合征

胎儿肺泡Ⅱ型细胞在妊娠 6~7 个月或之后才开始合成和分泌肺表面活性物质，到分娩前达高峰。有些早产儿，因肺泡Ⅱ型细胞尚未成熟，缺乏肺表面活性物质，以致出生时易发生肺不张和肺泡内表面透明质膜形成，发生新生儿呼吸窘迫综合征，甚至导致死亡。现在已可通过检测羊水中肺表面活性物质的含量，预测新生儿发生这种疾病的可能性，从而采取预防措施。若发现肺表面活性物质缺乏，可通过延长妊娠时间、用药物（糖皮质激素）促进其合成或出生后即刻给予外源性肺表面活性物质进行替代治疗，预防新生儿呼吸窘迫综合征的发生。

（2）**肺弹性回缩力**：肺组织含弹性纤维，具有弹性回缩力。在一定范围内，肺被动扩张得越大，其弹性回缩力越大，肺弹性阻力也越大。反之，则越小。

2. 胸廓弹性阻力　胸廓弹性阻力来自于胸廓弹性成分，由于胸廓是一个双向弹性体，其弹性回缩力的方向随胸廓所处的位置而改变。当胸廓处于自然位置时（平静吸气末，肺容量≈肺总量的 67%），胸廓弹性回缩力为零，此时无弹性阻力产生；当胸廓小于自然位置时（平静呼气或深呼气状态，肺容量 < 肺总量的 67%），胸廓弹性回缩力向外，此时是吸气的动力，呼气的阻力；当胸廓大于自然位置（深吸气状态，肺容量 > 肺总量的 67%），胸廓弹性回缩力向内，此时是吸气的阻力，呼气的动力。

3. 肺和胸廓的顺应性　肺和胸廓的弹性阻力可用顺应性来表示，顺应性（compliance）是指在外力作用下发生变形的难易程度。肺和胸廓弹性阻力小时，则容易扩张，顺应性大；反之，弹性阻力大时，则不容易扩张，顺应性小。顺应性与弹性阻力是反变关系，即：

$$顺应性 \propto 1/弹性阻力$$

肺和胸廓的顺应性通常用单位压力变化（ΔP）所引起的容积变化（ΔV）来衡量，即：

$$顺应性 = 容积变化（\Delta V）/压力变化（\Delta P）（L/cmH_2O）$$

据测定，正常成人肺顺应性约 0.2L/cmH_2O，胸廓的顺应性也约为 0.2L/cmH_2O。由于肺和胸廓是两个串联的弹性体，其总顺应性应为两者倒数之和，因此，肺和胸廓的总顺应性约为 0.1L/cmH_2O。在某些病理情况下，如肺水肿等，顺应性将减小；而肺气肿时，肺顺应性增大，均可致呼吸困难。

（二）非弹性阻力

非弹性阻力包括惯性阻力、黏滞阻力和气道阻力。平静呼吸时，惯性阻力和黏滞阻力都很小，可忽略不计。气道阻力是指气体通过呼吸道时，气体分子之间及气体分子与气道管壁之间的摩擦力，是非弹性阻力的重要成分，占 80%~90%。气道阻力易受气流速度、气流形式和气道口径等因素的影响，气流速度快、气流呈湍流、气道口径减小等都能使气道阻力增大而影响肺通气，其中以气道口径的影响最为重要。

三、肺通气功能的评价

肺通气功能的评定是护理健康评估的重要内容之一，对患者肺通气功能的测定，不仅可以明确是否存在通气功能障碍还可以鉴定肺通气功能障碍的类型。其常用指标包括肺容积、肺容量、肺通气量等。

（一）肺容积和肺容量

1. 肺容积　肺容积指不同状态下肺所容纳的气体量，包括潮气量、补吸气量、补呼气量及残气

量（图 5-5），它们互不重叠，相加后称为肺总量（total lung capacity，TLC）。

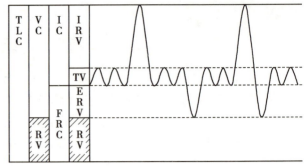

图 5-5　肺容积的组成

ERV：补呼气量；FRC：功能残气量；IC：深吸气量；IRV：补吸气量；RV：余气量；TLC：肺总量；TV：潮气量；VC：肺活量。

（1）**潮气量**：每次呼吸时吸入或呼出的气体量为潮气量。潮气量可随呼吸强弱改变。正常成人平静呼吸时为 400~600ml，平均约为 500ml。

（2）**补吸气量**：平静吸气末，再用力吸气所能吸入的气体量称为补吸气量或吸气储备量，反映吸气的储备能力。正常成人为 1 500~2 000ml。

（3）**补呼气量**：平静呼气末，再用力呼气所能呼出的气体量称为补呼气量或呼气储备量，反映机体呼气的储备能力。正常成人为 900~1 200ml。

（4）**残气量**：最大呼气末仍存留于肺内不能被呼出的气体量称为残气量。正常成人为 1 000~1 500ml。残气量过大，表示肺通气功能不良。支气管哮喘和肺气肿患者由于肺的弹性回缩力减小，残气量增加。

2.肺容量

（1）**深吸气量**：补吸气量与潮气量之和，称为深吸气量，是衡量机体最大通气潜力的一个重要指标。深吸气量大，表示吸气储备能力大。

（2）**功能残气量**：平静呼气末尚存留于肺内的气体量称为功能残气量，等于补呼气量与残气量之和。正常成人约为 2 500ml。肺气肿患者的功能残气量增加，肺实质病变时功能残气量减少。

（3）**肺活量和用力呼气量**：在作一次最深吸气后，尽力呼气，呼出的最大气量称为肺活量（vital capacity，VC），等于潮气量、补吸气量和补呼气量之和。正常成人男性平均约 3 500ml，女性约 2 500ml。肺活量测定简单、重复性好，可反映一次呼吸时的最大通气能力，是肺功能测定的常用指标。

用力呼气量（forced expiratory volume，FEV）也称为时间肺活量，是指一次用力吸气后，一定时间内从肺内所能呼出的最大气体量占肺活量的百分比。正常成人第 1、2、3 秒末呼出气量分别占其肺活量的 83%、96%、99%，其中第 1 秒用力呼气量最有意义，该指标不但能反映肺活量的大小，而且还能反映肺组织的弹性状态和气道的通畅程度，因此，是评定肺通气功能较理想的指标，在临床已被广泛采用。

（二）肺通气量

1.每分肺通气量　每分钟吸入或呼出的气体总量，称为肺通气量，也称为每分通气量，等于潮气量与呼吸频率的乘积。正常成人平静呼吸时，潮气量约为 500ml，呼吸频率为 12~18 次 /min，则肺通气量为 6 000~9 000ml/min。肺通气量与性别、年龄、身材和活动量有关。劳动和运动时，肺通气量增大。

2.肺泡通气量　通气过程中，每次吸入的气体有一部分留在从鼻到终末细支气管之间的呼吸道内，此部分气体不能参与肺泡与血液之间的气体交换，称为解剖无效腔（anatomical dead space）。正常成人约为 150ml。此外，进入肺泡的部分气体，也可因血流在肺内分布不均匀而未能进行有效的气体交换，这部分肺泡容量称为肺泡无效腔（alveolar dead space）。解剖无效腔与肺泡无效腔合称生理无效腔（physiological dead space）。健康成年人平卧位时，生理无效腔接近于解剖无效腔。

考点提示

肺通气量与肺泡通气量的区别

由于无效腔的存在，肺通气量中有一部分气体并不能与血液进行气体交换。因此，真正有效的气体交换量应以肺泡通气量来计算。肺泡通气量（alveolar ventilation volume）是指每分钟吸入肺泡的新鲜气体量，也称有效通气量。即：

肺泡通气量＝（潮气量－无效腔气量）×呼吸频率

如某人平静呼吸时潮气量为500ml，无效腔气量为150ml，呼吸频率为12次/min，则肺通气量为6 000ml，而肺泡通气量为4 200ml，相当于肺通气量的70%。表5-1显示，当呼吸频率加倍而潮气量减半，或呼吸频率减半而潮气量加倍时，肺通气量虽保持不变，但肺泡通气量却发生明显变化。由此可见，在一定范围内，深而慢的呼吸较浅而快的呼吸效率更高。

表5-1 不同呼吸形式时的肺通气量和肺泡通气量

呼吸形式	呼吸频率/(次·min^{-1})	潮气量/(ml·min^{-1})	肺通气量/(ml·min^{-1})	肺泡通气量/(ml·min^{-1})
平静呼吸	12	500	6 000	4 200
浅快呼吸	24	250	6 000	2 400
深慢呼吸	6	1 000	6 000	5 100

第二节 气体的交换和运输

气体的交换包括肺换气和组织换气两个过程。肺换气是指肺泡与肺毛细血管之间O_2和CO_2的交换，而组织换气则是指组织细胞与组织毛细血管之间O_2和CO_2的交换。经肺换气摄入的O_2通过血液循环运输到机体各器官供组织细胞利用。同时将组织换气进入血液的CO_2运输到肺泡排出体外（图5-6）。

一、气体的交换

（一）气体交换原理

根据物理学原理，气体分子总是从压力高处向压力低处移动，直至两处压力相等为止，此过程称为扩散。肺换气和组织换气都是以扩散的方式进行的。单位时间内气体的扩散量称为气体扩散速率（diffusion rate，D），与气体分压差（ΔP）、扩散面积（A）、温度（T）及溶解度（S）成正比，与扩散距离（d）、该气体分子的分子量（MW）平方根成反比。CO_2的溶解度是O_2的24倍，通常情况下，CO_2的扩散速率约为O_2的2倍，因此，临床上缺O_2比CO_2潴留更常见，呼吸困难的患者往往先出现缺O_2。气体扩散速率与各影响的关系如下式所示，即

$$D \propto \frac{\Delta P \cdot T \cdot A \cdot S}{d \cdot \sqrt{MW}}$$

（二）肺换气

1. **肺换气过程** 肺泡气的PO_2（102mmHg）高于静脉血的PO_2（40mmHg），而肺泡气的PCO_2（40mmHg）低于静脉血的PCO_2（46mmHg）（表5-2）。因此，来自肺动脉的静脉血流经肺毛细血管时，肺泡内的O_2顺分压差扩散入血液，静脉血中的CO_2则扩散入肺泡中，完成肺换气的过程，静脉血变成了动脉血（图5-6）。O_2和CO_2均为脂溶性气体，在血液和肺泡间的扩散极为迅速。正常情况下，在一个心动周期中，血液流经肺毛细血管通常需要大约0.7s，而与肺泡之间的气体交换仅需0.3s。

表5-2 海平面空气、肺泡气、动静脉血液和组织中各种气体的分压

单位：mmHg

项目	空气	肺泡气	动脉血	静脉血	组织
PO_2	159	102	100	40	30
PCO_2	0.3	40	40	46	50

2. 影响肺换气的因素

(1) **呼吸膜**：肺换气时，O_2 和 CO_2 的扩散必须通过呼吸膜。因此，呼吸膜的面积、厚度和通透性都会影响肺换气的效率。呼吸膜由六层结构组成，但正常呼吸膜的总厚度不足 $1\mu m$（图 5-7），有的部位厚度只有 $0.2\mu m$，气体易于通过。正常成年人肺的总扩散面积约 $70m^2$。平静呼吸时，用于气体交换的呼吸膜面积仅约 $40m^2$，因此，呼吸膜有相当大的储备面积。临床上某些病理情况导致呼吸膜面积减小（如肺气肿）或呼吸膜厚度增加（如肺炎、肺纤维化、肺水肿等）都将导致气体扩散量减少，进而影响肺换气。

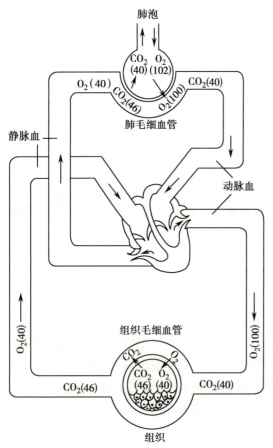

图 5-6　肺换气和组织换气示意图
图中数字为气体分压（mmHg）。

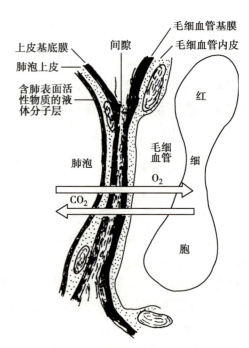

图 5-7　呼吸膜结构示意图

(2) **通气 / 血流比值**：每分钟肺泡通气量与每分钟肺血流量之间的比值称为通气 / 血流比值（ventilation/perfusion ratio），简称 V_A/Q 比值。正常成人安静时，每分钟肺泡通气量约 4.2L，肺血流量约 5.0L/min，V_A/Q 比值为 0.84。研究显示，当 V_A/Q 比值为 0.84 时，换气效率最高，流经肺毛细血管的静脉血充分换气全部变成动脉血。当 V_A/Q 比值增大时，意味着肺通气过度或肺血流量不足（如肺动脉部分栓塞），部分肺泡气未能与血液进行充分的气体交换，致使肺泡无效腔增大；反之，V_A/Q 比值减小，则意味着肺通气不足（如支气管痉挛）或肺血流量过多，部分静脉血未能得到充分更新便流回心脏（图 5-8），犹如发生了功能性动 - 静脉短路。由此可见，无论 V_A/Q 比值大于还是小于 0.84，都会影响肺换气的效率，导致机体缺 O_2。因此，V_A/Q 比值可作为衡量肺换气功能的指标。

（三）组织换气

1. 组织换气过程　在组织中，细胞有氧代谢不断消耗 O_2，产生 CO_2，致组织内的 PO_2（30mmHg）较动脉血的 PO_2（100mmHg）低，而组织内的 PCO_2（50mmHg）则较动脉血的 PCO_2（40mmHg）高

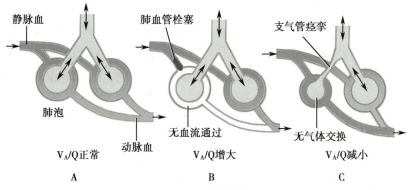

图 5-8　通气／血流比值变化示意图

（表 5-2）。当动脉血流经组织毛细血管时，O_2 便顺分压差从血液扩散入组织细胞，而 CO_2 则从组织细胞扩散入血液，完成组织换气，其结果是动脉血变成了静脉血（图 5-6）。

2. 影响组织换气的因素　组织细胞的代谢水平和组织血液的供应情况是影响组织换气的主要因素。当组织细胞代谢增强时，耗 O_2 量和 CO_2 产生量增多，致使动脉血与组织之间 O_2 及 CO_2 分压差增大，气体交换增多。与此同时，组织代谢所产生的酸性产物，致使大量毛细血管开放，血流量增多，亦有利于气体交换。此外，组织细胞与毛细血管间的距离也影响气体交换。如组织水肿时，毛细血管与组织细胞之间距离增加，组织换气减少。

二、气体在血液中的运输

气体在血液中的运输是实现肺换气和组织换气的重要环节。血液中 O_2 和 CO_2 的存在形式有两种，即物理溶解和化学结合，其中以化学结合的形式为主。尽管物理溶解所占比例极小，但很重要，气体必须先溶解于血浆，才能进行化学结合；化学结合的气体也必须先解离为物理溶解状态，才能逸出血液。物理溶解和化学结合两者之间总是处于动态平衡。

（一）氧的运输

O_2 在血液中溶解的量仅占血液 O_2 总量的 1.5%，化学结合占 98.5%。血红蛋白（hemoglobin，Hb）与 O_2 结合形成的氧合血红蛋白（HbO_2）是 O_2 运输的主要形式。

1. 氧与血红蛋白的结合　血红蛋白分子由 1 个珠蛋白和 4 个血红素组成，每个血红素基团中心含 1 个 Fe^{2+}，每个 Fe^{2+} 可结合 1 分子的 O_2，因此，每个 Hb 可结合 4 分子的 O_2。Hb 中的 Fe^{2+} 与 O_2 结合后仍为 Fe^{2+}，该反应属于氧合，而不是氧化。O_2 与 Hb 结合形成 HbO_2 的特点是反应快、可逆，且不需要酶的催化，其反应方向取决于血液中 PO_2 的高低。当血液流经 PO_2 高的肺部时，O_2 从肺泡扩散入血，与 Hb 结合形成 HbO_2；而当血液流经 PO_2 低的组织时，HbO_2 迅速解离出 O_2，成为 Hb。以上过程可表示如下：

$$Hb + O_2 \xrightleftharpoons[PO_2 \text{低（组织）}]{PO_2 \text{高（肺部）}} HbO_2$$

HbO_2 呈鲜红色，去氧 Hb 呈紫蓝色。当血液中去氧 Hb 含量达到 50g/L 以上时，在体表毛细血管丰富的表浅部位，如口唇、甲床等处可出现青紫色，称为发绀（cyanosis）或紫绀。发绀一般是机体缺 O_2 的标志，但也有例外。如红细胞增多症的患者，血液中去氧 Hb 含量可达 50g/L 以上而出现发绀，但机体不一定缺 O_2；相反，严重贫血的患者，虽机体缺 O_2，但因总 Hb 含量减少，其去氧 Hb 达不到 50g/L，而不出现发绀；此外，CO 与 O_2 在 Hb 有相同的结合位点，但其与 Hb 的亲和力是 O_2 的 210 倍，当 CO 中毒时，形成大量的碳氧血红蛋白（HbCO），Hb 失去了与 O_2 结合的能力，造成人体严

重缺 O_2，但此时血中去氧 Hb 并不增多，患者可不出现发绀，而是呈现出 HbCO 特有的樱桃红色。

2. 血氧饱和度　血液含 O_2 量的多少常用血氧饱和度表示。通常将 100ml 血液中 Hb 所能结合的最大 O_2 量称为 Hb 氧容量（oxygen capacity of Hb），而 100ml 血液中 Hb 实际结合的 O_2 量称为 Hb 氧含量（oxygen content of Hb），Hb 氧含量占 Hb 氧容量的百分比称为 Hb 氧饱和度（oxygen saturation of Hb）。由于血浆中溶解的 O_2 极少，因此，Hb 氧容量、Hb 氧含量和 Hb 氧饱和度可分别视为血氧容量、血氧含量和血氧饱和度。正常人在安静状态下，动脉血血氧饱和度约为 98%，静脉血血氧饱和度约为 75%。

3. 氧解离曲线及其影响因素　表示氧分压与血氧饱和度关系的曲线，称为氧解离曲线（oxygen dissociation curve），简称氧离曲线。在一定范围内，血氧饱和度与氧分压之间成正相关，但并非完全呈线性关系，而是呈近似 S 形的曲线，可分为 3 段（图 5-9）。

（1）氧离曲线上段：PO_2 在 60~100mmHg 之间的血氧饱和度，曲线较平坦，表明 PO_2 的变化对血氧饱和度的影响不大。例如，当 PO_2 为 100mmHg 时，动脉血的血氧饱和度约为 98%；而当 PO_2 降至 60mmHg，血氧饱和度仍能保持在 90% 以上。因此，当人处于高原、高空或轻度呼吸功能不全时，只要 PO_2 不低于 60mmHg 时，血氧饱和度仍能保持在 90% 以上，血液仍可携带足够量的 O_2，不致引起明显的缺 O_2 症状。

（2）氧离曲线中段：PO_2 在 40~60mmHg 之间的血氧饱和度，曲线较陡，表明 PO_2 轻度下降，即可引起血氧饱和度明显下降，反映了 HbO_2 释放 O_2 的部分。当动脉血流经组织后，PO_2 约下降至 40mmHg，血氧饱和度由 98% 降至 75%，即每 100ml 血液约释放 5ml O_2。该段曲线可以反映安静状态下血液对组织的供 O_2 情况。

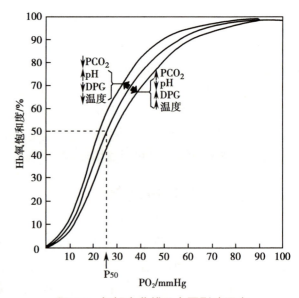

图 5-9　氧解离曲线及主要影响因素

（3）氧离曲线下段：PO_2 在 15~40mmHg 之间的血氧饱和度，曲线最陡，表明 PO_2 稍有降低，血氧饱和度就大幅度下降，有利于 HbO_2 释放更多的 O_2 供组织代谢利用。其意义是保证组织活动加强时足够的 O_2 供应。剧烈运动时，组织耗 O_2 量增加，PO_2 可降至 15mmHg。血氧饱和度可降至 20% 以下，即每 100ml 血液可释放 15ml O_2，为安静时的 3 倍。同时表明，当动脉血 PO_2 较低时，只要吸入少量的 O_2，即可明显提高血氧饱和度及血氧含量。因此，这段曲线反映了血液有很大的释 O_2 贮备，能满足组织活动增强时的需氧量。

影响氧解离曲线的因素主要有血液中的 PCO_2、pH、温度和 2,3- 二磷酸甘油酸（2,3-DPG）等（图 5-9）。当血液中 PCO_2 升高、pH 降低、温度升高和 2,3-DPG 生成增多时，氧离曲线右移，即 Hb 与 O_2 的亲和力降低，致使更多的 HbO_2 解离，释放更多的 O_2 供组织利用。其中酸碱度如 PCO_2、pH 对 Hb 氧亲和力的这种影响称为波尔效应。波尔效应的生理意义在于，它既可促进肺毛细血管血液的氧合，又有利于组织毛细血管血液释放 O_2。反之，当血液中 PCO_2 降低、pH 升高、温度下降和 2,3-DPG 生成减少时，氧离曲线左移，即 Hb 与 O_2 的亲和力增加，不利于 O_2 的释放。血液中 PCO_2、pH 及温度对氧离曲线的影响，具有重要的生理意义。例如，机体在劳动或剧烈运动时，组织代谢活动增强，CO_2 生成量、酸性代谢产物及产热量均增加，促使氧离曲线右移，释放出更多的 O_2，以满足机体对 O_2 的需求。

考点提示

影响氧离曲线的因素

（二）二氧化碳的运输

血液中物理溶解的 CO_2 占运输总量的 5%，其余 95% 的 CO_2 在血液中以化学结合的形式运输。CO_2 的化学结合形式有碳酸氢盐和氨基甲酰血红蛋白两种形式，前者约占 88%，后者约占 7%。

1. 碳酸氢盐　碳酸氢盐是运输 CO_2 的主要形式。组织细胞代谢产生的 CO_2 扩散入血浆后，迅速扩散进入红细胞，在碳酸酐酶的催化下与 H_2O 结合生成 H_2CO_3，H_2CO_3 又迅速解离成 H^+ 和 HCO_3^-，HCO_3^- 除少量与细胞内的 K^+ 结合成 $KHCO_3$ 外，大部分扩散入血浆，并与 Na^+ 结合生成 $NaHCO_3$，进入血浆的 CO_2 主要是以 $NaHCO_3$ 形式运输。

红细胞膜对 HCO_3^-、Cl^- 等负离子有极高的通透性，血浆中的 Cl^- 则向细胞内转移，以维持红细胞内外的电荷平衡，此现象称为氯转移。红细胞内生成的 HCO_3^- 与血浆中的 Cl^- 交换，可避免 HCO_3^- 在红细胞内堆积，有利于 CO_2 的运输。由于红细胞膜对正离子的通透性极小，因此，上述反应中 H_2CO_3 解离出的 H^+ 不能随 HCO_3^- 外移，而与 HbO_2 结合形成 HHb，可促使 O_2 的释放。上述反应是可逆的，反应方向取决于 PCO_2 的高低。当血液流经肺时，肺泡内 PCO_2 较低，反应则向相反方向进行，即血浆中的 HCO_3^- 进入红细胞，在碳酸酐酶的催化下形成 H_2CO_3，而后解离出 CO_2。CO_2 扩散入血浆后再进入肺泡，最终排出体外。

2. 氨基甲酰血红蛋白　一部分 CO_2 进入红细胞内，直接与 Hb 的氨基结合形成氨基甲酰血红蛋白（HbNHCOOH），该反应迅速、可逆、不需要酶的参与，其主要调节因素是氧合作用。

> **考点提示**
>
> O_2 和 CO_2 在血液中的运输形式

HbO_2 与 CO_2 结合生成氨基甲酰血红蛋白的能力比 Hb 小。在组织中，HbO_2 解离释放出 O_2 部分变成 Hb，后者与 CO_2 结合生成大量氨基甲酰血红蛋白；在肺部，由于 Hb 与 O_2 结合生成 HbO_2，促使已结合的 CO_2 解离而扩散入肺泡。但在肺部排出的 CO_2 中却约有 17.5% 是从氨基甲酸血红蛋白释放出来的。可见这种形式的运输对 CO_2 的排出也具有重要的作用。

第三节　呼吸运动的调节

呼吸运动是呼吸肌的自动节律性运动，其节律起源于呼吸中枢。在神经系统的调节和控制下，呼吸运动的幅度和频率可随着内外环境的变化而变化，以适应机体不同状态下的代谢水平。在一定程度上呼吸也受到意识的控制。

一、呼吸中枢与呼吸节律的形成

（一）呼吸中枢

呼吸中枢是指中枢神经系统内产生和调节呼吸运动的神经细胞群，广泛分布在大脑皮层、间脑、脑桥、延髓和脊髓等部位，在呼吸节律的产生和调节中发挥不同的作用。正常的节律性呼吸运动是在各级呼吸中枢相互协调和配合下产生的。

1. 脊髓　脊髓中有支配呼吸肌的运动神经元，位于颈 3~5（支配膈肌）和胸段（支配肋间肌和腹肌）前角，动物实验中切断延髓和脊髓之间的联系，呼吸运动立即停止（图 5-10A）。脊髓中虽然有支配呼吸肌的运动神经元，但其本身并不能产生节律性呼吸运动，它是联系高位脑和呼吸肌的中继站。另外，脊髓是整合某些呼吸反射的初级中枢。

2. 低位脑干　低位脑干指延髓和脑桥。动物实验中，保留低位脑干（延髓和脑桥）与脊髓的联系，其呼吸运动无明显变化，呼吸节律保持正常（图 5-10D）；若在延髓与脑桥之间横切断动物的脑干，动物保持节律性的呼吸运动，但呼吸节律不规则，表现为喘息样呼吸（图 5-10B），说明延髓是产生节律性呼吸运动的基本中枢。延髓的呼吸神经元大体分为背侧呼吸组和腹侧呼吸组。这些神经

元群呈双侧对称分布,均含吸气神经元和呼气神经元。脑桥前部存在呼吸调整中枢,该中枢的神经元与延髓呼吸中枢之间有双向联系。呼吸调整中枢的主要作用是限制吸气,促使吸气向呼气转化,以防止吸气过长。目前认为,正常呼吸节律是延髓和脑桥呼吸中枢共同活动形成的。

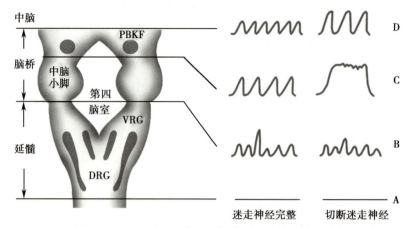

图 5-10　脑干内呼吸核团和在不同平面横断脑干后呼吸的变化(脑干背侧面)
DRG:背侧呼吸组;VRG:腹侧呼吸组;PBKF:臂旁内侧核;A、B、C、D:表示不同平面横切后呼吸的变化。

3. 高位脑　脑桥以上部位(如下丘脑、边缘系统、大脑皮层等)高位中枢对呼吸运动均有调控作用。大脑皮层一定范围内可以随意控制低位脑干和脊髓的呼吸运动神经元的活动,实现一定程度的随意屏气或控制呼吸的频率与幅度,以保证相关活动(如说话、唱歌、咳嗽等)的完成。

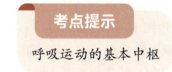

考点提示
呼吸运动的基本中枢

大脑皮层对呼吸运动的调节属于随意调节系统,而低位脑干的调节属于不随意调节系统,两个系统的下行通路是分开的,临床上有时可以观察到自主呼吸与随意呼吸分离的现象。

(二) 呼吸节律的形成

关于正常呼吸节律的形成机制目前尚未阐明,已提出多种学说,主要有两种假说:一是起步细胞学说,二是神经元网络学说。起步细胞学说认为,节律性呼吸正如心脏窦房结起搏细胞的节律性兴奋,引起整个心脏产生节律性收缩一样,是由延髓内具有起搏样活动的神经元的节律性兴奋引起的。神经元网络学说认为,呼吸节律的产生依赖于延髓内呼吸神经元复杂的相互联系和相互作用。

20 世纪 70 年代提出了吸气活动发生器和吸气切断机制模型。该模型的核心是当中枢吸气活动发生器自发地兴奋时,其冲动沿轴突传出至脊髓吸气运动神经元,引起吸气动作。与此同时,发生器的兴奋也可通过三条途径兴奋吸气切断机制(图 5-11):①兴奋脑桥呼吸调整中枢的活动;②吸气时的肺扩张,兴奋肺牵张感受器,进而兴奋吸气切断机制;③中枢吸气活动发生器在引起吸气肌运动神经元兴奋的同时,直接兴奋吸气切断机制。

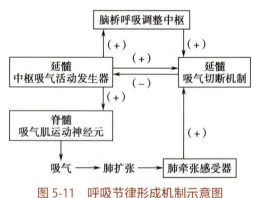

图 5-11　呼吸节律形成机制示意图
"+"表示兴奋;"−"表示抑制。

吸气切断机制神经元在以上三个途径的作用下,在吸气相后期活动增强达到一定阈值时,使吸气活动终止,转为呼气;当吸气切断机制的活动减弱时,吸气活动再次发生,如此周而复始。

睡眠呼吸暂停综合征

　　睡眠时口咽、鼻咽部无气流通过的时间长达 10s 以上，即称为睡眠呼吸暂停。频繁发生睡眠呼吸暂停可引起 CO_2 潴留和低氧血症，进而引起体、肺循环压力升高和心律失常等并发症。睡眠呼吸暂停可分阻塞性、中枢性和混合性，最常见的原因是气道梗阻。根据临床表现和多导睡眠记录仪（可记录脑电图、肌电图、心电图、通气、胸腹呼吸运动及呼吸紊乱）的监护结果即可对睡眠呼吸暂停做出明确诊断。

　　治疗措施包括：①减肥，对于肥胖患者可进行减肥，常可取得明显疗效，但部分患者难以长期坚持。②氧疗，对于低氧血症患者可考虑低浓度氧疗，使 PO_2 保持在 60~75mmHg。③戒酒和避免应用镇静剂。④姿势睡眠，对一些仰卧睡眠发生呼吸暂停的姿势依赖性睡眠呼吸暂停患者，可采用侧卧位睡眠纠正。

二、呼吸的反射性调节

　　中枢神经系统接受各种感受器传入冲动，实现对呼吸运动调节的过程，称为呼吸的反射性调节。主要包括化学感受性呼吸反射和机械感受性呼吸反射。

（一）化学感受性呼吸反射

　　动脉血、组织液或脑脊液中 PO_2、PCO_2 及 H^+ 浓度的变化，可刺激化学感受器，反射性地调节呼吸运动的幅度和频率，以维持内环境的相对稳定。

　　1. 化学感受器　根据化学感受器所在部位的不同，可分为外周化学感受器和中枢化学感受器两种。

　　(1) **外周化学感受器**：外周化学感受器位于颈动脉体和主动脉体，可感受动脉血中 PO_2、PCO_2 及 H^+ 浓度的变化。当动脉血 PO_2 降低、PCO_2 升高或 H^+ 浓度升高时，外周化学感受器兴奋，冲动经窦神经（上传加入舌咽神经）和迷走神经传入延髓，兴奋延髓呼吸中枢，引起呼吸运动加深加快和心血管活动变化。

　　(2) **中枢化学感受器**：中枢化学感受器位于延髓腹外侧的浅表部位，其生理学刺激是脑脊液和局部细胞外液中 H^+。但动脉血中 CO_2 可迅速通过血 - 脑屏障，并在脑脊液中碳酸酐酶的作用下，CO_2 与 H_2O 结合生成 H_2CO_3，H_2CO_3 进一步解离出 H^+，使局部细胞外液中 H^+ 浓度升高，从而刺激中枢化学感受器，兴奋延髓呼吸中枢，引起呼吸加深加快。

　　2. CO_2、H^+ 和 O_2 对呼吸运动的调节

　　(1) **CO_2 对呼吸运动的调节**：CO_2 是调节呼吸运动最重要的生理性化学因素。血液中维持一定浓度的 CO_2，是维持呼吸中枢正常兴奋性的必要条件。人在过度通气后，由于 CO_2 排出较多，使血液中 CO_2 浓度下降，对呼吸中枢刺激减弱而发生呼吸暂停。在一定范围内（吸入气中 CO_2 含量为 2%~4%），动脉血 PCO_2 升高，可引起呼吸运动加深加快，肺通气量增加，使肺泡气和动脉血中 PCO_2 重新接近正常水平（图 5-12）。但吸入气中 CO_2 含量超过 7%，动脉血中 PCO_2 显著升高，反而抑制呼吸中枢，引起呼吸困难、头痛、头昏，甚至昏迷，出现 CO_2 麻醉。

考点提示

PCO_2、PO_2、H^+ 浓度变化对呼吸运动的调节

　　CO_2 刺激呼吸运动的作用是通过两条途径实现的：刺激中枢化学感受器和外周化学感受器，但以前者为主。即动脉血中 PCO_2 升高，兴奋呼吸的作用主要是通过 H^+ 兴奋中枢化学感受器而实现的。

（2）**H⁺ 对呼吸运动的调节**：动脉血中 H^+ 浓度升高，呼吸运动加深加快，肺通气量增加；H^+ 浓度降低，呼吸运动受抑制，肺通气量减少（图 5-12）。H^+ 对呼吸运动的调节可以通过兴奋外周化学感受器和中枢化学感受器实现。但由于 H^+ 不易透过血 - 脑屏障，限制了其对中枢化学感受器的作用。因此，H^+ 对呼吸运动的调节主要是通过刺激外周化学感受器实现的。

（3）**O₂ 对呼吸运动的调节**：吸入气 PO_2 降低，肺泡气和动脉血 PO_2 随之降低，刺激外周化学感受器，导致呼吸运动加深加快，肺通气量增加。通常动脉血 PO_2 下降至 80mmHg 以下时，肺通气量才增加（图 5-12）。低 O_2 对呼吸中枢的直接作用是抑制，轻度缺 O_2 时，刺激外周化学感受器兴奋呼吸中枢的作用强于低 O_2 对呼吸中枢的直接抑制作用，呼吸加深加快；但重度缺 O_2 时，对呼吸中枢的直接抑制作用占优势，导致呼吸抑制。

临床上，低 O_2 对呼吸的兴奋作用具有重要意义。例如，一些严重的慢性呼吸功能障碍患者（如严重肺气肿），由于肺通气功能障碍，导致缺 O_2 和 CO_2 潴留。长期高水平的 CO_2 浓度使呼吸中枢对 CO_2 刺激的敏感性降低。此时，

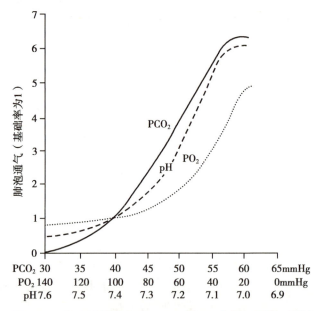

图 5-12　改变动脉血 PCO_2、PO_2 和 pH 中任一因素，控制其他两因素不变时肺泡通气量的变化

低 O_2 对外周化学感受器的刺激成为维持呼吸中枢兴奋性的重要因素。对此类患者不宜快速给 O_2，应采取低浓度低流量持续给 O_2，以免突然解除低 O_2 的刺激作用而导致呼吸抑制（图 5-12）。

综上所述，当血液 PCO_2 升高、H^+ 浓度升高、PO_2 降低时，均有兴奋呼吸的作用，尤以 PCO_2 升高的兴奋作用显著（图 5-12）。然而在自然呼吸情况下，不会仅有一个因素单独存在，往往是以上三个因素相互作用，对肺通气的作用既可增强，也可相互抵消或减弱。例如，当血液 PCO_2 升高时，血液 H^+ 浓度也升高，两者共同作用使兴奋呼吸的作用进一步增强；当血液中 H^+ 浓度升高时，由于呼吸增强，肺通气量增加，导致 CO_2 排出增多，血中 PCO_2 降低，从而抵消一部分 H^+ 兴奋呼吸的作用；当血液中 PO_2 下降时，也因肺通气量增加，CO_2 排出增多，导致血中 PCO_2 和 H^+ 浓度均降低，从而减弱低 O_2 对呼吸的兴奋作用。

（二）机械感受性呼吸反射

1. 肺牵张反射　肺扩张或缩小而引起呼吸的反射性变化，称肺牵张反射（pulmonary stretch reflex），也称黑 - 伯反射，包括肺扩张反射和肺萎陷反射。肺扩张反射的过程是：吸气时肺扩张，位于细支气管平滑肌层的肺牵张感受器受到牵拉刺激而兴奋，冲动经迷走神经传入延髓，兴奋吸气切断机制，使吸气转为呼气（图 5-13）。其生理意义在于防止吸气过深过长，促进吸气转为呼气。在动物实验中，如切断两侧的迷走神经，动物的吸气过程延长，呼吸变得深而慢。肺萎陷反射只在肺极度缩小时才

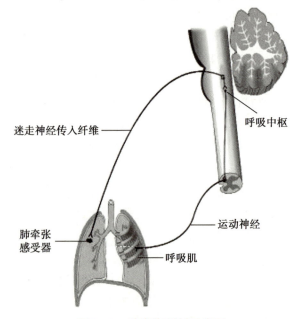

图 5-13　肺牵张反射示意图

迷走神经传入纤维

呼吸中枢

运动神经

肺牵张感受器

呼吸肌

出现,对防止肺不张和呼气过度起一定作用,但在平静呼吸的调节中意义不大。

肺牵张反射有明显的种属差异,在动物,尤其是家兔,这一反射较敏感。正常成人平静呼吸时,肺牵张反射一般不参与呼吸节律的调节。只有在病理情况下,如肺不张、肺水肿时,才引起该反射,使呼吸运动变浅变快。

2. 呼吸肌本体感受性反射　当呼吸肌内的本体感受器肌梭受到牵拉刺激时,可反射性地引起呼吸肌收缩,呼吸运动增强。

3. 防御性呼吸反射

(1)**咳嗽反射**:咳嗽反射是喉、气管和支气管黏膜受到机械或化学刺激时所引起的一种反射,其结果可将呼吸道分泌物或异物排出体外,具有清洁和保护作用。

(2)**喷嚏反射**:喷嚏反射是由于鼻黏膜受刺激引起的反射活动,具有清除鼻腔中异物的作用。

（吴　林）

思考题

1. 男性,45 岁,既往哮喘发作史 10 年,因"呼吸困难 2h"入院就诊,患者端坐呼吸,焦虑,有轻微的发绀,出汗,气喘,心率 120 次/min,给予吸氧和静脉滴注肾上腺素注射液,患者症状明显缓解,但仍有出汗,肺部有啰音,并极度疲惫。

诊断:支气管哮喘。

请思考:

(1)呼吸困难和疲劳的原因是什么?

(2)什么原因可能导致气管狭窄?

(3)什么类型的刺激能影响气道平滑肌的活动?

2. 男性,出生 2d。胎龄 7 个月,早产,为顺产。其家属讲述,患儿出现短暂的呼吸困难,嘴唇及面部发绀,医生考虑为新生儿呼吸窘迫综合征。

诊断:新生儿呼吸窘迫综合征。

请思考:

(1)患儿出现嘴唇及面部发绀的原因是什么?

(2)试述肺表面活性物质的来源、成分和生理意义。

ER 5-5

练习题

第六章 | 消化和吸收

教学课件

思维导图

学习目标

　　1. 掌握消化、吸收和胃肠激素的概念；胃液、胰液、胆汁的成分和作用；小肠在吸收中的重要地位。
　　2. 熟悉胃的运动形式及胃排空；小肠的运动形式及作用；营养物质的吸收方式和途径；交感神经和副交感神经对胃肠的主要作用；胃肠激素的主要作用。
　　3. 了解胃和小肠的运动形式及其作用，食物在口腔及大肠内的消化。
　　4. 能运用本章所学的基本知识，解释临床上常见消化系统疾病（胃炎、消化性溃疡、急性胰腺炎、胆结石等）的病因及临床表现。
　　5. 具有宣传健康饮食方式的意识，积极开展预防消化系统疾病的健康宣教，并能指导患者采用科学、合理的饮食。

情景导入

　　患儿，5 岁，和家长一起参加了美食节活动。这个活动中他们品尝了各地风味美食。当晚，患儿感觉腹部不适，出现了呕吐、腹泻现象，体温 37.6℃。妈妈找了家里的助消化药物给患儿服下后未见好转。

请思考：

1. 患儿呕吐、腹泻是如何发生的？
2. 从这个病例，作为护理人员应如何指导患者科学、合理饮食？

　　人体生命活动过程中不仅要从外界摄取足够的 O_2，还必须从食物中摄取足够的营养物质，为机体新陈代谢过程中提供物质和能量。食物中的主要营养物质有糖类、蛋白质、脂肪、维生素、水和无机盐。其中维生素、水和无机盐可被机体直接吸收，而糖类、蛋白质和脂肪属于大分子物质，必须经过消化之后才能被机体吸收，未被消化和吸收的食物残渣，则以粪便形式排出体外。

第一节　概　述

一、消化和吸收的概念

　　消化（digestion）是指食物在消化管内被分解为可吸收的小分子物质的过程。食物的消化方式有两种：机械性消化和化学性消化。
　　机械性消化（mechanical digestion）是指通过消化管平滑肌的运动，将食物磨碎，同时使之与消化液充分混合，并将食物不断地向消化管远端推送的过程。

化学性消化（chemical digestion）是指通过消化液中消化酶的化学作用，将食物中大分子营养物质分解为可吸收的小分子物质的过程。上述两种消化方式在体内同时进行、相互配合，共同完成对食物的消化。

吸收（absorption）是指食物经过消化后形成的小分子物质以及水、无机盐和维生素透过消化管黏膜，进入血液或淋巴液的过程。消化和吸收是两个相辅相成、紧密联系的过程。

二、消化管平滑肌的生理特性

在整个消化管中，除口、咽和食管上端的肌组织以及肛门外括约肌为骨骼肌外，其余部分的组织均属于平滑肌。消化管平滑肌具有肌肉的共同特征，如兴奋性、传导性、收缩性，但由于其结构、生物电活动和功能不同，消化管平滑肌又有其自身的特性。

（一）消化管平滑肌的一般生理特性

1. 兴奋性　消化管平滑肌的兴奋性低，收缩的潜伏期、收缩期和舒张期所占的时间均比骨骼肌长，收缩缓慢。

2. 自律性　消化管平滑肌在离体后，置于适宜的人工环境内仍能自动进行节律性收缩和舒张，但其节律性远不如心肌规则。

3. 紧张性　消化管平滑肌经常保持在一种微弱的持续收缩状态，即具有一定的紧张性，使消化管各部分（如胃、肠等）保持一定的形状和位置。

4. 伸展性　消化管平滑肌能适应接纳食物的需要进行很大的伸展，这使中空的消化器官（尤其是胃）能容纳较多食物而不发生明显的压力变化。

5. 对理化刺激的敏感性　消化管平滑肌对机械牵拉、温度、某些化学物质刺激有较高的敏感性，但对电刺激不敏感。

（二）消化管平滑肌的电生理特性

消化管平滑肌的生物电活动主要有静息电位、慢波电位和动作电位三种形式。消化管平滑肌的静息电位不稳定，存在一定的波动，实测值为 −60~−50mV。静息电位的产生主要是 K^+ 外流形成的电 - 化学平衡电位，但 Cl^-、Ca^{2+}、Na^+ 及生电性的钠泵活动也参与其中。慢波电位（slow wave）是消化管平滑肌在静息电位的基础上，自发地产生节律性去极化和复极化，其频率较慢；因慢波频率对平滑肌的收缩节律起决定性作用，故又称基本电节律（basic electrical rhythm, BER）。慢波的频率为 3~12 次 /min，波幅为 10~15mV，持续时间由数秒至十几秒。当消化管平滑肌受到各种理化因素刺激，或慢波去极化达到阈电位时可产生动作电位。动作电位的去极化主要由 Ca^{2+} 内流引起，复极化由 K^+ 外流引起。动作电位一般叠加在慢波电位的峰顶上，可以是单个或多个。

慢波电位、动作电位和平滑肌收缩三者之间的关系是：慢波电位是动作电位产生的基础，平滑肌收缩则主要由动作电位引发。慢波电位幅度越高，动作电位频率也越高，平滑肌收缩就越强。慢波电位是平滑肌收缩的起步电位，也是平滑肌收缩节律的控制波，决定消化管运动的方向、节律和速度（图 6-1）。

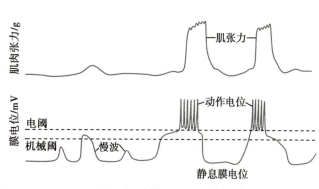

图 6-1　消化管平滑肌的电活动

考点提示

消化管平滑肌生理特性

三、消化器官的神经支配

消化管的活动受外来自主神经系统和消化管的内在神经系统的支配,两者共同调节消化管的运动和消化腺的分泌。外来神经系统包括交感神经和副交感神经,内在神经系统是由存在于消化管壁内的神经丛构成。外来神经系统和内在神经系统相互协调、共同完成消化器官活动的反射性调节,以维持胃肠功能的稳定。

(一)自主神经系统及其作用

消化管中除口腔、咽、食管上段及肛门外括约肌受躯体神经支配外,其他大部分都受到交感神经及副交感神经的双重支配。

1. 交感神经　支配消化管的交感神经节前纤维从脊髓胸腰段的侧角发出,经相应的神经节更换神经元,其节后纤维分布到胃肠各部。当情绪紧张、焦虑、剧烈运动等状态下,交感神经兴奋,节后纤维末梢释放去甲肾上腺素(NA),使胃肠运动减弱、消化腺分泌减少,括约肌收缩。总之,交感神经兴奋可抑制消化活动。

2. 副交感神经　支配消化管的副交感神经主要有迷走神经和盆神经。节前纤维分别由延髓和骶髓 2~4 节段发出,进入消化管在壁内神经丛中更换神经元,其节后纤维支配消化管平滑肌和腺体。机体在安静状态下,副交感神经兴奋,节后纤维末梢释放乙酰胆碱(ACh),使胃肠运动增加、消化腺分泌增加,括约肌舒张。总之,副交感神经兴奋可促进消化活动(图 6-2)。

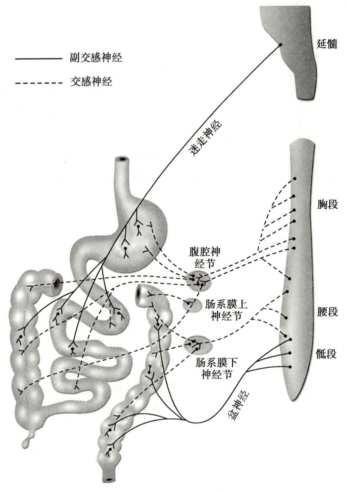

图 6-2　胃肠的神经支配示意图

（二）内在神经系统及其作用

壁内神经丛在消化系统中存在于从食管中段至肛门的消化管壁内,包括位于纵行肌和环行肌之间的肌间神经丛(欧氏神经丛)和位于黏膜下层的黏膜下神经丛(麦氏神经丛)两类,它们包括大量神经元及神经纤维。壁内神经丛内有感觉神经元、运动神经元和中间神经元,它们与进入消化壁的交感神经和副交感神经纤维联系,将胃肠壁内的各种感受器和效应器连接起来,形成复杂的神经网络,可独立完成调节消化腺分泌、消化管运动及血管舒缩的局部反射,不需要中枢参与。但在整体内,壁内神经丛的活动也受交感神经和副交感神经的调节(图6-3)。

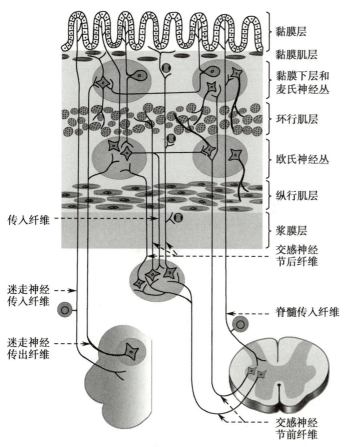

图 6-3　胃肠壁内神经丛及其外来神经丛的联系

考点提示

支配消化管的神经

四、胃肠激素

消化管是体内最大、最复杂的内分泌器官。目前已知,在胃肠道黏膜内散在分布着40多种内分泌细胞,总量超过体内所有内分腺细胞的总和。这些细胞都具有摄取胺的前体、进行脱羧而产生肽类或活性胺的能力。通常将这类细胞统称为APUD细胞(amine precursor uptake and decarboxylation cell)。由消化管内散在分布的内分泌细胞合成和释放的激素统称为胃肠激素(gastrointestinal hormone)。这些内分泌细胞对消化器官活动进行体液调节。

胃肠激素的生理作用非常广泛,各种激素的作用也不尽相同。主要作用是调节消化器官的功能。目前能确认的,对消化器官功能影响较大的胃肠激素主要包括促胃液素、缩胆囊素、促胰液素、抑胃肽和胃动素等,这五种胃肠激素的主要作用见表6-1。

表 6-1　五种胃肠激素的分泌部位和主要生理作用

激素名称	分泌部位	主要生理作用	引起释放的因素
促胃液素 （胃泌素）	胃窦、十二指肠黏膜	促进胃肠运动、黏膜生长，促进胃液（以 HCl 为主）、胰液和胆汁分泌	迷走神经、蛋白质消化产物
促胰液素 （胰泌素）	十二指肠、空肠黏膜	促进胰液中 HCO_3^- 和水的分泌，抑制胃液分泌和胃肠运动	盐酸、脂肪酸
缩胆囊素 （促胰酶素）	十二指肠、空肠黏膜	促进胰酶分泌，促进胆囊收缩和胆汁排放，促进小肠运动，促进胰腺外分泌组织生长	蛋白质的消化产物、脂肪酸
抑胃肽	十二指肠、空肠黏膜	抑制胃液分泌和胃的运动，促进胰岛素分泌	脂肪酸、葡萄糖、氨基酸
胃动素	胃、小肠、结肠黏膜	在消化间期刺激胃和小肠的运动	迷走神经、盐酸、脂肪

第二节　消化管各段的消化功能

一、口腔内消化

食物的消化过程从口腔开始。在口腔内食物被咀嚼、磨碎，并伴随舌的搅拌，使食物与唾液充分混合，形成食团，通过吞咽经食管进入胃。虽然食物在口腔内停留时间短暂，但食物对口腔的刺激可反射性引起胃肠活动增强和消化液分泌增加。

（一）唾液的成分及其作用

唾液是口腔内 3 对大唾液腺即腮腺、舌下腺、下颌下腺和口腔黏膜的小唾液腺分泌的混合液。正常成年人每日分泌唾液量为 1~1.5L。

1. 唾液的成分及作用　唾液是无色、无味、近于中性（pH 6.6~7.1）的低渗液体。其中水分约占 99%，有机物和无机物仅占 1%。唾液中的有机物主要包括唾液淀粉酶、溶菌酶、黏蛋白、球蛋白等，无机物包括 Na^+、K^+、Ca^{2+}、Cl^-、HCO_3^- 等。

唾液的主要作用：①湿润口腔和溶解食物，有利于咀嚼、吞咽和引起味觉。②清除口腔内食物残渣，起到清洁和保护口腔的作用。唾液不仅可以稀释、中和有害物质，其中的溶菌酶和免疫球蛋白还具有杀菌和杀病毒作用。③唾液淀粉酶可将淀粉分解成麦芽糖。④排泄功能，进入体内的某些物质如铅、汞和狂犬病毒等有害物质可通过唾液分泌而被排泄。

2. 唾液分泌的调节　唾液分泌的调节属于反射性调节，包括非条件反射和条件反射。进食时，食物对口腔产生机械、化学和温度等刺激引起唾液分泌属于非条件反射。进食前，食物的性状、颜色、气味、进食环境及有关语言等引起唾液分泌则属于条件反射，如望梅止渴。在这些刺激的作用下，口腔黏膜和舌的感受器兴奋，经传入神经（在第 V、VII、IX、X 对脑神经中）到达中枢（延髓、下丘脑和大脑皮层），然后通过传出神经到达效应器（唾液腺）调节其分泌。支配唾液腺的传出神经以副交感神经为主，其末梢释放的递质为 ACh，兴奋时可引起大量稀薄的唾液分泌。阿托品是抗乙酰胆碱药物，可抑制唾液分泌。当交感神经兴奋时，其末梢释放的递质为去甲肾上腺素，可引起少量黏稠的唾液分泌。

（二）咀嚼与吞咽

1. 咀嚼　咀嚼是由咀嚼肌群协调有序的收缩和舒张完成的反射性动作。其主要作用是对食物进行机械性加工，带动牙齿将大块的食物切割并磨碎，通过舌的搅拌使食物与唾液充分混合，形成食团，易于吞咽。咀嚼可使唾液淀粉酶与食物充分接触而产生化学性消化，还能加强食物对口腔内

各种感受器的刺激，反射性地引起胃液、胰液和胆汁的分泌以及消化管的运动，为食物下一步消化做好准备。

2. 吞咽　吞咽是指口腔内食团经咽和食管进入胃的过程，这是一种复杂的、高度协调的反射性动作。根据食团在吞咽时所经过的部位，可将吞咽动作分为三个时期。

(1) **口腔期**：指食团从口腔进入咽的时期；主要通过舌的运动把食团由舌背推向软腭至咽部，这是大脑皮层控制下的随意运动。

(2) **咽期**：是指食团从咽进入食管上端的时期。此时软腭上举、咽后壁向前突出，封闭鼻后孔；喉头上升贴紧会厌，盖住喉口以免食物进入气管，呼吸暂停；食管上口张开，食团从咽部进入食管。

(3) **食管期**：是指食团由食管上端经贲门进入胃的时期，主要通过食管的蠕动实现将食团推送入胃。蠕动是消化管平滑肌顺序舒缩并向前推进的波形运动，表现为食团上端的环形肌收缩形成收缩波，食团下端的环形肌舒张形成舒张波，推送食团沿食管下行缓慢地进入胃内（图6-4）。蠕动是消化管平滑肌共有的一种运动形式。

食管与胃之间在解剖结构上并不存在括约肌，但在食管下端与胃连接处有一段长 1~3cm 的高压区，其内压比胃内压高 5~10mmHg，在正常情况下，能阻止胃内容物逆流入食管，起到生理括约肌的作用，故将其称为食管下括约肌。当食管受到食团刺激时，可反射性地引起食管下括约肌舒张，便于食物通过；食团进入胃内后又可反射性引起食管下括约肌收缩，防止胃内容物反流入食管。如果食管下括约肌张力减弱，可造成酸性胃液反流入食管，损伤食管黏膜，引起反流性食管炎；但食管下括约肌紧张性过高，又会引起吞咽困难。

吞咽反射的基本中枢位于延髓，临床上某些患者（如昏迷、神经系统疾病或深度麻醉），可因延髓受到抑制而导致吞咽反射障碍，食物或上呼吸道的分泌物易误入气管，发生窒息，因而必须加强对上述患者的护理。

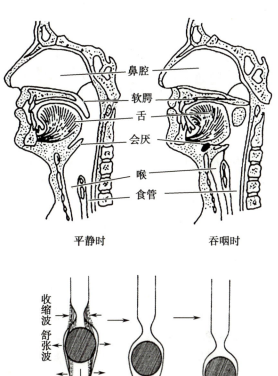

图6-4　吞咽过程

二、胃内消化

胃是消化管内最膨大的部分，具有暂时储存食物和初步消化食物的功能。成人胃容量为 1~2L。食物进入胃后，经胃的机械性和化学性消化，由食团变成食糜，而后逐次、少量地通过幽门进入十二指肠。

（一）胃液

胃对食物的化学性消化是通过胃液来实现的。胃液由胃腺（贲门腺、泌酸腺和幽门腺）和胃黏膜上皮细胞分泌。正常成人每日分泌量为 1.5~2.5L。

1. 胃液的成分及作用　纯净的胃液是一种无色的酸性液体，pH 为 0.9~1.5。胃液的成分除含大量水外，主要包括盐酸、胃蛋白酶原、内因子和黏液，其余为 HCO_3^-、Na^+、K^+ 等无机物。

(1) **盐酸**：也称胃酸，由泌酸腺中壁细胞分泌。盐酸的主要作用：①激活胃蛋白酶原，使其转变为胃蛋白酶，并为胃蛋白酶提供适宜的酸性环境；②使食物中蛋白质变性，易于水解；③杀灭随食

物进入胃内的细菌；④盐酸进入小肠后可促进胰液、胆汁和小肠液的分泌；⑤盐酸可促进钙、铁在小肠内的吸收。若盐酸分泌不足或缺乏，可引起腹胀、腹泻等消化不良症状；盐酸分泌过多，则对胃和十二指肠黏膜有侵蚀作用，可能诱发消化性溃疡。

盐酸在胃液中大部分呈游离状态，称为游离酸；另一小部分与蛋白质结合成盐酸蛋白盐，称为结合酸。两者在胃液中的总浓度称为胃液的总酸度。正常人空腹时盐酸排出量称为基础酸排出量，为 0~5mmol/h。基础酸排出量具有昼夜节律性，即早晨 5~11 时分泌率最低，午后 6 时至次晨 1 时分泌率最高。在食物或某些药物等因素刺激下，盐酸排出量可高达 20~25mmol/h。盐酸的分泌量与壁细胞的数目和功能状态直接相关。遗传性高胃酸体质者壁细胞数目可为正常人的 10~30 倍。

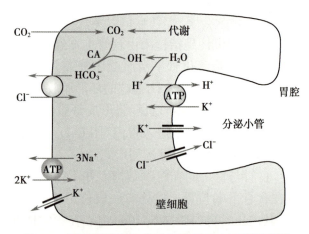

壁细胞分泌盐酸的基本过程见图 6-5：盐酸中的 H^+ 来自壁细胞内水的解离。依靠胃黏膜上皮细胞管腔膜的质子泵将 H^+ 分泌至胃腔内。质子泵是一种镶嵌于膜内的转运蛋白（即 H^+-K^+-ATP 酶），具有转运 H^+、K^+ 和水解 ATP 的功能，其每水解一分子 ATP 可驱使一个 H^+ 分泌到胃腔内，同时从胃腔内换回一个 K^+。测定结果表明，胃液中 H^+ 浓度为 150~170mmol/L，比血液中 H^+ 的浓度高 300 万~400 万倍。由此可见，壁细胞分

图 6-5　胃黏膜壁细胞分泌盐酸的基本过程示意图

泌 H^+ 是逆着巨大浓度差进行的，需要消耗大量能量，是一种主动分泌的过程。质子泵已被证实是各种因素引起胃酸分泌的最后通路。选择性质子泵抑制剂（如奥美拉唑）可有效抑制胃酸分泌，被临床用于治疗胃酸分泌过多引起的消化性溃疡。

壁细胞分泌盐酸的过程、假饲实验、胰液的分泌

（2）胃蛋白酶原：胃蛋白酶原主要由泌酸腺主细胞分泌，不具活性。进入胃腔后，在盐酸和已被激活的胃蛋白酶的作用下，转变为有活性的胃蛋白酶。胃蛋白酶可将食物中的蛋白质水解成䏡、胨、少量多肽和氨基酸。胃蛋白酶的最适 pH 为 1.8~3.5，当 pH 大于 5 时，胃蛋白酶活性消失。因此，临床上可用胃蛋白酶和稀盐酸合剂治疗胃酸分泌不足而导致的消化不良。

（3）**黏液和碳酸氢盐**：胃内黏液由胃黏膜表面上皮细胞、胃腺的黏液细胞共同分泌，主要成分为糖蛋白。黏液具有黏滞性，可覆盖在胃黏膜表面，形成凝胶状的保护层，具有润滑作用，可减少粗糙食物对胃黏膜的机械性损伤。胃内的碳酸氢盐（HCO_3^-）主要由胃黏膜表面上皮细胞产生，可与黏液一起共同构成黏液 - 碳酸氢盐屏障（图 6-6），有效阻挡 H^+ 向胃黏膜扩散，保护胃黏膜免受强酸侵蚀。因为黏液的黏稠度为水的 30~260 倍，胃腔内的 H^+ 向胃壁扩散时，经过此黏液层时，其移动速度大大减慢，同时还将与 HCO_3^- 相遇，两者在黏液层中发生中和作用，形成一个跨黏液层的 pH 梯度，即黏液层近胃腔侧的 pH 约 2.0，呈酸性；近胃黏膜上皮细胞侧的 pH 为 7.0，呈中性。这不但避免了 H^+ 对胃黏膜的直接侵蚀，而且使胃蛋白酶在此处失去活性，从而有效地保护胃黏膜被自身的胃液消化。

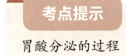
考点提示

胃酸分泌的过程

（4）**内因子**：内因子是由胃腺壁细胞分泌的一

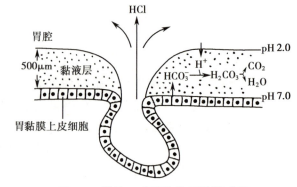

图 6-6　黏液 - 碳酸氢盐屏障模式图

种糖蛋白。该糖蛋白有两个活性部位，一个部位可与进入胃腔内的维生素 B_{12} 结合成复合物，保护其不被小肠内水解酶破坏；另一个部位则与回肠黏膜上皮细胞的受体结合，促进维生素 B_{12} 的吸收。因此，当内因子缺乏时，将引起维生素 B_{12} 吸收障碍，影响红细胞生成，引起巨幼细胞贫血。

考点提示

胃的自身保护机制

2.胃液分泌的调节　空腹时胃液的分泌量很少，进食后胃液大量分泌，其分泌的调节机制，一般按接受食物刺激的部位，分成三个时期即头期胃液分泌、胃期胃液分泌和肠期胃液分泌（图 6-7）。

考点提示

胃液的成分及作用

（1）**头期胃液分泌**：头期胃液分泌是指进食刺激头面部感受器（如眼、耳、鼻、口腔、咽、食管等）反射性地引起胃液分泌。包括条件反射和非条件反射两种。条件反射是指食物的形、味、声等刺激视、嗅、听等感受器，引起的胃液分泌。非条件反射是指当咀嚼和吞咽时，食物直接刺激了口腔和咽喉等处的机械和化学感受器，这些感受器的传入冲动传到位于延髓、下丘脑、边缘叶和大脑皮层反射中枢后，再由迷走神经传出引起胃液分泌。头期胃液分泌的特点是：持续时间长，分泌量多（约占整个消化期分泌总量的 30%），酸度和胃蛋白酶原含量都很高，消化力强。头期胃液分泌量的多少与食欲和情绪也有很大关系。人在情绪低下或惊恐时，头期胃液分泌可显著减少。

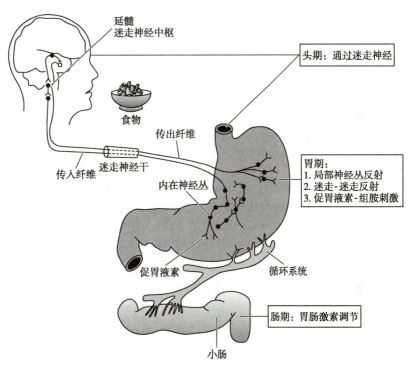

图 6-7　消化期胃液分泌的时相及其调节

（2）**胃期胃液分泌**：胃期胃液分泌是指食物入胃后引起的胃液分泌，主要通过机械性和化学性刺激，促进胃液分泌。此期分泌时间长达 3~4h，其特点是：分泌量最多（约占整个消化期分泌总量的 60%），酸度也高，但胃蛋白酶原含量却比头期少，故消化力较头期弱。

（3）**肠期胃液分泌**：肠期胃液分泌是指食糜进入十二指肠后，刺激小肠所引起的胃液分泌。食糜进入小肠后，通过机械性和化学性刺激，使十二指肠黏膜的 G 细胞释放促胃液素和肠泌酸素，从而刺激胃液分泌。肠期胃液分泌的特点是：分泌量少（约占整个消化期分泌总量的 10%），酸度和胃蛋白酶原的含量都很低。

正常消化期的胃液分泌不仅受到各种兴奋性因素调节，还受到各种抑制性因素的调节。抑制胃液分泌的因素除精神、情绪因素外，主要包括：①盐酸，当胃腔内的盐酸分泌过多即胃内的 pH 降到 1.2~1.5 或十二指肠内的 pH 降到 2.5 以下时，便可对胃液分泌产生抑制作用，使胃液分泌减少；②脂肪，进入小肠内的脂肪及其消化产物可刺激肠抑胃素释放，抑制胃液分泌；③高渗溶液，高渗溶液进入小肠后，刺激小肠内渗透压感受器，通过肠 - 胃反射抑制胃液分泌。

（二）胃的运动及其控制

胃不仅可以容纳食物，还能磨碎食物，使食物与胃液充分混合，形成食糜，并逐步将食糜排入

十二指肠内，胃对食物的机械性消化是通过胃的运动实现的。

1. 胃的运动形式

（1）**容受性舒张**：进食时食物刺激口腔、咽和食管等处的感受器，反射性引起胃壁平滑肌舒张，称为容受性舒张。胃的容受性舒张使胃腔的容量由空腹时的 50ml 增大到进食后的 1~2L。其生理意义是：使胃能容纳大量食物，同时保持胃内压相对稳定。

（2）**紧张性收缩**：胃壁平滑肌经常处于一定程度的缓慢且持续收缩状态，称为紧张性收缩。其生理意义在于维持胃的正常位置和形态。进食后紧张性收缩逐渐加强，使胃内压升高，有利于胃液渗入食物，促进化学性消化。紧张性收缩是胃其他运动形式的基础。临床上出现的胃下垂或胃扩张，都与胃的紧张性收缩降低有关。

（3）**蠕动**：胃的蠕动在食物进入胃后 5min 左右开始。蠕动波起始于胃的中部，有节律地向幽门方向推进，频率约为每分钟 3 次。通常一个蠕动波需要 1min 左右到达幽门，且一波未平一波又起；另外，蠕动波在向幽门传播过程中，波的深度和速度都逐步增加，一直传到幽门。其生理意义在于磨碎进入胃内的食团，使之与胃液充分混合形成食糜，并将食糜逐步推入十二指肠（图 6-8）。

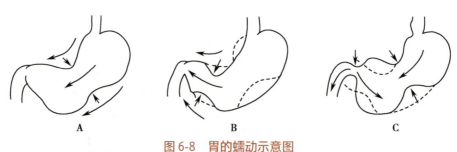

图 6-8　胃的蠕动示意图

A. 胃的蠕动起始于胃的中部，向幽门方向推进；B. 并可将食糜推入十二指肠；C. 强有力的收缩波将部分食糜反向推回到近侧胃窦或胃体，使食糜在胃内进一步被磨碎。

2. 胃排空及其控制　食糜由胃排入十二指肠的过程称为胃排空。一般在食物进入胃后 5min 即有食糜被排入十二指肠。胃排空速度与食物的总量、理化性质和胃的运动情况有关。一般来说，流质或碎的小块食物排空较快；而黏稠或大块食物排空较慢。在三大类营养物质中，糖类排空最快，蛋白质次之，脂肪最慢。混合性食物完全排空通常需要 4~6h。

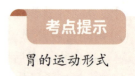

考点提示

胃的运动形式

胃排空受胃和十二指肠两方面因素的控制。一方面，胃内压升高是胃排空的动力。胃内容物增多，对胃壁产生机械性和化学性刺激，通过神经和体液因素的作用，使胃运动加强，胃内压升高，超过十二指肠内压时，幽门括约肌舒张，胃内食糜顺压力差进入十二指肠；另一方面，幽门和十二指肠的收缩是胃排空的阻力。食糜进入十二指肠后，食糜中的盐酸、脂肪、高渗溶液及食糜本身的体积等，均可刺激十二指肠壁上的感受器，反射性抑制胃的运动，使胃排空减慢，这种反射称为肠-胃反射，该反射对盐酸的刺激尤为敏感。

3. 呕吐　呕吐是将胃及十二指肠内容物经口腔强力驱出的一种反射性动作，其中枢位于延髓，与呼吸中枢、心血管中枢有密切联系，因而呕吐时常伴随呼吸急促、心跳加快以及恶心、流涎等复杂反应。引起呕吐的原因很多，机械性或化学性刺激作用于舌根、咽部、胃、大小肠、胆总管、腹膜、泌尿生殖器官等部位的感受器，均可引起呕吐；视觉或内耳前庭器官受到刺激，也可引起呕吐；颅内压增高时可直接刺激呕吐中枢，引起喷射性呕吐。呕吐是一种具有保护性意义的防御反射，通过呕吐可把胃内有害的物质在未被吸收前排出体外。因此，临床上常通过刺激舌根和咽部进行催吐或使用药物催吐，达到排出毒物的目的。但长期剧烈呕吐会影响进食和正常的消化活动，使大量消化液丢失，严重时造成体内水、电解质和酸碱平衡紊乱。

胃食管反流

胃食管反流是指胃十二指肠内容物反流入食管引起烧心等症状,根据是否导致食管黏膜糜烂、溃烂,分为反流性食管炎及非糜烂性反流病。胃食管反流是多种因素造成的以食管下括约肌功能障碍为主的胃食管动力障碍性疾病,直接损伤因素是胃酸、胃蛋白酶及胆汁(非结合胆盐和胰酶)等反流物。贲门失弛缓症手术后、食管裂孔疝、腹内压增高(如妊娠、肥胖、腹水、呕吐、负重劳动等)及长期胃内压增高(如胃扩张、胃排空延迟等),均可使食管下括约肌功能障碍或一过性食管下括约肌松弛延长;当食管的清除能力和黏膜屏障不足以抵抗反流物的损伤时,则可出现此病。

三、小肠内消化

食糜由胃进入十二指肠后即开始小肠内消化。小肠内消化是食物整个消化过程中最为重要的阶段,食糜在小肠内停留时间一般为 3~8h。其间,小肠运动对食糜进行机械性消化,胰液、胆汁和小肠液对食糜进行化学性消化。消化后的许多营养物质也都在小肠被吸收。食糜经过小肠后,消化和吸收过程基本完成,未被消化的食物残渣则进入大肠。

(一)胰液

胰腺是参与食物消化过程中最重要的器官之一,兼有内、外分泌功能。内分泌部即胰岛,分泌胰岛素和胰高血糖素等(详见第十二章);外分泌部由胰腺的腺泡细胞和导管组成,分泌胰液。正常成人每日分泌量为 1~2L。

1. 胰液的成分及作用 胰液是无色、无味的碱性液体,pH 为 7.8~8.4。胰液中的成分包括水、无机物和有机物。无机物主要为碳酸氢盐,是由胰腺的小导管上皮细胞分泌的。有机物主要包括胰淀粉酶、胰脂肪酶、胰蛋白酶原和糜蛋白酶原等多种消化酶,是由胰腺的腺泡细胞分泌的。

(1)**碳酸氢盐**:主要作用是中和进入十二指肠的胃酸,保护肠黏膜免受强酸侵蚀,同时为小肠内多种消化酶的作用提供适宜的碱性环境(pH 7~8)。

(2)**胰淀粉酶**:主要作用是将淀粉水解为麦芽糖,其水解效率很高,此酶不需要激活就具有活性,胰淀粉酶作用的最适宜 pH 为 6.7~7.0。

(3)**胰脂肪酶**:主要作用是将脂肪分解为甘油、脂肪酸和甘油一酯。它的最适 pH 为 7.5~8.5。目前认为,胰脂肪酶只有在胰腺分泌的另一种小分子蛋白质 - 辅脂酶存在的条件下才能发挥作用。辅脂酶与胰脂肪酶形成一种高亲和度的复合物,牢固黏附在脂肪颗粒表面,以发挥其分解脂肪的作用。

(4)**胰蛋白酶原和糜蛋白酶原**:两者都以无活性的酶原形式存在于胰液中。小肠液中的肠激酶是激活胰蛋白酶原的特异性酶,可使胰蛋白酶原转变为胰蛋白酶,胰蛋白酶又可通过正反馈激活胰蛋白酶原,同时又可将糜蛋白酶原激活为糜蛋白酶。胰蛋白酶和糜蛋白酶作用极为相似,都能分解蛋白质:两者单独作用时,都可将蛋白质分解为䏲和胨;两者协同作用,可将蛋白质分解为小分子多肽和氨基酸。

正常情况下,胰液中的蛋白酶并不消化胰腺本身,因为除了胰蛋白酶以酶原形式分泌外,胰液中还有少量胰蛋白酶抑制物,它可与胰蛋白酶结合使之失活。但在病理情况下,如急性胰腺炎,大量胰蛋白酶原被激活,少量胰蛋白酶抑制物很难抑制大量胰蛋白酶的活性,从而导致胰腺发生自身消化。

由于胰液中含有水解三大营养物质的消化酶,因而是所有消化液中消化功能最全面、消化能力

最强的一种消化液。当胰液分泌减少时，即使其他消化液分泌都正常，机体也将出现消化不良的现象，尤其是脂肪和蛋白质不能被完全消化和吸收，从而出现胰性腹泻。

2. 胰液分泌的调节　空腹时，胰液几乎不分泌。进食后，胰液开始分泌，这种分泌受到神经和体液因素的双重调节。食物的形状、气味以及食物对口腔、食管、胃、小肠的刺激，都可通过条件反射和非条件反射引起胰液分泌。其反射的传出神经是迷走神经。迷走神经可通过其

考点提示

胰液的成分及作用

末梢释放 ACh 直接作用于胰腺腺泡促进其分泌。这种分泌的特点是酶的含量丰富，而水和碳酸氢盐的含量少。体液因素对胰液分泌的调节更为重要，促胰液素和缩胆囊素是调节胰液分泌的主要激素。

(1) **促胰液素**：可促进胰腺的小导管上皮细胞分泌大量的水和 HCO_3^-，使胰液量大增，但胰酶增加却很少。

(2) **缩胆囊素**：可刺激胰腺的腺泡细胞分泌各种胰酶，对胰液中的水和 HCO_3^- 分泌作用较弱。另外，蛋白质和脂肪的分解产物及盐酸对这两种激素的释放具有很强的刺激作用。

(二) 胆汁

胆汁由肝细胞持续分泌。非消化期，肝脏分泌的胆汁主要储存于胆囊内。消化期，胆汁经左右肝管及胆总管直接排入十二指肠。同时，由于食物及消化液刺激胆囊收缩，储存于胆囊内的胆汁也排入十二指肠。

1. 胆汁的成分及作用　胆汁是有色、味苦、质地较稠的液体。肝胆汁为金黄色，pH 约为 7.4；在胆囊中储存过的胆汁因浓缩和碳酸氢盐的吸收呈深棕色，pH 约为 6.8。成人每天分泌量为 0.8~1.0L。

胆汁的成分较为复杂，除水和 Na^+、K^+、HCO_3^- 等无机物外，主要含有胆盐、胆色素、胆固醇和卵磷脂等有机物。胆汁不含有消化酶，但对脂肪的消化和吸收具有重要意义。

胆汁的主要作用：①乳化脂肪，胆汁中的胆盐、胆固醇和卵磷脂等可作为乳化剂，降低脂肪的表面张力，使脂肪乳化成极小的脂肪微粒，从而增加脂肪酶的作用面积，有利于脂肪的消化；②促进脂肪吸收，胆盐能与不溶于水的脂肪分解产物结合成水溶性微胶粒，并将其运送到肠黏膜表面，促进其吸收；③促进脂溶性维生素（A、D、E、K）的吸收；④促进胆汁自身分泌：随胆汁进入小肠的胆盐，约 95% 在回肠末端被吸收入血，通过肝门静脉重新回到肝，再次参与组成胆汁成分，此过程称为胆盐的肠-肝循环。返回到肝的胆盐有刺激肝细胞分泌胆汁的作用，称为胆盐的利胆作用。

考点提示

胆盐的作用

2. 胆汁分泌和排出的调节　消化管内食物是引起胆汁分泌和排放的自然刺激物。高蛋白食物引起胆汁排放量最多，其次是高脂肪或混合食物，糖类食物作用最小。在胆汁的排放过程中，胆囊和肝胰壶腹括约肌（Oddi 括约肌）收缩的活动是相互协调的，即胆囊收缩，Oddi 括约肌舒张；相反，胆囊舒张时，Oddi 括约肌收缩。胆汁分泌和排出受神经和体液因素双重调节，以体液调节为主。神经对胆汁分泌和排放的作用较弱。进食动作、食物对胃和小肠的刺激可引起迷走神经兴奋，胆汁分泌少量增加，胆囊收缩轻度增强。而促胃液素、促胰液素和缩胆囊素等胃肠激素的释放，都可使胆囊收缩、Oddi 括约肌舒张、胆汁大量排放。此外，返回到肝的胆盐有刺激肝细胞分泌胆汁的作用，但对胆囊的运动并无明显影响。

(三) 小肠液

小肠液是由十二指肠腺和小肠腺分泌的弱碱性液体，pH 约为 7.6，成年人每日分泌量为 1~3L。

1. 小肠液的成分及作用　小肠液中除含有水和无机盐外，还有肠激酶和黏蛋白等。其主要作用有：①稀释作用，大量小肠液可稀释消化产物，使其渗透压降低，有利于水和营养物质吸收；②保护作用，小肠液能中和进入十二指肠内的盐酸，保护十二指肠黏膜免受盐酸侵蚀；③消化作用，小

肠液中的肠激酶可激活胰蛋白酶原使其转变为胰蛋白酶，促进蛋白质的消化。此外，小肠上皮细胞内还存在多种消化酶，如分解寡肽的肽酶、分解双糖的蔗糖酶和麦芽糖酶等，它们对一些进入小肠上皮细胞内的营养物质继续起消化作用。如果这些消化酶随小肠上皮细胞脱落到肠腔内，则不起消化作用。

2. 小肠液分泌的调节　小肠液的分泌在不同的条件下，分泌量有较大的变化。食糜对肠黏膜的机械性和化学性刺激均可引起小肠液分泌。小肠内食糜量越大，分泌量越多。此外，促胃液素、促胰液素、缩胆囊素和血管活性肠肽等都能刺激小肠液分泌。

（四）小肠的运动

1. 小肠运动的形式

（1）**紧张性收缩**：紧张性收缩能使小肠保持其基本形状和位置，是小肠进行其他运动的基础。当小肠紧张性降低时，肠内容物的混合和推送减慢；相反，当小肠紧张性升高时，肠内容物的混合和推进加速。

（2）**分节运动**：分节运动是一种以小肠壁环行肌的收缩和舒张为主的节律性运动，是小肠特有的运动形式。在有食糜所在的肠管处，环行肌以一定距离间隔同时收缩，把食糜分割成许多节段。随后，原来收缩处舒张，舒张处收缩，使原来一个节段的食糜分割为两半，相邻的两半则合并形成一个新的节段，如此反复进行，食糜得以不断分开，又不断混合（图6-9）。这种分节运动在空腹时几乎不存在，在进食后，分节运动逐渐增强。分节运动的生理意义在于：①使食糜与消化液充分混合，有利于化学性消化；②增加食糜与肠黏膜的紧密接触，利于吸收；③挤压肠壁，促进血液和淋巴液回流。

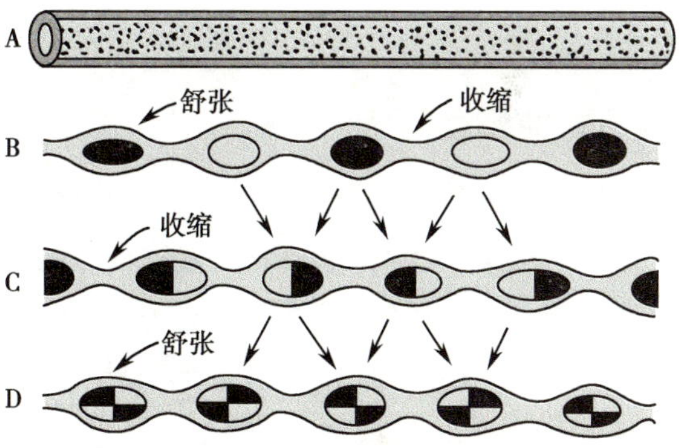

图6-9　小肠分节运动示意图

（3）**蠕动**：蠕动可始于小肠任何部位，将食糜向大肠方向推进，其速度为0.5~2.0cm/min。蠕动波很弱，通常将食糜推进数厘米后即消失，其作用是将食糜向小肠远端推进一段后，在新的肠段进行分节运动。此外，小肠内还有一种进行速度快（2~25cm/s），传播距离较远的蠕动，称为蠕动冲。它可将食糜从小肠始端迅速推送到小肠末端，甚至大肠。

考点提示

小肠的运动形式

小肠蠕动时，肠管内气体和液体随之流动，产生一种持续的气过水声，称为肠鸣音。正常情况下，肠鸣音每分钟4~5次。肠蠕动亢进时，肠鸣音增强；肠麻痹时肠鸣音减弱或消失，故临床上可根据肠鸣音的强弱来判断肠管的活动情况。

2. 小肠运动的调节　小肠的运动主要受小肠壁内在神经丛的调节。食糜对小肠的机械性和化学性刺激，可通过内在神经丛的局部反射使小肠运动加强。在整体情况下，外来神经也可以调节小肠运动，一般来说，副交感神经兴奋能加强小肠运动，交感神经兴奋则抑制小肠运动。切断支配小肠的外来神经，小肠运动仍可进行，因此，外来神经的作用一般是通过小肠壁内在神经丛实现的。促胃液素、缩胆囊素和ACh等体液因子可促进小肠运动；促胰液素、肾上腺素和胰高血糖素可抑制小肠运动。

3. 回盲括约肌的功能　在回肠末端与盲肠交界处，环行肌明显增厚，起着括约肌的作用，称为回盲括约肌。该肌经常保持一定的收缩状态。进食后，当蠕动波到达回肠末端时，回盲括约肌舒张，有3~4ml的内容物推入大肠。而当进入大肠的内容物刺激盲肠时，可通过内在神经丛的局部反射引起回盲括约肌收缩，限制内容物通过，从而防止内容物过快进入大肠。此外，回盲括约肌还具有活瓣样作用，可阻止大肠内容物反流入回肠。

四、大肠的功能

人类大肠没有重要的消化活动，其主要功能在于吸收水分、无机盐和某些维生素，暂时储存食物残渣，形成粪便排出体外。

（一）大肠液

大肠液由大肠黏膜表面的柱状上皮细胞及杯状细胞分泌，是一种碱性而黏稠的液体，pH 为 8.3~8.4。大肠液的主要成分是黏液和碳酸氢盐，主要作用是保护肠黏膜和润滑粪便。

（二）大肠内细菌的作用

大肠内的细菌来自空气和食物，占粪便固体总量的 20%~30%。由于大肠内容物移动缓慢，且大肠内的 pH 和温度较适宜细菌的繁殖和活动，因此细菌在此大量繁殖。细菌中的酶能对食物残渣进行分解。细菌对糖和脂肪的分解称为发酵，其产物有乳酸、醋酸、CO_2、甲烷、脂肪酸等；细菌对蛋白质的分解称为腐败，其产物有氨基酸、氨、硫化氢、组胺和吲哚等，其中有的成分由肠壁吸收后经肝进行解毒。

大肠内细菌还能利用某些简单的物质合成维生素 B 复合物和维生素 K，经肠壁吸收后被机体所利用。若长期使用广谱抗生素，会抑制或杀死肠道内大量细菌，可引起维生素 B 复合物和维生素 K 的缺乏。

知识拓展

肠道菌群及生理意义

人体是一个共生微生物的载体，肠道是体内细菌定植的主要场所，其内定植的细菌具有数量巨大、多样化、复杂性和动态性的特点，构成了人体的肠道菌群（intestinal microflora）。

肠道菌群能直接或间接地影响人体的多种生理功能：①抗菌作用，肠道菌群通过占据肠道空间和产生抗菌物质，抑制有害菌的生长，维持肠道微生态平衡，防止病原菌感染；②调节并维持天然免疫系统和适应性免疫系统正常功能；③肠道菌群参与食物的分解和消化；④其他方面，肠道菌群通过肠 - 脑轴传递信号，影响睡眠、情绪和认知功能等方面。

越来越多的研究证实了肠道菌群与人体健康的密不可分。因此，了解如何维持肠道菌群平衡是我们追求健康生活的重要一环。

（三）大肠运动形式和排便

大肠运动少而慢，对刺激的反应较为迟缓，该特点有利于大肠吸收水分和储存粪便。

1. 大肠运动形式

（1）**袋状往返运动**：是由环行肌不规律收缩所引起的运动形式，使结肠袋中的内容物不断地混合，并向前、后两个方向做短距离位移。这种运动有利于促进水的吸收，常见于空腹和安静时。

（2）**分节推进和多袋推进运动**：分节推进运动是指环行肌有规则的收缩，将一个结肠袋的内容物推移到下一邻近肠段的运动，收缩结束后，肠内容物不返回原处。如果一段结肠上同时发生多个结肠袋收缩，并将其内容物向下推动，称为多袋推进运动。进食后或副交感神经兴奋时这种运动形式增加。

（3）**蠕动**：大肠通常蠕动较缓慢，有利于吸收水分和储存粪便。此外，大肠还有一种收缩力强，行进速度快而推进距离远的蠕动，称为集团蠕动。它通常开始于横结肠，可将部分大肠内容物送至降结肠或乙状结肠。集团蠕动每日 1~3 次，常发生在进食后，多见于早餐后 1h 以内，属于生理现象，在儿童较明显。

2. 排便　食物残渣在大肠内停留 10h 以上，大部分水、无机盐和维生素被大肠黏膜吸收，其余部分形成粪便。粪便中除食物残渣外，还包括脱落的肠上皮细胞和大量细菌。此外，粪便中还包含机体的一些代谢产物，例如由肝脏排出的胆色素衍生物，以及由血液通过肠壁排至肠腔中的某些重金属，如钙、汞、镁等。

排便是一种反射活动。通常直肠内没有粪便，当大肠蠕动将粪便推入直肠后，直肠内压力升高，刺激直肠壁的感受器，冲动沿盆神经和腹下神经传至脊髓腰骶段的初级排便中枢，同时上传至大脑皮层的高级中枢，产生便意。如果外界条件许可，大脑皮层的下行冲动可兴奋初级排便中枢，通过盆神经使降结肠、乙状结肠和直肠平滑肌收缩，肛门内括约肌舒张，同时抑制阴部神经使其传出冲动减少，肛门外括约肌舒张，粪便排出体外。如果条件不允许，大脑皮层则抑制初级排便中枢的活动，暂时控制排便（图 6-10）。

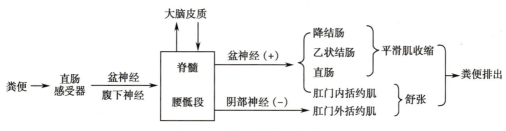

图 6-10　排便反射过程示意图

若经常控制便意而不排便，直肠壁内牵张感受器的敏感性下降，将不易产生便意。另外，粪便由于在大肠内停留时间过久，水分被过多吸收而变干硬，引起排便困难，这是产生便秘的最常见原因。人类消化系统没有消化纤维素的酶，所以食物中的纤维素不能被人体分解，而纤维素能吸收保留水分，使粪便变软、体积增大，刺激肠运动，缩短粪便在大肠内的停留时间，故食用富含纤维素的食物利于排便，减少便秘的发生。

直肠黏膜受炎症刺激时敏感性加强，少量粪便和黏液即可引起便意和排便反射，且便后常有未尽的感觉，常见于痢疾或肠炎。若发生截瘫，导致初级排便中枢与高级中枢的联系中断，排便失去大脑皮层意识的支配，直肠内有粪便即可排出体外，称为大便失禁。若初级排便中枢受损，粪便不能排出，称大便潴留。

第三节　吸　收

食物经口腔、胃和小肠的消化后，大分子物质变成了可吸收的小分子物质，并通过消化管黏膜进入血液或淋巴液。由此可见，消化是吸收的前提，吸收是消化的目的。

一、吸收的部位和途径

消化管不同部位的吸收能力和吸收速度不同，这主要取决于消化管的组织结构，以及食物在各部位的消化程度和停留时间。口腔和食管内，食物不被吸收，口腔仅吸收硝酸甘油等少量药物；胃的吸收很少，仅能吸收酒精和少量水分；小肠是吸收的主要部位，糖类、蛋白质和脂肪的消化产物大部分在十二指肠和空肠内被吸收，回肠具有主动吸收胆盐和维生素 B_{12} 的功能；大肠则主要吸收水分和盐类（图 6-11）。

小肠之所以是吸收的主要部位，是因为：①小肠吸收面积大。人体小肠长度可达 4~5m，小肠黏膜有许多环形皱襞，皱襞上有大量绒毛，绒毛表面的柱状上皮细胞还有许多微绒毛。环形皱襞、绒毛和微绒毛的存在，使小肠黏膜的吸收面积比同样长度的单圆柱面积增加 600 倍，可达

200~250m²。②食物在小肠内已被充分消化成可以吸收的小分子物质。③食物在小肠内停留时间较长，一般为 3~8h。④小肠绒毛内有丰富的毛细血管、毛细淋巴管，还有平滑肌和神经纤维，平滑肌的舒缩可使绒毛有节律地伸缩和摆动，可促进血液和淋巴液回流，有利于吸收（图 6-12）。

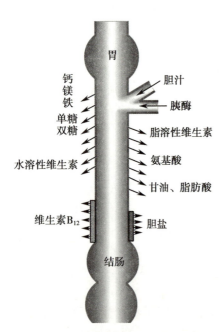

图 6-11　不同营养物质在消化管中吸收部位

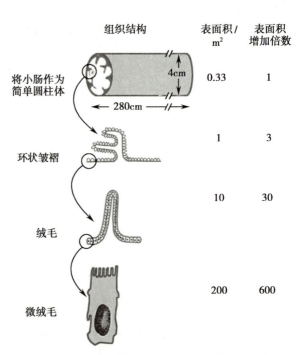

图 6-12　小肠黏膜皱襞、绒毛和微绒毛示意图

二、主要营养物质的吸收

（一）糖的吸收

食物中的糖类一般需分解为单糖才能被吸收。各种单糖被吸收的速率差异很大，葡萄糖最快，并且是小肠内最主要的单糖，约占总量的 80%。葡萄糖的吸收方式属于继发性主动转运，其能量来自 Na^+ 泵的活动。小肠黏膜上皮细胞刷状缘膜中存在 Na^+- 葡萄糖同向转运体，在顺浓度差转运 Na^+ 入胞的同时，也为葡萄糖的转运提供动力，使葡萄糖逆浓度差转入细胞内。进入细胞内的葡萄糖又经葡萄糖载体，以易化扩散的方式进入组织间隙，随后入血（图 6-13）。

（二）蛋白质的吸收

食物中的蛋白质经消化分解为氨基酸后才能被吸收，吸收途径是直接进入血液，吸收部位主要集中在小肠上段。其吸收机制与单糖吸收相似，也是继发性主动转运。

（三）脂肪的吸收

脂肪的消化产物为甘油、脂肪酸和甘油一酯等，它们与胆汁中的胆盐形成混合微胶粒，靠胆盐的亲水性通过小肠黏膜上皮细胞表面的静水层，然后甘油一酯、脂肪酸逐渐从混合微胶粒中释放出来，再透过肠黏膜上皮

考点提示

为什么小肠是主要的消化吸收场所

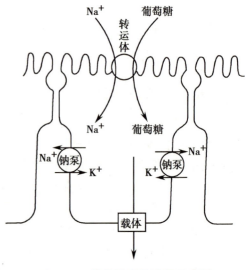

图 6-13　葡萄糖吸收途径示意图

细胞管腔膜进入细胞。

进入肠黏膜上皮细胞内的脂肪酸和甘油一酯的去路取决于脂肪酸分子的大小。其中的中、短链甘油三酯水解产生的脂肪酸和甘油一酯是水溶性的，可直接进入血液。而长链脂肪酸则再被酯化成甘油三酯，与细胞中的载脂蛋白结合，形成乳糜微粒进入毛细淋巴管。由于人类膳食中的动物油、植物油含长链脂肪酸较多，所以脂肪的吸收途径以淋巴为主（图6-14）。

葡萄糖的吸收和脂肪的吸收

（四）无机盐的吸收

1. 钠的吸收 成人每天摄入 Na^+ 为 5~8g，每日分泌入消化液中的 Na^+ 为 20~30g，而每日吸收的 Na^+ 为 25~30g，这说明肠内容物中 95%~99% 的 Na^+ 已被吸收。

Na^+ 的吸收是主动的，吸收部位主要在空肠。吸收的原动力来自肠黏膜上皮细胞基底侧膜上的钠泵。钠的吸收可为葡萄糖、氨基酸和水的吸收提供动力。

2. 铁的吸收 人体每日吸收的铁约 1mg，仅为摄入量的 5%~10%。其吸收量的多少与人体对铁的需求量有关，如孕妇、儿童和急性失血者对铁的需求量较大，吸收量也相应增加。

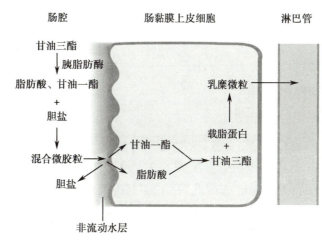

图6-14　脂肪在小肠内消化和吸收的主要形式

铁的吸收是主动过程，吸收的主要部位在十二指肠和空肠。食物中的铁大部分是 Fe^{3+}，不易被吸收，只有被维生素 C 还原才能被吸收，故维生素 C 能促进铁的吸收。另外，铁在酸性环境中易于溶解，故胃酸有利于铁的吸收。胃大部切除术后患者以及萎缩性胃炎的患者，由于胃酸缺乏，影响铁的吸收可导致缺铁性贫血。

3. 钙的吸收 人体从食物中摄取的钙仅有一小部分被吸收，大部分随粪便排出。钙的吸收是主动过程，吸收的主要部位在十二指肠。维生素 D 能促进小肠对钙的吸收，盐酸、脂肪酸等也可促进钙的吸收，氯化钙、葡萄糖酸钙等可溶性钙更易被吸收。而食物中的草酸与钙结合形成不溶解的钙盐，可妨碍钙的吸收。

（五）水的吸收

水的吸收是被动的。各种溶质，特别是氯化钠吸收后产生的渗透压梯度是水吸收的主要动力。人体每日从胃肠道吸收水约 8L，主要包括消化液中的水和饮食中的水。严重呕吐、腹泻可使人体丢失大量水分和电解质，从而导致人体脱水和电解质平衡紊乱。

（六）维生素的吸收

维生素分为脂溶性维生素和水溶性维生素。水溶性维生素主要以扩散的方式在小肠上段被吸收，其中，维生素 B_{12} 须与内因子结合成复合物才能在回肠被吸收。脂溶性维生素 A、维生素 D、维生素 K、维生素 E 的吸收机制与脂肪吸收相似，必须与胆盐结合形成水溶性复合物才能被吸收。

（七）胆固醇的吸收

肠道中的胆固醇主要来自食物和胆汁。胆固醇的吸收过程和途径与长链脂肪酸相同。胆固醇的吸收受很多因素影响，脂肪和脂肪酸可促进胆固醇的吸收；各种植物固醇以及食物中的纤维素、果胶、琼脂等妨碍胆固醇的吸收。

吸收不良综合征

　　吸收不良综合征是一种由于肠道对营养物质的吸收功能障碍而导致的临床症状和体征的综合征。它可以由多种原因引起,包括胃肠道疾病、胰腺疾病、肝胆疾病、肠道感染、食物不耐受等。

　　吸收不良综合征的症状和体征除了营养不良、维生素和矿物质缺乏外,还常出现消化系统症状,如腹泻、脂肪泻、大便异常(如稀溏、黏液、脂肪粒等)、腹胀、恶心、呕吐等。

(许雅苹)

思考题

　　1. 患者,女性,56 岁,平时饮食不规律,最近几个月出现反复上腹部不适和消化不良症状,伴有食欲减退和体重下降。患者就诊于消化内科门诊。体格检查未见明显异常。实验室检查:血红蛋白为 95g/L(正常范围:120~150g/L)。胃镜检查胃窦部可见一个直径约 3cm 的溃疡,边缘整齐,底部呈浅黄色。碳 -13 呼气试验阳性。组织活检结果显示溃疡边缘具有慢性炎症和淋巴细胞浸润。根据临床表现和检查结果,医生给出了以下诊断和治疗方案:

　　诊断:慢性胃溃疡。

　　治疗:口服质子泵抑制剂和抗幽门螺杆菌治疗。

　　请思考:

　　(1)患者出现慢性胃溃疡的可能因素有哪些?

　　(2)请从胃自身保护机制角度解释患者为什么用口服质子泵抑制剂和抗幽门螺杆菌治疗。

　　2. 患者,男性,50 岁,平时喜欢喝酒。前日与朋友聚餐,饮酒过量,夜间开始腹疼并进行性加重,向后背放射,疼痛呈阵发性加重,改变体位不能缓解,伴有恶心、呕吐,吐出胃内容物,并伴有发热,前来就诊。查体:体温 37.9℃,血压 126/83mmHg,脉搏 84 次 /min,呈急性痛苦面容,心肺无异常,上腹有压痛、肌紧张和反跳痛。辅助检查:Hb 96.1g/L,WBC $18.9×10^9$/L,血淀粉酶 450U/L,尿淀粉酶 2 000U/L,血钙 1.75mmol/L。

　　诊断:急性胰腺炎。

　　治疗:给予禁食、适当应用抗生素。

ER6-5

练习题

　　请思考:

　　(1)急性胰腺炎的发病常与哪些因素有关?为什么?

　　(2)急性胰腺炎患者为什么要禁食?

第七章 | 物质代谢及功能

ER 7-1 教学课件

ER 7-2 思维导图

第一节 酶

情景导入

　　患者，男性，47 岁，因恶心、呕吐、头晕、头痛、大汗、流涎并有呼吸困难等症状来医院就诊。病史：平日身体健康、不吸烟喝酒，无药物过敏史。因在自家小农田中喷洒农药（乐果）后出现上述症状。

　　实验室检查：血清胆碱酯酶 15U/L（参考值为 50~110U/L）。

　　请思考：

　　1. 如何对患者进行诊断？

　　2. 运用所学知识，解释患者出现上述症状的原因。

　　人类生命的存在是依赖于不断从食物摄取营养物质，如糖类、脂类、蛋白质、水、无机盐和维生素等，用来供给能量或者合成自身需要的物质；核酸虽然是非营养必需物质，但与生命的延续密切相关。食物在肠道内被消化，有两种方式，即机械性消化和化学性消化。前者是依靠物理作用实现，后者是通过消化液中各种消化酶的作用进行。生物的生长发育、遗传繁殖、运动等生命活动都与酶的催化作用密切相关，没有酶的催化，用来维持生命的化学反应就不能有效进行。

一、酶的概述

（一）酶的概念

　　酶（enzyme，E）是由活细胞产生的、对其底物具有高度特异性和高度催化效能的蛋白质或核酸。酶是生物体内存在的一类生物催化剂。酶的化学本质主要是蛋白质，核酶是近年来发现的对其特异底物有高效催化作用的核酸。

酶

1897 年，Buchner 兄弟首次成功运用无细胞的酵母提取液实现了发酵，证明发酵过程是酶催化的结果。1926 年，Sumner 从刀豆中提取获得了脲酶结晶，并提出酶的化学本质是蛋白质。后来发现的许多酶都支持这一观点。1981 年，Cech 首先发现具有催化功能的 RNA，并提出了"核酶"的概念。1994 年，Breaker 和 Cuenoud 等首先报道了具有催化活性的 DNA 片段，即脱氧核酶。这些发现打破了酶是蛋白质的传统观念，开辟了酶学研究的新领域。

（二）酶促反应的特点

酶是生物催化剂，具有一般催化剂的共性，只能催化热力学允许的化学反应，缩短达到化学反应平衡的时间，而不改变反应的平衡点，在化学反应前后没有质和量的改变。酶又具有一般催化剂所没有的特殊性。

1. 高效的催化活性 酶的催化效率极高，比一般催化剂高 $10^7 \sim 10^{13}$ 倍。例如，酵母蔗糖酶催化蔗糖水解的速度是 H^+ 催化作用的 2.5×10^{12} 倍。

2. 高度的特异性 酶对所催化的底物有严格的选择性。即一种酶只作用于一种化合物或一类化学键，催化一定的化学反应并产生一定结构的产物，这种现象称为酶的特异性，或称专一性。根据严格程度不同，酶的特异性通常可分为三种类型：绝对特异性、相对特异性、立体异构特异性。

3. 酶活性的不稳定性 多数酶的化学本质是蛋白质，凡使蛋白质变性的因素均能使酶失活。因此，酶作用一般都要求比较温和的条件，如常温、常压、pH 近中性。

4. 酶活性的可调节性 生物体内的酶受多种方式调控，如变构调节和化学修饰，以适应机体对不断变化的内、外环境和生命活动的需求。

二、酶的组成、结构与功能

（一）酶的分子组成

根据分子组成可分为单纯酶（simple enzyme）和结合酶（conjugated enzyme）两大类。

1. 单纯酶 单纯酶是仅由氨基酸组成的酶，如淀粉酶、脂肪酶、蛋白酶、脲酶。

2. 结合酶 结合酶是结合蛋白质的酶，除蛋白质部分外，还含有非蛋白质部分。蛋白质部分称为酶蛋白（apoenzyme），非蛋白质部分称为辅助因子（cofactor），酶蛋白和辅助因子结合成全酶（holoenzyme）时才具有催化活性，两者单独存在时没有活性。

辅助因子包括金属离子和小分子有机物。常见的金属离子有 K^+、Na^+、Mg^{2+} 等，小分子有机物主要是 B 族维生素及其衍生物。

（二）酶的结构与功能

1. 酶的活性中心 酶分子中必需基团在空间结构上彼此靠近，形成一个能与底物特异结合，并将底物转化为产物的特定空间区域，此区域称为酶的活性中心（active center）。酶蛋白的氨基酸残基上有许多化学基团，不是所有的化学基团都与酶活性有关。酶分子中与酶活性密切相关的化学基团称为酶的必需基团（essential group）。常见的必需基团有羟基、巯基、咪唑基和羧基。活性中心内的必需基团有结合基团与催化基团。结合基团的作用是识别底物并与之特异结合，催化基团影响底物中某些化学键的稳定性，催化底物转变为产物。还有些必需基团虽然不参加酶活性中心的组成，但为了维持酶分子的空间构象也是必不可少的，称为活性中心外的必需基团（图 7-1）。

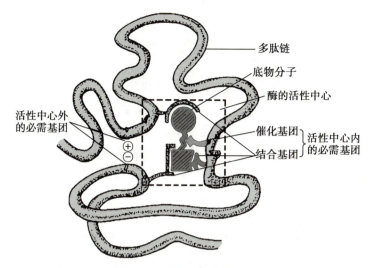

图 7-1　酶活性中心示意图

图中标注：多肽链、底物分子、酶的活性中心、催化基团、结合基团（活性中心内的必需基团）、活性中心外的必需基团

考点提示

酶的活性中心的概念

2. 酶原及酶原的激活　有些酶在细胞内合成或初分泌时无催化活性，这些无活性的酶的前体称为酶原（zymogen）。从酶原转化为有活性的酶的过程称为酶原激活。酶原激活过程的实质是酶活性中心形成或暴露的过程。在这一过程中，酶原的肽链水解一个或几个特定的肽键，致使构象发生一定变化，形成完整的活性中心，成为有活性的酶，这是机体对酶活性的一种调节方式（图 7-2）。

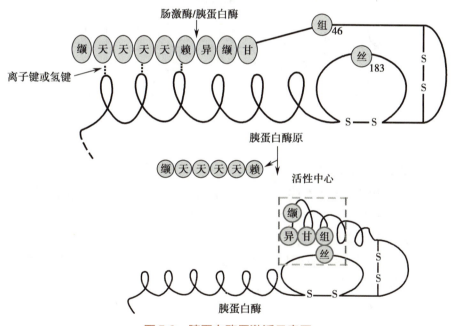

图 7-2　胰蛋白酶原激活示意图

图中标注：肠激酶/胰蛋白酶、组 46、丝 183、离子键或氢键、胰蛋白酶原、活性中心、胰蛋白酶

　　胃蛋白酶、胰蛋白酶和糜蛋白酶等，最初都是以酶原形式由相应腺细胞分泌出来，胰蛋白酶原进入小肠后在 Ca^{2+} 存在下，被肠激酶激活，水解掉一个六肽，分子构象发生变化，形成酶的活性中心，从而转变为有活性的胰蛋白酶。

　　酶原激活的在生物体内广泛存在，是一种重要的酶活性调控方式，具有重要的生理意义。酶原激活的意义在于既可避免细胞产生的蛋白酶对细胞自身进行消化，又可使酶原达到特定部位、特定生理条件下发挥催化作用。此外，酶原还可以视为酶的储存形式，一旦机体需要便不失时机地转化为有活性的酶，发挥其催化作用。

考点提示

酶原及酶原激活的概念
和生理意义

急性胰腺炎

急性胰腺炎是多种病因导致胰酶在胰腺内被激活后引起胰腺组织自身消化、水肿、出血甚至坏死的炎症反应。临床以急性上腹痛、恶心、呕吐、发热和血胰酶增高等为特点。

长期饮酒者容易发生胰腺炎，在此基础上，当某次大量饮酒和暴食的情况下，促进胰酶的大量分泌，致使胰腺管内压力骤然上升，引起胰腺泡破裂，胰蛋白酶原在胰腺内被激活后，会引起胰腺组织水肿，导致胰腺内压力升高，从而引起腹痛、恶心、呕吐等症状。

3. 同工酶　同工酶（isoenzyme）是指催化的化学反应相同，酶蛋白的分子结构、理化性质及免疫学性质不同的一组酶。同工酶存在同一种属的不同个体，同一个体的不同组织，同一细胞的不同亚细胞结构，以及同一组织、细胞的不同发育阶段。现已发现 100 多种酶具有同工酶，其中发现最早、研究最多的是乳酸脱氢酶（LDH）。该酶是四聚体，有两种不同的亚基：即骨骼肌型（M 型）和心肌型（H 型），这两型亚基以不同的比例组成五种同工酶，即 LDH_1、LDH_2、LDH_3、LDH_4、LDH_5。这五种同工酶具有不同的电泳速度，它们向正极的电泳速度由 LDH_1 至 LDH_5 依次递减。

同工酶在各组织器官的分布和含量不同，某些疾病在血清总酶活性升高以前就发生了同工酶谱的变化，因此，同工酶的检测可提高诊断的灵敏度，同时可鉴别病变的器官。例如心肌梗死的患者，血清 LDH_1 升高；急性肝炎患者血清 LDH_5 含量升高（图 7-3）。

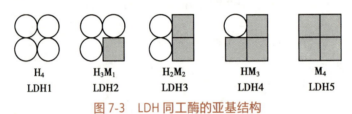

图 7-3　LDH 同工酶的亚基结构

三、影响酶促反应速度的因素

影响酶促反应速度的因素主要有底物浓度（[S]）、酶浓度（[E]）、温度、pH、激活剂和抑制剂等。研究酶促反应速度的影响因素有助于寻找最佳反应条件，以便最大限度地发挥酶的催化作用。

（一）酶浓度对反应速度的影响

在规定的反应条件下，酶促反应速度与酶浓度成正比关系（图 7-4）。当底物浓度足够大时，反应速度随 [E] 的增加而升高。

（二）底物浓度对反应速度的影响

在酶浓度及其他条件不变的情况下，[S] 对酶促反应速度的影响呈矩形双曲线（图 7-5）。

当 [S] 很低时，增加 [S]，反应速度随之迅速增加，两者成正比关系。随着 [S] 的进一步增高，反应速度不再成正比例增加，当 [S] 增加到一定程度时，反应速度趋于恒定，继续增加 [S]，反应速度也不再增加了，称为酶促反应的最大速度（V_{max}），说明所有酶的活性中心均被底物所饱和。1913 年 Michaelis 和 Menten 提出了反应速度与 [S] 关系的数学方程式，即米 - 曼方程。

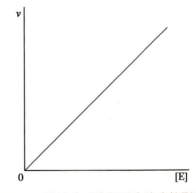

图 7-4　酶浓度对酶促反应速度的影响

$$v = \frac{V_{\max}[\text{S}]}{K_{\text{m}} + [\text{S}]}$$

式中的 K_{m} 称为米氏常数，$[\text{S}]$ 表示底物浓度，v 表示反应速度。

（三）温度对反应速度的影响

温度对酶促反应速度具有双重影响。温度升高一方面可使酶促反应速度加快，当温度升高到 60℃以上时，大多数酶开始变性，反应速度降低；温度超过 80℃时，多数酶的变性已经不可逆转。酶促反应速度最大时反应体系的温度称为酶促反应的最适温度。人组织中酶的最适温度多在 35~40℃ 之间（图 7-6），仅有极少数酶能耐稍高的温度。

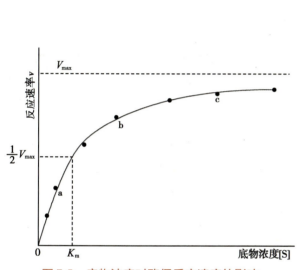

图 7-5　底物浓度对酶促反应速度的影响

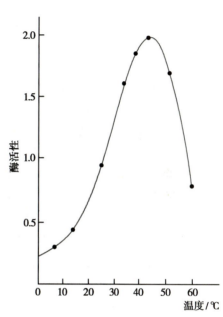

图 7-6　温度对淀粉酶活性的影响

酶在低温下活性微弱但不易变性，当温度回升后酶活性又可恢复，临床上护理脑出血患者，常给患者头部戴冰帽以减慢组织细胞的代谢速度，提高脑组织对氧和营养物质缺乏的耐受力。低温保存酶制品、菌种和标本（如血清）也是根据这一原理。

知识拓展

低温麻醉

低温麻醉是在全身麻醉下人为地以物理方法降低患者的体温，1950 年在临床上将低温麻醉应用于心内直视手术。在低温条件下，酶的活性会下降，减少机体氧耗量、保护机体或器官免受缺血缺氧损害。低温麻醉常用以阻断循环时间，使中枢神经、脊髓、心脏等器官不致发生缺氧损害。降温至 29~35℃为浅低温麻醉；23~28℃为中低温麻醉；22℃以下为深低温麻醉。

（四）pH 对反应速度的影响

酶、辅酶与底物分子都常含许多极性基团，在不同的 pH 条件下解离状态不同，活性也不同（图 7-7）。通常把酶促反应速度最大时反应体系的 pH 称为酶的最适 pH。偏离酶的最适 pH 愈远，酶的活性愈小。

各种酶的最适 pH 不同，体内大多数酶的最适 pH 在 6.5~8.0 之间，接近中性。但也有例外，如

肝精氨酸酶的最适 pH 为 9.8，胃蛋白酶的最适 pH 为 1.8。临床上用的胃蛋白酶合剂中含有一定量盐酸，使胃蛋白酶更好地发挥作用。

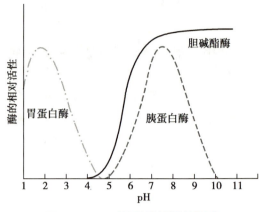

图 7-7　pH 对某些酶活性的影响

（五）激活剂对反应速度的影响

使酶由无活性变为有活性或使酶活性增加的物质称为酶的激活剂（activator）。激活剂多数是金属离子，如 Mg^{2+} 为己糖激酶的激活剂；少数为阴离子，如 Cl^- 为唾液淀粉酶的激活剂；也有有机化合物，如胆汁酸盐是胰脂肪酶的激活剂。

（六）抑制剂对反应速度的影响

凡能使酶的活性降低或消失，但不引起酶蛋白变性的物质称为酶的抑制剂（inhibitor，I）。根据抑制剂与酶结合的紧密程度不同，可将酶的抑制作用分为不可逆性抑制与可逆性抑制两大类。

1. 不可逆性抑制　抑制剂与酶共价结合，不能通过透析、超滤等方法将其除去，这种抑制作用称为不可逆性抑制。半胱氨酸残基上的巯基是许多酶的必需基团，重金属离子（如 Hg^{2+}、Ag^+、Pb^{2+} 等）及 As^{3+} 可与酶分子中的巯基结合，使酶失活。化学毒气——路易斯气是一种含砷的化合物，它能抑制体内的巯基酶而使人中毒。临床上常用二巯基丙醇等含有巯基的化合物，置换结合于酶分子上的金属离子而使酶恢复活性。有机磷化合物如敌百虫、敌敌畏、对硫磷等，能专一地与胆碱酯酶活性中心内丝氨酸残基上的羟基结合，使酶失活。有机磷中毒时，此酶活性受到抑制，造成胆碱能神经末梢分泌的乙酰胆碱不能及时分解而堆积，引起副交感神经过度兴奋的中毒症状，如心率变慢、肌肉震颤、多汗、流涎、瞳孔缩小等。解磷定能夺取已经和胆碱酯酶结合的磷酰基，解除有机磷对酶的抑制作用，使酶恢复活性。

2. 可逆性抑制　可逆性抑制剂与酶分子和 / 或酶 - 底物复合物以非共价键结合，使酶活性降低或消失。用透析、超滤等方法可将抑制剂除去，使酶恢复活性。可逆性抑制主要有竞争性抑制作用、非竞争性抑制作用和反竞争性抑制作用 3 种类型，以竞争性抑制作用的实际应用最多。

抑制剂与底物的结构相似，可竞争性地与酶的活性中心结合，从而阻碍酶与底物的有效结合，抑制了酶的活性，这种抑制作用称为竞争性抑制。抑制作用强弱取决于抑制剂与底物浓度的相对比例。酶的竞争性抑制在临床上有重要的实际应用。如磺胺药物抑制某些细菌生长、繁殖，是因为这些细菌不能利用环境中的叶酸，在生长繁殖过程中需利用对氨基苯甲酸、二氢蝶呤及谷氨酸合成二氢叶酸（FH_2），进而还原成四氢叶酸（FH_4）。磺胺药物的结构与对氨基苯甲酸相似，可竞争性抑制 FH_2 合成酶，从而抑制 FH_2 的合成，进而减少 FH_4 的生成。细菌则因 FH_4 缺乏，导致核酸合成障碍而使生长繁殖受到抑制。许多抗代谢类的肿瘤治疗药物，如甲氨蝶呤（MTX）、5- 氟尿嘧啶（5-FU）、6- 巯基嘌呤（6-MP）等，以及降血脂药物辛伐他汀，几乎都是利用酶的竞争性抑制剂。

四、酶与医学的关系

酶在人体内物质代谢中起到的重要作用，使酶在医学领域上得到了广泛应用。

（一）酶与疾病的发生

人类的许多疾病与酶的质和量的改变有关。

1. 酶先天性缺陷所致的疾病　苯丙氨酸羟化酶缺乏使苯丙氨酸和苯丙酮酸在体内堆积，引起苯丙酮尿症。

2. 酶活性受限制所致的疾病　有机磷农药中毒是由于抑制了胆碱酯酶活性。

3. 某些疾病可引起酶的异常　急性胰腺炎时，胰蛋白酶原在胰腺中被激活，导致胰腺组织被酶

水解破坏，血清淀粉酶升高；维生素 K 缺乏时，影响凝血因子合成，出现凝血功能障碍。

（二）酶与疾病的诊断

组织器官损伤可使其组织特异性酶释放入血，表现为血液中一些酶活性异常。如前列腺癌时血清酸性磷酸酶活性升高，发生心肌梗死时血清肌酸激酶活性升高。

（三）酶与疾病的治疗

某些酶可作为药物用于治疗疾病。

1. 助消化 酶作为药物最早用于助消化，如胃蛋白酶、胰蛋白酶、胰淀粉酶和胰脂肪酶。

2. 扩创、清创伤口与抗炎 在处理化脓伤口时，加入胰蛋白酶、溶菌酶、菠萝蛋白酶和木瓜蛋白酶可净化伤口，防止浆膜粘连。

3. 溶解血栓的作用 链激酶、尿激酶和纤溶酶可用于治疗脑血栓、心肌梗死等疾病。

第二节　维　生　素

情景导入

4 个月前，李奶奶的儿媳妇生了个大胖小子，近日来孩子睡眠不安，一到晚上就哭闹，多汗，经常摇头擦枕，有明显的枕秃，全家人都很着急，不知所措。刚好邻家读医科大学的小丽放假在家，她了解到孩子的情况后，建议李奶奶抱孙子到医院做检查。经检查，孩子被诊断为维生素 D 缺乏性佝偻病，需要补钙和维生素 D。

请思考：

1. 李奶奶的孙子为什么在 4 个月左右会出现以上症状？
2. 作为护士，你应该给予李奶奶家人哪些饮食指导？

一、维生素概述

维生素（Vitamin）是维持机体正常生命活动所必需的，但在体内不能合成或合成很少，必须由食物供给的一类低分子有机化合物。维生素需要量很少，日需量仅以毫克或微克计，但不可缺少。维生素的重要性主要在于它参与和调节物质代谢，一旦缺乏，物质代谢则发生障碍，引发疾病。

考点提示

维生素的概念、分类及缺乏原因

导致维生素缺乏的常见原因有：①摄入量不足；②机体吸收利用率降低；③需要量相对增高；④不合理使用抗生素。

知识拓展

中国著名生物化学家——张昌颖

20 世纪前 40 年是维生素研究的高潮时代，我国许多生化工作者对维生素的研究也很活跃，主要集中在分析各种食物和药物中维生素的分布和含量上，张昌颖等对维生素测定分析的方法做出了研究和改进。

营养缺乏性疾病是 20 世纪初医学研究的一个重要领域，张昌颖研究了维生素 D 缺乏与疾病的关系。北方佝偻病多发，他用生物学方法观察到了小白菜、油菜、盖菜、甘蓝等蔬菜对大

鼠有预防软骨病的功效,测得 100g 青菜中约含 0.2 国际单位的维生素 D。张昌颖在科学上孜孜以求,总是基于老百姓的实际需要进行科学研究。

二、维生素分类

考点提示

B 族维生素的活性形式,维生素 A、C、D 生理功能及缺乏症。

　　根据维生素的溶解度不同,将其分为脂溶性和水溶性两大类。脂溶性维生素主要有维生素 A、D、E、K;水溶性维生素有 B 族维生素和维生素 C。B 族维生素主要有维生素 B_1、B_2、B_6、B_{12}、PP、叶酸、泛酸和生物素。它们在体内作为辅酶或辅基的成分参与物质代谢(表 7-1)。

表 7-1　维生素的生理功能及典型缺乏病

名称	主要功能	活性形式	缺乏病
维生素 A(视黄醇)	1. 构成视紫红质; 2. 维持上皮组织结构的完整; 3. 促进生长发育	11- 顺视黄醛、视黄醇、视黄酸	夜盲症、干眼症
维生素 D	1. 调节钙、磷代谢,促进钙、磷吸收; 2. 促进骨盐代谢与骨的正常生长	$1,25-(OH)_2-D_3$	佝偻病(儿童) 软骨病(成人)
维生素 E	1. 抗氧化作用,保护生物膜; 2. 维持生殖功能; 3. 促进血红素合成	生育酚	人类未发现缺乏病
硫辛酸	构成硫辛酸乙酰转移酶的辅酶	硫辛酸	人类未发现缺乏病
维生素 B_1(硫胺素)	1. 构成 α- 酮酸氧化脱羧酶的辅酶,转移醛基; 2. 构成转酮醇酶的辅酶	焦磷酸硫胺素(TPP)	脚气病、末梢神经炎
维生素 B_2(核黄素)	构成黄素酶的辅基,传递氢原子(质子)	黄素单核苷酸(FMN) 黄素腺嘌呤二核苷酸(FAD)	口角炎、舌炎、唇炎、阴囊炎
维生素 PP(尼克酰胺)	构成多种不需氧脱氢酶的辅酶,传递氢原子(质子)	尼克酰胺腺嘌呤二核苷酸(NAD^+,辅酶 I) 尼克酰胺腺嘌呤二核苷酸磷酸($NADP^+$,辅酶 II)	癞皮病
维生素 B_6(吡哆醇、吡哆醛、吡哆胺)	1. 构成氨基酸脱羧酶和转氨酶的辅酶,转移羧基、氨基; 2. 构成 ALA 合酶的辅酶	磷酸吡哆醛 磷酸吡哆胺	人类未发现缺乏病
泛酸	1. 构成 CoA,转移酰基; 2. 构成酰基载体蛋白和辅酶 A	酰基载体蛋白	人类未发现缺乏病
生物素	构成羧化酶的辅基,转移二氧化碳	生物素	人类未发现缺乏病
叶酸	构成一碳单位转移酶的辅酶,转移一碳单位	四氢叶酸	巨幼细胞贫血
维生素 B_{12}	1. 构成 N^5- 甲基四氢叶酸转甲基酶的辅酶,转移一碳单位; 2. 构成 L- 甲基丙二酰 CoA 变位酶的辅酶	甲基钴胺素 5'- 脱氧腺苷钴胺素	巨幼细胞贫血
维生素 C	1. 参与体内羟化反应; 2. 参与氧化还原反应; 3. 促进铁吸收	抗坏血酸	坏血病

第三节　水和无机盐代谢

情景导入

　　腹泻是指每天 3 次以上稀便或水样大便,或者比个人正常排便次数更频。经常排出成形大便,或用母乳喂养的婴儿排泄的松散"糊状"大便,不是腹泻。腹泻是全球儿童发病和死亡的一个主要原因,大多由被污染的食物和水源造成。

请思考:
1. 儿童为什么容易发生腹泻?
2. 作为护士,对于腹泻患儿主要采取哪些预防措施?

　　水与无机盐是人体所必需的营养物质,也是构成体液的主要成分。

一、水代谢

(一) 水的生理功能

　　1. 参与并促进物质代谢　水是良好的溶剂,能使各种物质溶解其中,并促进化学反应的发生。水分子还可直接参与代谢反应,如水解、水化和脱水等。

　　2. 运输作用　水是良好的溶剂,黏度小,具有流动性,有利于运输营养物质和代谢产物。

　　3. 调节体温　水的比热、蒸发热大,水能吸收或释放较多的热量而本身温度变化不多,使体温不致因体内产热和外界温度的变化而剧变。

　　4. 润滑作用　唾液可保持咽部和口腔湿润,有利于吞咽;关节滑液可减少关节摩擦,有助于活动;泪液可防止眼球干燥,有利于眼球转动。

　　5. 保持组织器官的正常形态、硬度和弹性　体内大部分水与蛋白质、核酸及蛋白多糖等物质结合存在,这部分称为结合水。结合水虽然无流动性,但对保持组织器官的形态、硬度和弹性等非常重要。

> **考点提示**
>
> 水的生理功能

(二) 水的摄入与排泄

　　人对水的需求仅次于对空气的需求,机体中水的摄入与排泄维持动态平衡。

　　1. 机体水的摄入主要有三条途径

　　(1)**饮用水**:包括茶、咖啡、汤和其他各种饮料,占人体水分总量的一半以上。

　　(2)**食物水**:各种食物中含有大量的水分,以结晶水或结合水的形成存在,可被人体吸收。

　　(3)**代谢水**:由糖、脂类、蛋白质等营养物质在体内生物氧化反应后生成的,每日机体代谢约生成300ml 水。

　　2. 体内水的排泄主要有四条途径

　　(1)**肾排出**:这是水的主要去路。一般成人每日排尿量约为 1 500ml,以排出体内的代谢终产物。正常成人每日通过代谢可产生 35~40g 固体废物需经肾脏排出,1g 固体代谢物至少 15ml 水才能溶解,所以成人每日的最低尿量应不少于 500ml。

　　(2)**肺呼吸**:成人每日由呼吸蒸发的水量约为 350ml。

　　(3)**皮肤蒸发**:非显性出汗每日蒸发的水量约为 500ml,显性出汗则伴有电解质的丢失,补水同时还应注意补充电解质。

　　(4)**粪便排出**:成人在正常生理状况下,每日排出的水量约为 150ml。通过以上 4 条途径,正常成人每日排出的水量约为 2 500ml。

　　正常成人每日水的平均出入量见表 7-2。

表 7-2　正常成人每日水的平均出入量

水的摄入途径	摄入量 /ml	水的排泄途径	排出量 /ml
饮水	1 200	呼吸蒸发	350
食物水	1 000	皮肤蒸发	500
代谢水	300	粪便排出	150
—	—	肾排出	1 500
共计	2 500	共计	2 500

由各种原因导致人体不能摄入水，但每日仍不断由肾、肺、皮肤和粪便丢失水分 1 500ml，这是人体每日必然失水量，去除每日代谢产生的 300ml 水，成人每日最低补液量应为 1 200ml。

考点提示

水的来源与去路

二、无机盐代谢

无机盐在人体的化学组成中含量虽然不多（占体重的 4%~5%），在维持机体的正常生命活动中发挥着重要的作用，种类很多，按人体每日需要量的多寡可分为常量元素和微量元素。常量元素是指人体含量大于体重的万分之一，且每日需要量在 100mg 以上的化学元素，主要有钠、钾、氯、钙、磷、镁。微量元素每日需要量在 100mg 以下，主要包括铁、碘、铜、锌、锰、硒。

（一）无机盐的主要生理功能

1. 维持体液渗透压及酸碱平衡　Na^+、Cl^- 是细胞外液主要离子，K^+ 是细胞内液主要阳离子，其浓度发生变化时，细胞内、外液渗透压也随之改变，影响水在体内的分布。

2. 维持神经、肌肉的兴奋性　体液中多种无机离子浓度与神经肌肉的兴奋性有关，Na^+、K^+ 可提高神经肌肉兴奋性；Ca^{2+}、Mg^{2+} 可减低兴奋性。其关系可用下式表达：

$$神经肌肉应激性 \propto \frac{[Na^+]+[K^+]}{[Ca^{2+}]+[Mg^{2+}]+[H^+]}$$

K^+ 对心肌有抑制作用，血钾浓度过高，可出现心动过缓，严重时可停止于舒张期；血钾浓度过低，则心动过速，严重时可停止于收缩期。Na^+ 和 Ca^{2+} 可拮抗 K^+ 对心肌的作用。因此，临床上可静脉注射含 Na^+ 和 Ca^{2+} 的溶液，纠正血 K^+ 浓度过高，以维持心肌的正常功能。

3. 参与和调节物质代谢过程　Ca^{2+} 和 Mg^{2+} 是许多酶的激活剂。

4. 构成组织细胞的重要成分　Ca^{2+} 构成骨骼、牙齿的成分。

5. 构成体内有特殊功能的化合物　Fe^{2+} 构成的血红蛋白具有运输 O_2 作用。

考点提示

无机盐的生理功能

（二）钠和氯代谢

1. 含量与分布　正常成人体内钠含量约 1g/kg 体重，其中约 50% 存在于细胞外液，40% 存在于骨基质中，仅 10% 左右存在于细胞内液。正常血清钠浓度为 135~145mmol/L。氯主要分布于细胞外液，正常血清氯浓度为 98~106mmol/L。

2. 吸收和排泄

（1）**吸收**：体内的钠与氯主要来自食盐，成人每日需要量为 4.5~9.0g，通常成人每日摄入量为 7~15g，此量远远超过机体的需要，故一般不会发生缺乏。

(2)**排泄**：Na^+ 和 Cl^- 的排泄主要经肾随尿排出。正常人每天钠的摄入与排出保持动态平衡，肾脏对钠的排出有很强的调节能力，其排泄特点是"多吃多排，少吃少排，不吃不排"。

（三）钾代谢

1. 含量与分布　正常成人体内的钾含量约 2g/kg 体重，其中约 98% 分布在细胞内液，仅 2% 存在于细胞外液。正常血清钾浓度为 3.5~5.5mmol/L，若血钾浓度低于 3.5mmol/L 称为低血钾，血钾浓度高于 5.5mmol/L 称为高血钾，临床上前者常见。

2. 吸收和排泄

(1)**吸收**：正常成人每日需钾为 2~3g，钾主要来自蔬菜、水果和肉类等食物，正常饮食可满足钾的生理需要。

(2)**排泄**：约 90% 的钾经肾由尿排出，肾脏对钾的排出调节能力弱于钠，其排泄特点是"多吃多排、少吃少排、不吃也排"。

临床应用

静脉补钾原则

1. **不宜过多**　按低钾程度不同，每日补钾不超过 6g。小儿每千克体重为 0.1~0.2g。

2. **不宜过快**　滴速控制在 40~60 滴/min，一般不可超过 80 滴/min。超过此速度则一定要由专人守护，应随时对患者血钾及尿量进行监测。

3. **不宜过早**　指肾功能不良在未纠正前不要过早补钾，即"见尿补钾"，一般在尿量达到 30ml/h（即 500ml/d）以上才能静脉补钾。

（四）钙和磷代谢

考点提示

影响钙吸收的因素

1. 钙磷含量和分布　人体内的无机盐以钙和磷的含量最多，正常成人含钙量为 700~1 400g，含磷量为 400~800g。约 99% 的钙和 85% 的磷以羟磷灰石结晶的形式构成骨盐，存在于骨骼与牙齿中，其余则存在于体液和软组织中。

2. 钙、磷的吸收与排泄

(1)**钙的吸收与排泄**：正常成人每日需钙量为 0.5~1.0g，孕妇、儿童及哺乳期妇女每日需 1.0~1.5g。钙盐在酸性溶液中易溶解，凡使消化道内 pH 下降和增加钙肠道溶解度的物质均有利于钙的吸收，钙的吸收部位主要在酸度较高的小肠上段；活性维生素 D_3 可促进钙、磷的吸收；负荷运动增加了机体对钙的需要，从而间接促进肠吸收钙。凡能在肠道内与钙形成不溶性复合物的物质均干扰钙的吸收，如碱性磷酸盐、草酸盐和植酸盐可与钙形成不溶解的钙盐，不利于钙的吸收；钙的吸收随年龄的增长而下降。

人体每日排出的钙约 80% 由肠道排泄，20% 经肾排泄。

(2)**磷的吸收与排泄**：磷在食物中分布很广，能随钙一起吸收，成人每日需磷量为 1.0~1.5g。磷的吸收部位及影响因素与钙相似，凡能影响钙吸收的因素都能影响磷的吸收。

体内磷的排泄与钙不同，约 80% 的磷由肾排泄，其余部分由肠道排泄。

（五）微量元素

微量元素是指体内含量极少，目前已发现十余种人体必需的微量元素。微量元素在物质代谢中主要通过与蛋白质、维生素、激素及酶的结合，发挥重要的生理功能。

第四节 糖 代 谢

情景导入

患者,65 岁,女性,患糖尿病 6 年,未进行系统治疗。近 2 个月全身出现红色皮疹,去看医生,测得其空腹血糖为 15.4mmol/L(参考范围 3.9~6.1mmol/L),因经济困难,未做其他检查。患者不发热,下肢麻木且发凉已半年,但无破溃。

请思考:

1. 该患者的空腹血糖值正常吗?
2. 根据患者的病情,在护理方面应给她哪些提示?

一、糖代谢概况

糖是自然界最丰富的物质之一,广泛存在于动植物中。食物中的糖类以淀粉为主,淀粉被消化为葡萄糖,葡萄糖被小肠黏膜细胞吸收后经门静脉入肝,再经血液循环流经全身各组织,进行氧化分解,供应能量,人体所需能量的 50%~70% 来自于糖代谢;糖也是体内的重要碳源,糖代谢的中间产物可转变成其他的含碳化合物,如非必需氨基酸、非必需脂肪酸、核苷酸;此外,糖还参与组成糖蛋白和糖脂,调节细胞信息传递,参与构成细胞外基质等机体组织结构,形成 NAD^+、ATP 等多种生物活性物质。本节主要介绍葡萄糖在体内的一系列生物化学反应,包括葡萄糖的分解代谢、糖原合成与分解以及糖异生等代谢途径(图 7-8)。

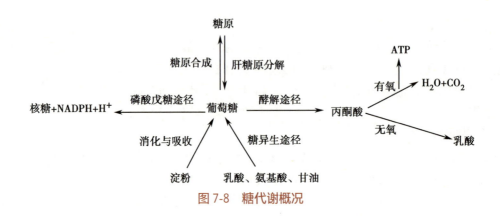

图 7-8 糖代谢概况

(一) 糖的分解代谢

糖的分解代谢包括糖酵解、糖有氧氧化和磷酸戊糖途径。

1. **糖酵解** 在缺氧条件下,葡萄糖或糖原分解为乳酸的过程,称为糖酵解,又称糖无氧氧化。糖酵解的反应过程在细胞质中进行(图 7-9)。

(1) **反应过程**:糖酵解反应过程可分为 2 个阶段,第一阶段是消耗 ATP 进行磷酸化及分子裂解阶段,1 分子葡萄糖裂解为 2 分子磷酸丙糖;第二阶段是生成 ATP 的产能阶段,磷酸丙糖经过一系列反应转变为丙酮酸并释放能量,最后是丙酮酸在无氧条件下加氢还原为乳酸。

(2) **糖酵解的生理意义**:糖酵解有 3 个重要的生理意义。

1) 糖酵解最主要的生理意义在于它能在缺氧条件下提供能量。如剧烈运动时,由于肌肉局部血流不足,组织处于缺氧状态,此时运动所需能量主要通过糖酵解获得,这对保证骨骼肌得到充足的能量供应非常重要。

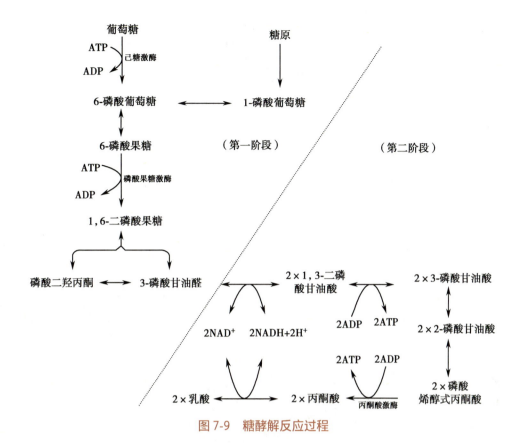

图 7-9　糖酵解反应过程

2）成熟红细胞没有线粒体，不能进行有氧氧化，其所需能量完全依赖糖酵解供应。神经、白细胞、骨髓等组织的细胞代谢过程极为活跃，即使不缺氧也主要由糖酵解提供能量。

3）某些病理情况下，如高热、贫血等，会产生大量乳酸，易造成乳酸性酸中毒。

2. 糖有氧氧化　葡萄糖或糖原在有氧条件下彻底氧化分解生成 CO_2 和 H_2O 并释放大量能量的过程，称为糖有氧氧化（aerobic oxidation），其反应过程在细胞质和线粒体中进行。

（1）反应过程：糖有氧氧化分为三个阶段。

1）葡萄糖经糖酵解途径转变为丙酮酸。

2）丙酮酸进入线粒体内，氧化脱羧生成乙酰 CoA。

3）乙酰 CoA 进入三羧酸循环，彻底氧化为 CO_2 和 H_2O 并释放大量能量（图 7-10）。

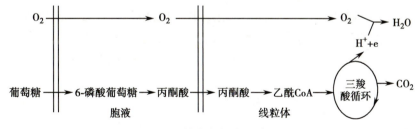

图 7-10　糖有氧氧化反应过程

三羧酸循环（tricarboxylic acid cycle，TAC）亦称柠檬酸循环，即乙酰 CoA 和草酰乙酸缩合成含有三个羧基的柠檬酸开始，在一系列酶的催化下，经过一系列脱氢、脱羧作用，再生成草酰乙酸的过程称为三羧酸循环。TAC 是在线粒体内进行的连续反应过程（图 7-11）。

（2）**糖有氧氧化的生理意义**：糖有氧氧化有 3 个重要的生理意义。

1）糖的有氧氧化是机体获得能量的主要方式，一分子葡萄糖经有氧氧化可净生成 32（或 30）分子 ATP。

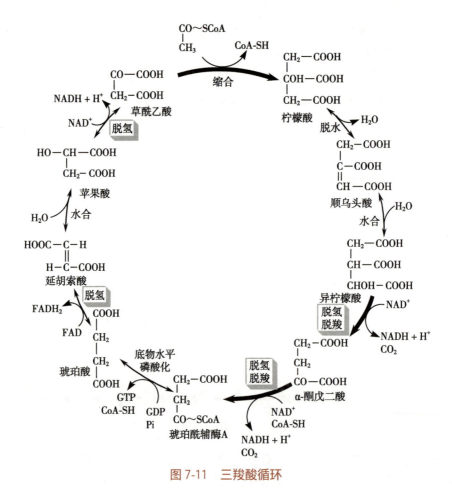

图 7-11 三羧酸循环

2）TAC 是体内三大营养物质彻底氧化分解的共同途径。

3）TAC 是三大营养物质相互联系的枢纽。

3. 磷酸戊糖途径　葡萄糖在细胞内除通过有氧氧化和无氧氧化分解产能外，还存在其他不产能的分解代谢途径，如磷酸戊糖途径（pentose phosphate pathway）。磷酸戊糖途径是指从糖酵解的中间产物 6- 磷酸葡萄糖开始形成旁路，通过氧化、基团转移两个阶段生成果糖 -6- 磷酸和 3- 磷酸甘油醛，从而返回糖酵解的代谢途径。磷酸戊糖途径不能产生 ATP，但可生成还原型烟酰胺腺嘌呤二核苷酸磷酸（NADPH）和 5- 磷酸核糖两种重要产物。此过程发生主要在肝、脂肪组织、哺乳期乳腺、肾上腺皮质、性腺、骨髓及成熟的红细胞等组织中，其反应过程在细胞质中进行。

（1）**反应过程**：磷酸戊糖途径的反应过程可分为两个阶段。第一阶段是氧化反应，生成磷酸戊糖、NADPH 和 CO_2；第二阶段为非氧化反应，主要是一系列基团转移反应。

磷酸戊糖途径的总反应式为：

3×6- 磷酸葡萄糖 $+ 6NADP^+ \rightarrow 2 \times 6$- 磷酸果糖 $+ 3$- 磷酸甘油醛 $+ 6 \times NADPH + 6H^+ + 3CO_2$

（2）**磷酸戊糖途径的生理意义**：磷酸戊糖途径有 2 个重要的生理意义。

1）生成 5- 磷酸核糖：5- 磷酸核糖是核苷酸及其衍生物合成的重要原料，而磷酸戊糖途径是体内生成 5- 磷酸核糖的重要途径。

2）生成 NADPH：NADPH 是体内一些合成代谢的供氢体，如脂肪酸、胆固醇和类固醇激素的合成；NADPH 是谷胱甘肽还原酶的辅酶，维持还原型谷胱甘肽的含量，消除 H_2O_2 氧化作用，也可以使被氧化的含巯基的蛋白质或酶还原而恢复活性；参与体内羟化反应，参与激素、药物、毒物等物质在体内的代谢转变过程（图 7-12）。

> **考点提示**
>
> 糖的主要生理功能及糖最主要的分解代谢途径

（二）糖原的合成与分解

糖原是动物体内糖的储存形式，由若干葡萄糖单位组成的具有分支结构的大分子化合物。它主要存在于肝和肌肉组织。肝糖原的总量为70~100g，肌糖原的总量是250~400g。肝糖原是血糖的重要来源，这对于一些依赖葡萄糖供能的组织（如脑、红细胞等）尤为重要。而肌糖原主要为肌收缩提供急需的能量。

1. 糖原的合成代谢　由单糖（主要是葡萄糖）合成糖原的过程称为糖原合成，其反应过程在细胞质中进行。

反应过程分成4个步骤：①葡萄糖生成6-磷酸葡萄糖。②6-磷酸葡萄糖转变为1-磷酸葡萄糖。③1-磷酸葡萄糖生成尿苷二磷酸葡萄糖（UDPG），UDPG被称为"活性葡萄糖"。④UDPG上的葡萄糖基在糖原合酶的作用下，以α-1,4糖苷键相连，转移到糖原引物的糖链末端，同时释放出UDP。糖链只能延长不能分支。当糖链延长到12~18个葡萄糖基时，由分支酶催化将部分糖链（6~7个葡萄糖基），以α-1,6糖苷键连接到邻近的糖链上，从而形成新的分支。

2. 糖原的分解代谢　糖原是指肝糖原分解为葡萄糖的过程，其反应过程在肝细胞的细胞质中进行。

反应过程分成3个步骤：①从糖原分子的非还原端开始，由糖原磷酸化酶水解糖链中的α-1,4糖苷键，生成1-磷酸葡萄糖。②1-磷酸葡萄糖在变位酶作用下转变为6-磷酸葡萄糖。③6-磷酸葡萄糖由葡萄糖-6-磷酸酶催化水解为葡萄糖，从细胞中扩散入血。葡萄糖-6-磷酸酶只存在于肝脏和肾脏中，肌肉组织中不含此酶，所以只有肝糖原可直接补充血糖，而肌糖原则不能。糖原合成、分解过程见图7-13。

3. 糖原合成与分解的生理意义　糖原是体内糖的储存形式。当进食后，血糖浓度升高，此时一部分糖以糖原形式储存；当糖的供应不足或能量需求增加时，储存的肝糖原可迅速分解为葡萄糖，释放入血，维持血糖浓度，这对于主要依赖血糖作为能量来源的脑、红细胞等组织来说具有重要意义。

（三）糖异生

由非糖物质转变为葡萄糖或糖原的过程称为糖异生，其反应过程是肝脏（主要）、肾脏的细胞质和线粒体。糖异生的原料有乳酸、甘油及生糖氨基酸等。

1. 糖异生的反应过程　以乳酸为例介绍糖异生过程的主要步骤（图7-14）。此途径基本上是糖酵解反应的逆过程。葡萄糖经糖酵解生成乳酸时，由于己糖激酶（葡萄糖激酶）、6-磷酸果糖激酶及丙酮酸激酶催化的三个单向反应，有很大的能量变化，构成所谓"能障"。就热力学角度而言，乳酸异生为葡萄糖不可能全部沿糖酵解逆行，实现糖异生必须由另外的酶来催化，绕过这三个"能障"，才能完成此逆向反应过程（图7-14）。

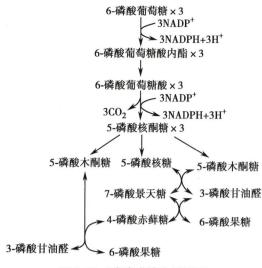

图7-12　磷酸戊糖途径概况

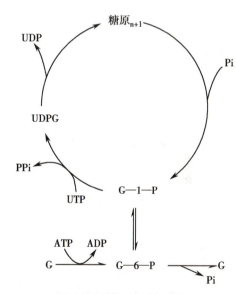

图7-13　糖原合成与分解

考点提示

糖原合成与分解的生理意义

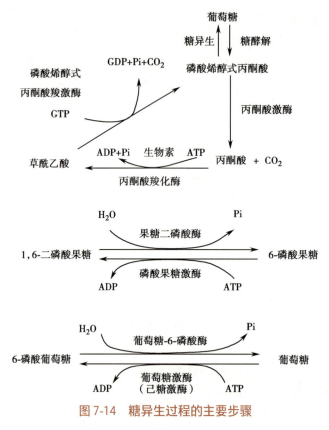

图 7-14 糖异生过程的主要步骤

催化乳酸糖异生四步限速反应的酶是丙酮酸羧化酶、磷酸烯醇式丙酮酸羧激酶、果糖二磷酸酶、葡萄糖 -6- 磷酸酶。

2. 糖异生的生理意义　糖异生有以下两个重要的生理意义：

（1）当体内糖来源不足（空腹或饥饿）时，12h 肝糖原即被耗尽。糖异生作用在饥饿情况下成为血糖的重要来源，这对于保证脑组织及红细胞的葡萄糖供能具有重要意义。

（2）有利于乳酸再利用，同时也有助于补充或恢复肝糖原储备和肌糖原的更新。

二、血糖

血糖（blood glucose）是指血液中的葡萄糖。正常情况下，成人空腹血糖浓度为 3.9~6.1mmol/L。血糖的来源和去路呈动态平衡时，保持血糖浓度相对恒定。

（一）血糖的来源与去路

1. 血糖的来源　①食物中的糖经肠道吸收是血糖的主要来源；②肝糖原分解是空腹时血糖的重要来源；③糖异生作用是长期饥饿时血糖的重要来源。

2. 血糖的去路　①氧化供能：是血糖的主要去路；②合成糖原；③转变为脂肪、非必需氨基酸等其他物质（图 7-15）。

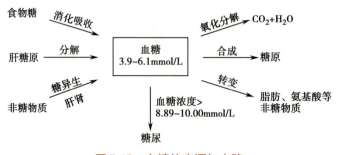

图 7-15　血糖的来源与去路

（二）血糖浓度的调节

血糖的来去平衡主要受激素调控。调节血糖的激素可分为两类，一类是降低血糖的激素，胰岛素是体内唯一能降低血糖的激素，由胰腺 β 细胞分泌；另一类是升高血糖的激素，如胰高血糖素、肾上腺素、糖皮质激素和生长激素等。两类作用不同的激素相互协调，共同调节维持血糖的正常水平（表 7-3）。

考点提示

血糖的正常参考范围，血糖的来源与去路

表 7-3　激素对血糖的调节

降糖激素	升糖激素		
胰岛素	胰高血糖素	肾上腺素	糖皮质激素
促进组织细胞对葡萄糖的摄取利用。促进糖的有氧氧化。促进糖原合成，抑制糖原分解，抑制糖异生作用，抑制脂肪动员	促进肝糖原分解、抑制糖原合成。促进糖异生、抑制糖酵解。促进脂肪动员	促进糖原分解。促进糖异生	促进蛋白质分解，提供糖异生原料。抑制肝外组织摄取和利用葡萄糖

（三）高血糖与糖尿病

临床上将空腹血糖浓度高于 7.0mmol/L 称为高血糖。引起高血糖的原因分为病理性和生理性两大类，病理性高血糖包括：①糖尿病，最常见的糖代谢紊乱疾病；②情绪激动时交感神经兴奋，肾上腺素分泌增加，使肝糖原大量分解，导致生理性高血糖；③遗传性胰岛素受体缺陷。生理性高血糖主要见于临床上静脉滴注葡萄糖速度过快，使血糖迅速升高。

如果血糖浓度高于肾糖阈（8.89~10.0mmol/L）时，则超过了肾小管对葡萄糖的重吸收能力，尿中出现葡萄糖，称为糖尿。

（四）低血糖

空腹血糖浓度低于 2.8mmol/L 时称为低血糖。低血糖的常见原因：①饥饿或不能进食时，外源性血糖的来源断绝，内源性的肝糖原已经枯竭，糖异生作用亦相应减弱，因而造成低血糖。②胰岛 B 细胞功能亢进（如胰岛肿瘤），胰岛素分泌过多，引起低血糖。③严重肝疾患（如肝癌），肝功能低下，糖原的合成、分解及糖异生等代谢途径均受损，肝不能及时有效地调节血糖浓度，易产生低血糖。④内分泌功能异常（垂体功能或肾上腺皮质功能低下），对抗胰岛素的激素分泌减少，也会引起低血糖。

低血糖会影响脑的正常功能，脑细胞中几乎不储存糖原，其所需能量主要血糖的氧化分解。当血糖含量过低时，可影响脑细胞的能量供应，进而影响脑的正常功能，患者常出现头晕、心悸、出冷汗、手颤、倦怠无力等症状，严重时出现昏迷甚至死亡。

第五节　脂类代谢

情景导入

大三女生，20 岁，实习结束，为了让自己求职时展示出更好的身材，在原有 53kg 体重的基础上进行减肥，每天只吃蔬菜和水果，半个月后，出现恶心、呕吐、头晕等症状，呼气有烂水果味，去医院检查，临床诊断：饥饿性酮症酸中毒。

请思考：

1. 饥饿能减肥吗？
2. 你觉得有效的减肥方法是什么？

一、脂类概述

脂类（lipids）是脂肪和类脂的总称。脂肪是由 1 分子甘油和 3 分子脂肪酸组成的中性酯，又称甘油三酯（triglyceride，TG）。类脂主要包括磷脂、糖脂、胆固醇及胆固醇酯等。人体内的脂肪大多分布在皮下、大网膜、肠系膜及肾周围，统称为脂库。脂肪的主要功能是储存能量和氧化供能。类脂分布于人体各种组织，是细胞膜结构的重要组分。

二、脂代谢的基本概况

脂代谢很复杂，包括多种代谢途径，这里重点介绍脂肪分解代谢和磷脂代谢。

（一）脂肪分解代谢

1. 脂肪动员　脂库中储存的脂肪，被脂肪酶逐步水解为脂肪酸及甘油，并释放入血，以供其他组织氧化利用，该过程称为脂肪动员。甘油三酯脂肪酶是脂肪动员的限速酶。该酶受多种激素的调控，又称激素敏感性甘油三酯脂肪酶，使甘油三酯脂肪酶活性升高的激素如肾上腺素、胰高血糖素等，称为脂解激素；使甘油三酯脂肪酶活性下降的激素如胰岛素，称为抗脂解激素。

2. 甘油的氧化分解　甘油由血液运输至肝、肾、肠等组织经甘油激酶催化，消耗 ATP 生成 α-磷酸甘油，α-磷酸甘油可经 α-磷酸甘油脱氢酶催化生成磷酸二羟丙酮。后者为糖代谢中间产物，可循糖异生途径，合成葡萄糖与糖原；也可经糖酵解或糖有氧氧化途径，进一步分解供能（详见第四节）。

3. 脂肪酸的氧化　脂肪酸的氧化分解是在线粒体内，由一系列酶催化进行的逐步脱氢与碳链降解的过程。氧化过程包括脂肪酸的活化、转运与脂酰基的 β-氧化及乙酰 CoA 进入三羧酸循环彻底氧化供能。

(1) 脂肪酸的活化：由脂肪酸转变成脂酰 CoA 的过程称为脂肪酸的活化。脂肪酸的活化在内质网及线粒体外膜上进行，由 ATP 提供能量。

(2) 脂酰 CoA 的转运：脂酰 CoA 不能直接通过线粒体内膜，需经载体肉碱转运。

(3) 脂酰 CoA 的 β-氧化：脂酰 CoA 进入线粒体后，从脂酰基的 β-碳原子上开始，进行脱氢、加水、再脱氢、硫解四步连续的反应，此过程称为 β-氧化。脂酰 CoA 每进行一次 β-氧化，即分解出 1 分子乙酰 CoA，缩短两个碳原子。

1) 脱氢：脂酰 CoA 在脂酰 CoA 脱氢酶催化下，在 α、β 碳原子上各脱去一个 H，生成反 α-β 烯脂酰 CoA。

2) 加水：α-β 烯脂酰 CoA 在水化酶催化下，加水生成 β-羟脂酰 CoA。

3) 再脱氢：β-羟脂酰 CoA 在 β-羟脂酰 CoA 脱氢酶催化下，脱去 2H 生成 β-酮脂酰 CoA。

4) 硫解：β-酮脂酰 CoA 在硫解酶催化下，加 HSCoA 并使 α、β 碳原子之间发生裂解，生成 1 分子乙酰 CoA 及比原来少两个碳原子的脂酰 CoA。新生成的脂酰 CoA（Cn-2）又可进入下一轮 β-氧化的四个连续反应过程，直至将原来的脂酰 CoA 完全降解成乙酰 CoA，后者可进入三羧酸循环彻底氧化分解，生成 CO_2、H_2O 并释放能量（图 7-16）。

(4) 脂肪酸氧化过程中的能量生成：以十六碳的软脂酸为例，生成 108 分子 ATP；减去软脂酸活化时消耗的 2 分子 ATP，净生成 $108 - 2 = 106$ 分子 ATP。可以看出，机体能十分有效地利用脂肪分解来获取能量。

4. 酮体的生成和利用　酮体是肝分解氧化脂肪酸时特有的中间代谢产物，包括乙酰乙酸、β-羟丁酸和丙酮，三者统称为酮体。其中 β-羟丁酸占酮体总量的 70%，乙酰乙酸约占 30%，丙酮的含量甚微。酮体代谢特点为肝内生成、肝外利用。

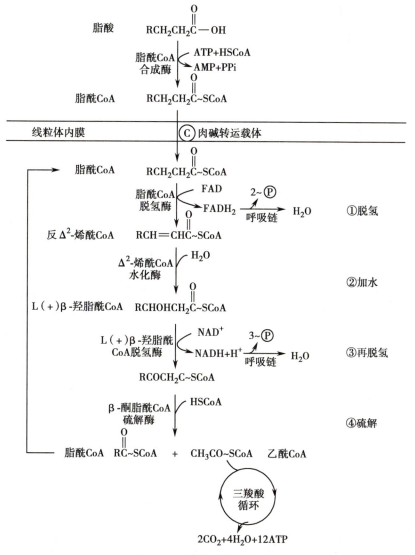

图 7-16　脂肪酸的 β- 氧化

(1)酮体的生成：脂肪酸经 β- 氧化生成的乙酰 CoA 是合成酮体的原料。合成部位在肝细胞线粒体。2 分子乙酰 CoA 经多步反应生成乙酰乙酸，后者可加氢还原为 β- 羟丁酸，或者脱羧反应生成丙酮（图 7-17）。

(2)酮体的利用：肝脏缺乏利用酮体的酶系，因此，酮体只能在肝外组织，如心、肾、骨骼肌以及脑组织等被利用。酮体在琥珀酰 CoA 转硫酶、乙酰乙酸硫激酶以及硫解酶的作用下，将乙酰乙酸以及 β- 羟丁酸转变成乙酰 CoA，少量丙酮可经尿排出，也可随呼吸排出（图 7-18）。

(3)酮体生成的生理意义

1）酮体是脂肪酸在肝内正常代谢的中间产物，是肝输送能源的一种形式。由于酮体的分子量较小，容易通过血 - 脑屏障以及肌肉的毛细血管壁，因此，酮体是脑和肌肉的重要能源。

2）长期饥饿或糖供应不足时，酮体可代替葡萄糖成为脑组织和骨骼肌的主要能源。

3）酮体生成超过利用，易发生酮症酸中毒。患者血酮体升高，出现酮尿，呼气有烂苹果味。正常情况下，血液中仅有少量酮体（0.03～0.5mmol/L），在饥饿、高脂低糖膳食或糖尿病时，脂肪动员增强，肝生成酮体增加，尤其在血糖未控制的糖尿病患者，血液酮体的含量可高出正常的数十倍。

考点提示

酮体代谢的生理意义

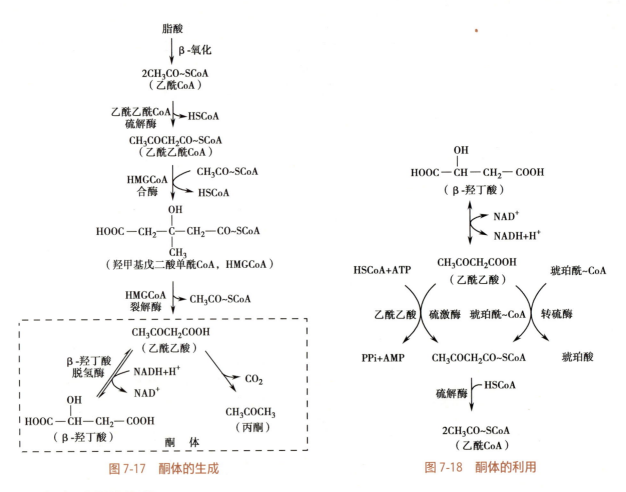

图 7-17 酮体的生成   图 7-18 酮体的利用

（二）磷脂的代谢

含磷酸的脂类称磷脂。由甘油构成的磷脂统称甘油磷脂，由鞘氨醇构成的磷脂称鞘磷脂。体内含量最多的磷脂是甘油磷脂。

1. 甘油磷脂的合成代谢 根据与磷酸羟基相连的取代基团不同，可将甘油磷脂分为磷脂酰胆碱（卵磷脂）、磷脂酰乙醇胺（脑磷脂）、磷脂酰丝氨酸、磷脂酰甘油、二磷脂酰甘油（心磷脂）及磷脂酰肌醇。

全身各组织细胞内质网均有合成磷脂的酶系，但以肝、肾、肠等组织最活跃。甘油磷脂有两条基本合成途径，即甘油二酯途径和 CDP- 甘油二酯途径。脑磷脂、卵磷脂是体内含量最多的甘油磷脂，主要通过甘油二酯途径合成。

合成原料为甘油、脂肪酸、磷酸盐以及含氮化合物（如胆碱、乙醇胺等），正常情况下肝以脂蛋白的形式不断向肝外转运脂肪，如果磷脂合成减少，则会影响脂蛋白的合成和脂肪向肝外的输出，从而形成脂肪肝。

2. 甘油磷脂的分解代谢 体内有各种不同的磷脂酶特异地作用于磷脂分子内不同的酯键，逐步水解生成甘油、脂肪酸、磷酸及各种含氮化合物，这些产物在体内再进一步代谢。

> **知识拓展**
>
> ### 磷脂酶
>
> 磷脂酶 A_2 存在于动物组织的细胞膜及线粒体中，Ca^{2+} 为其激活剂，使甘油磷脂的 2 位酯键水解，生成多不饱和脂肪酸与溶血磷脂，后者是一种强的乳化剂，能破坏细胞膜，引起溶血

或细胞坏死。急性胰腺炎的发病机制可能与胰腺中磷脂酶 A_2 的激活，继而对胰腺细胞膜的破坏有关。

溶血磷脂可在溶血磷脂酶（磷脂酶 B_1）的作用下水解，失去溶解细胞的作用。磷脂酶 A_1 存在于动物组织溶酶体中（蛇毒及某些微生物亦含有），其水解产物为溶血磷脂，故被毒蛇咬伤后临床表现为大量溶血。

3. 鞘磷脂　人体含量最多的鞘磷脂是神经鞘磷脂，它是细胞膜和神经髓鞘的主要成分，由鞘氨醇、脂肪酸、磷酸及胆碱构成。

（三）胆固醇的代谢

正常成年人体内胆固醇总重约为 140g，广泛分布于体内各组织，但分布极不均一，大约 1/4 分布于脑及神经组织，约占脑组织总重量的 2%，其次是肝、肾、肠等内脏及皮肤、脂肪组织中胆固醇的含量也比较高；另外，肾上腺皮质、卵巢等组织内的胆固醇含量最高，可达 1%~5%，但总量很少；肌组织含量最少。

1. 胆固醇的来源　人体内的胆固醇一部分由食物摄取，称为外源性胆固醇；另一部分则由体内各组织细胞合成，称为内源性胆固醇。肝是合成胆固醇的最主要器官，其次是小肠。胆固醇合成的基本原料是乙酰 CoA，来自葡萄糖、脂肪酸及氨基酸分解代谢产生的乙酰 CoA，均可进入胆固醇的合成代谢途径。此外，还需要 ATP、$NADPH + H^+$ 等参与。

2. 胆固醇的去路　胆固醇的去路主要有 4 条。

(1) **转变成胆汁酸**：这是胆固醇在体内代谢的主要去路。胆汁酸可以乳化脂肪，促进脂类的消化吸收。

(2) **转变成类固醇激素**：肾上腺皮质的胆固醇转化为醛固酮、皮质醇及雄激素。睾丸、卵巢内的胆固醇转化为雄激素、雌激素和孕激素。

(3) **转变成维生素 D_3**：皮下的胆固醇可被氧化生成 7- 脱氢胆固醇，后者经日光（紫外线）照射转变成活性维生素 D_3。

> **考点提示**
>
> 胆固醇在体内的转变与排泄

(4) **排泄**：一部分经肠道细菌还原成为粪固醇，随粪便排出体外。

三、血脂

（一）血脂的组成与含量

血浆中的脂类称为血脂，包括甘油三酯、磷脂、胆固醇、胆固醇酯和游离脂肪酸。影响血脂含量的因素较多，包括膳食、年龄、性别、职业以及其他营养物质的代谢等。正常成年人空腹 12~14h 血脂的组成及含量见表 7-4。

表 7-4　正常成人空腹血脂的组成及含量

组成	血浆含量 /（ mmol·L^{-1} ）	空腹时主要来源
甘油三酯	0.11~1.69	肝
总胆固醇	2.59~6.47	肝
胆固醇酯	1.81~5.17	—
游离胆固醇	1.03~1.81	—
总磷脂	48.4~80.7	肝
游离脂肪酸	0.20~0.78	脂肪组织

（二）血浆脂蛋白

血浆脂蛋白是血脂的运输形式，血浆脂蛋白的蛋白质部分称为载脂蛋白（Apo），主要有五类，即 ApoA、B、C、D、E。各种血浆脂蛋白中所含脂类及蛋白质的种类、含量不尽相同，其密度、颗粒大小、表面电荷等也不同。因此，可采用电泳法和超速离心法将血浆脂蛋白分为四类。

1. 电泳法　血浆脂蛋白分为 α- 脂蛋白（α-LP）、前 β- 脂蛋白（preβ-LP）、β- 脂蛋白（β-LP）和乳糜微粒（CM）（图 7-19）。

2. 超速离心法　血浆脂蛋白分为乳糜微粒（CM）、极低密度脂蛋白（VLDL）、低密度脂蛋白（LDL）和高密度脂蛋白（HDL）（图 7-20）。

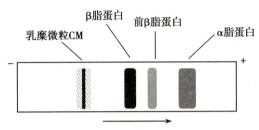

图 7-19　血浆脂蛋白电泳法分类

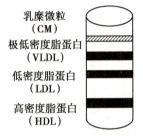

图 7-20　血浆脂蛋白超速离心法分类

电泳法和超速离心法两种方法分离出的血浆脂蛋白有一一对应的关系（图 7-21）。

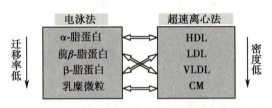

图 7-21　两种分类法血浆脂蛋白的关系

3. 血浆脂蛋白的组成及功能　血浆脂蛋白主要由蛋白质、甘油三酯、胆固醇、胆固醇酯和磷脂构成。各种血浆脂蛋白都含有这些成分，组成比例却各不相同。其中 CM 含甘油三酯最多，达80%~95%，VLDL 含甘油三酯 50%~70%，LDL 含胆固醇及胆固醇酯最多，为 40%~50%，HDL 蛋白质含量高达 50%，脂蛋白的分类及功能见表 7-5。

表 7-5　血浆脂蛋白的分类及功能

分类	乳糜微粒	极低密度脂蛋白（前 β- 脂蛋白）	低密度脂蛋白（β- 脂蛋白）	高密度脂蛋白（α- 脂蛋白）
功能	转运外源性甘油三酯	转运内源性甘油三酯	转运胆固醇到肝外组织	逆转运肝外胆固醇回肝代谢

4. 高脂血症与动脉粥样硬化　空腹血脂高于正常人上限即为高脂血症，主要表现为甘油三酯或 / 和胆固醇含量升高，由于血脂以血浆脂蛋白形式运输，所以高脂血症也称高脂蛋白血症，是动脉粥样硬化发生的危险因素。LDL 是血浆胆固醇的主要载体，所以 LDL 水平与血浆胆固醇水平密切相关。高胆固醇血症时，大量 LDL 通过内皮细胞间的连接被动地扩散进血管，在动脉血管壁沉积，最终导致动脉粥样硬化；HDL 通过逆向转运机制可以将外周组织中的胆固醇转运至肝脏，在肝内转化为胆汁酸后，经肠道排出体外，防止胆固醇在动脉血管壁沉积，HDL 具有抗动脉粥样硬化的功能。

考点提示

血浆脂蛋白的分类及功能

第六节　蛋白质代谢

情景导入

　　健康老龄化离不开科学的营养搭配，其中，蛋白质尤为重要。《中国居民膳食指南 2022 年版》强调，保证老年人的蛋白质摄入量尤为重要。一般成年人每日蛋白质摄入量在每公斤体重 0.8~1.0g；老年人每日蛋白质摄入量在每公斤体重 1.0~1.2g。《中国居民膳食指南》建议老年人：每天蛋白质食物（畜禽肉类、鱼类、大豆）的能量摄入应占全天能量摄入的 10%~15%；每日三餐都应有动物性食物，不宜集中在一餐摄入大量蛋白质；来自于鱼、虾、猪牛羊肉等动物性食物和大豆类食物的优质蛋白质比例不低于 50%。

请思考：

1. 老年人为什么对食物蛋白质的需求量不仅不降，反而需要更多？
2. 老年人如何有效补充蛋白质？

一、蛋白质概述

　　人体中的蛋白质（protein）大概有十万余种，分布广泛，是人体细胞的基本组成成分之一。蛋白质是由 20 种氨基酸构成的一类生物大分子。各种蛋白质都有其特定的结构和功能，蛋白质的结构决定了其所要执行的生物学功能。蛋白质既是生命活动的物质基础，也是生物学功能的主要执行者。其最重要的生理功能是维持组织细胞的生长、更新、修补。此外，在生化反应、物质运输、代谢调节等生化过程中，均需要蛋白质参与。同时蛋白质也是能源物质，每克蛋白质在体内氧化分解可释放约 17kJ 能量。因此，提供足够食物蛋白质对正常代谢和各种生命活动的进行是十分重要的。

（一）蛋白质的化学组成

　　蛋白质的种类繁多，结构各异，但基本元素组成相似，主要有碳（50%~55%）、氢（6%~8%）、氧（19%~24%）、氮（13%~19%）和硫（0~4%）。有些蛋白质含有少量磷、硒或金属元素，个别蛋白质还含有碘。各种蛋白质的含氮量很接近，平均为 16%。由于蛋白质是体内的主要含氮物，因此，测定生物样品的含氮量就可按下式推算出蛋白质大致含量。

$$每克样品含氮克数 \times 6.25 \times 100 = 100 克样品中蛋白质含量$$

（二）氨基酸

　　1.氨基酸分类　　氨基酸是组成蛋白质的基本单位。存在于自然界的氨基酸有 300 余种，但构成人体蛋白质的氨基酸只有 20 种，称为编码氨基酸。根据侧链基团结构和性质的不同，可将 20 种氨基酸分为四大类，即非极性疏水性氨基酸、极性中性氨基酸、酸性氨基酸和碱性氨基酸。

　　2.氨基酸的连接方式　　氨基酸之间通过肽键相连。肽键是一个氨基酸的 α- 羧基与另一个氨基酸的 α- 氨基脱水缩合而成的酰胺键（—CO—NH—）。氨基酸通过肽键相连而成的化合物称为肽。由两个氨基酸缩合成的肽称为二肽，三个氨基酸缩合成的肽称为三肽，依此类推。一般来说，由 10 个以内氨基酸相连而成的肽称为寡肽，由更多氨基酸相连组成的肽称为多肽。多肽链有两个末端，有自由氨基的一端称氨基末端或 N- 端，有自由羧基的一端称羧基末端或 C- 端。习惯上肽的命名从 N- 端开始指向 C- 端。肽链中的氨基酸分子因脱水缩合而基团不全，称为氨基酸残基。

　　人体内存在许多具有生物活性的低分子肽，在代谢调节和神经传导等多方面发挥重要的作用。如谷胱甘肽（glutathione，GSH），是由谷氨酸、半胱氨酸和甘氨酸组成的三肽，具有还原性，可保护体内含巯基的蛋白质和酶不被氧化。

（三）蛋白质的分子结构

蛋白质是高分子物质，其分子结构复杂，可分为一级、二级、三级、四级结构，一级结构为基本结构，后三者统称为高级结构或空间构象。各种蛋白质的分子形状、理化特性和生物学功能主要取决于它特定的空间构象。

考点提示

蛋白质一级结构的主要化学键

1. 蛋白质的一级结构　在蛋白质分子中，从 N- 端至 C- 端的氨基酸排列顺序称为蛋白质的一级结构（primary structure）。一级结构中的主要化学键是肽键。蛋白质分子中所有二硫键的位置也属于一级结构的范畴。牛胰岛素是世界上第一个被测定一级结构的蛋白质分子，它由 51 个氨基酸残基组成，分 A、B 两条多肽链。A 链有 21 个氨基酸残基，B 链有 30 个氨基酸残基，A、B 两条链通过两个二硫键相连，A 链本身第 6 位与第 11 位两个半胱氨酸之间形成一个链内二硫键（图 7-22）。

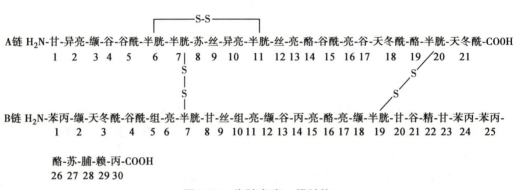

图 7-22　牛胰岛素一级结构

2. 蛋白质的二级结构　是指多肽链主链骨架原子的相对空间位置，不涉及氨基酸残基侧链的构象。常见的二级结构包括 α- 螺旋、β- 折叠、β- 转角和无规则卷曲，主要介绍前两种。维持二级结构稳定的作用力是氢键。

（1）α- 螺旋：α- 螺旋是指多肽链中肽单元通过 α- 碳原子的相对旋转，沿长轴方向按规律盘绕形成的一种紧密螺旋结构，是球状蛋白质（如肌红蛋白和血红蛋白）构象中最常见的存在形式（图 7-23）。

（2）β- 折叠：β- 折叠是蛋白质多肽主链的另一种有规律的构象，呈折纸状结构，一般与结构蛋白的空间构象有关，也存在于某些球状蛋白质（如蚕丝蛋白）的空间构象。

3. 蛋白质的三级结构　在二级结构的基础上，多肽链进一步卷曲、折叠而成的结构。三级结构的形成和稳定主要靠非共价键，如疏水键、离子键（盐键）、氢键和范德华力等，统称为次级键。有些蛋白质三级结构的稳定也需二硫键的参与。由一条多肽链构成的蛋白质，三级结构是其最高结构层次，只有具备三级结构才能发挥其生物学活性。

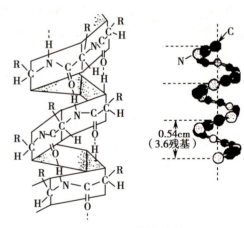

图 7-23　α- 螺旋结构

4. 蛋白质的四级结构　指数条具有独立三级结构的多肽链通过非共价键相互连接而成的聚合体结构。在具有四级结构的蛋白质中，每一条具有完整三级结构的多肽链称为亚基（subunit），单独的亚基没有生物学功能，只有完整的四级结构才有生物学功能。维持四级结构稳定的作用力是次级键。亚基的结构可以相同，也可以不同（图 7-24）。

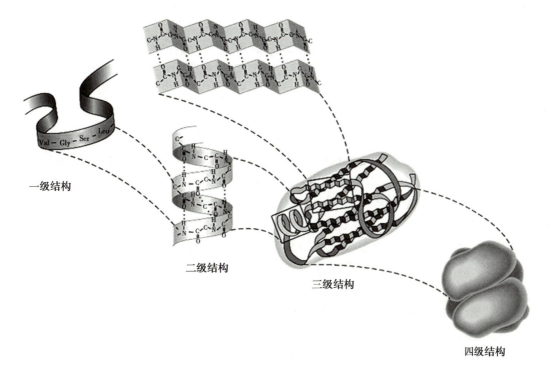

一级结构

二级结构

三级结构

四级结构

图 7-24　蛋白质各级结构

（四）蛋白质一级结构与功能的关系

考点提示

亚基的概念

1. 一级结构与功能的关系　一级结构中关键位置的氨基酸序列不变，其功能是相同的。例如，不同哺乳类动物的胰岛素分子都是由 A 和 B 两条链组成，且二硫键的配对位置和空间结构也极相似，一级结构仅有个别氨基酸差异，实验证实它们都执行着相同的调节糖代谢的生理功能。关键位置的氨基酸改变，则功能不同。例如，正常成人血红蛋白 β 亚基的第 6 位氨基酸是谷氨酸，如果被缬氨酸取代，则使血红蛋白聚集成丝，相互黏着，导致红细胞变形成为镰刀状而极易破碎，产生贫血。这种由蛋白质分子一级结构改变所导致的疾病称为"分子病"。

2. 蛋白质空间结构与功能的关系　蛋白质一级结构是空间结构的基础，在不破坏一级结构的基础上，空间结构被破坏，则其功能丧失；恢复空间结构，其功能也恢复。蛋白质多种多样的功能与其特定的空间构象密切相关，如富含角蛋白组织的坚韧性和弹性与其含大量 α- 螺旋结构相关；蚕丝的伸展和柔软性与丝心蛋白含有大量 β- 折叠结构有关。

（五）蛋白质的分类

根据组成成分不同，可将蛋白质分为单纯蛋白质和结合蛋白质两大类。单纯蛋白质如清蛋白、免疫球蛋白等。结合蛋白质又可分为糖蛋白、核蛋白、脂蛋白等。根据分子形状的不同，可将蛋白质分为球状蛋白质和纤维状蛋白质。球状蛋白质的形状近似于球状或椭球形，多数是可溶于水且具有生理活性的蛋白质，如胰岛素、血红蛋白等；纤维状蛋白质形似纤维，其长轴比短轴长 10 倍以上，多数为结构蛋白质，较难溶于水，如结缔组织中的胶原蛋白和弹性蛋白等。

二、蛋白质的理化性质

（一）蛋白质的两性解离

蛋白质分子为两性电解质，它在溶液中的解离状态受溶液 pH 的影响。当溶液处于某一 pH，蛋白质分子解离成正、负离子的趋势相等，即净电荷为零，呈兼性离子状态，此时溶液的 pH 称为该蛋白质的等电点（pI）。

（二）蛋白质的胶体性质

蛋白质是高分子化合物，分子直径在 1~100nm 之间，属于胶体颗粒，故蛋白质具有胶体性质。蛋白质表面的水化膜和同种电荷是维持蛋白质胶体稳定的重要因素。当去除其水化膜或电荷时，蛋白质极易从溶液中析出。

（三）蛋白质的变性、沉淀和凝固

在某些物理或化学因素作用下，使蛋白质的空间结构受到破坏，导致其理化性质的改变和生物学活性的丧失，称为蛋白质的变性（denaturation）。造成蛋白质变性的因素有多种，常见的有加热、强酸、强碱、有机溶剂（如乙醇）、重金属离子及生物碱试剂等。蛋白质的变性主要是二硫键和非共价键的破坏，不涉及一级结构的改变。蛋白质变性后，其溶解度降低，黏度增加，结晶能力消失，生物学活性丧失，易被蛋白酶水解。在医学领域中，变性因素常被用来消毒、灭菌。

多数蛋白质变性后，不能再恢复其天然构象，称为不可逆变性。少数变性蛋白质去除变性因素后，可自发地恢复原有的构象和活性，称为蛋白质的复性（renaturation）。如核糖核酸酶的变性与复性。

蛋白质分子聚集从溶液中析出的现象称为沉淀。变性的蛋白质易于沉淀，但沉淀的蛋白质不一定变性（如盐析法沉淀）。在蛋白质溶液中加入高浓度的中性盐（如硫酸铵、硫酸钠、氯化钠等），破坏蛋白质的胶体稳定性，使蛋白质从水溶液中析出称为盐析。

蛋白质变性沉淀后，仍能以絮状物形式溶解于强酸或强碱中，若再加热则絮状物可变成比较坚固的凝块，此凝块不再溶于强酸或强碱中，这种现象称为蛋白质的凝固作用，凝固是不可逆的。

> **考点提示**
>
> 蛋白质变性的概念及其应用

> **临床应用**
>
> ### 蛋白质变性的临床应用
>
> 1. 75% 的酒精用于肌内注射、静脉注射前的杀菌消毒 100% 的酒精使细菌蛋白质外层全部迅速变性，剩余酒精难以进入细菌内部，细菌仍有活性，而 75% 的酒精既可使蛋白质外层变性，又可渗透入细菌内部，内部蛋白也变性，细菌彻底被杀死。
>
> 2. 用于重金属盐中毒的急救 如体温计不慎在嘴中破碎，可大量食用鸡蛋清、豆浆、牛奶等蛋白质含量较高的食物，再洗胃，使离子结合食物中的蛋白质，尽量避免有毒物质进入体内危害人体健康。

（四）蛋白质的紫外吸收性质

大多数蛋白质分子中含酪氨酸及色氨酸残基，这些氨基酸的侧链基团含有共轭双键，对波长为 280nm 的紫外线具有最大吸收能力，常利用此特性测定蛋白质的含量。

（五）蛋白质的呈色反应

1. 茚三酮反应 蛋白质的水解产物氨基酸与水合茚三酮共热时，生成蓝紫色化合物。此反应可用作蛋白质或氨基酸的定性或定量分析。

2. 双缩脲反应 蛋白质和多肽分子中的肽键，在碱性溶液中与硫酸铜加热生成紫红色络合物，称为双缩脲反应。此反应可用作蛋白质定量分析。

三、食物蛋白质的营养作用

（一）氮平衡

体内蛋白质代谢的概况可根据氮平衡实验来确定。蛋白质的含氮量平均约为 16%。食物中含

氮物质绝大部分是蛋白质,蛋白质在体内经分解代谢所产生的含氮物质主要由尿、粪便排出。测定每天食物氮的摄入量与尿、粪便中排氮量,可以反映人体蛋白质的代谢概况。氮平衡有以下几种类型:

1. 总氮平衡　摄入的氮 = 排出的氮,表明机体蛋白质的合成与分解处于动态平衡状态,见于正常成人。

2. 正氮平衡　摄入的氮 > 排出的氮,表明机体蛋白质的合成大于分解,见于儿童、孕妇及恢复期患者等特殊人群。

3. 负氮平衡　摄入的氮 < 排出的氮,常见于蛋白质供应量不足,如饥饿、营养不良及消耗性疾病患者、严重烧伤、大量失血等。

(二)蛋白质的生理需要量

根据氮平衡实验计算,60kg 体重的健康成人每日蛋白质最低分解量约为 20g。由于食物蛋白质与人体蛋白质组成的差异,不可能全部被利用,故成人每日至少需补充蛋白质 30g。为了长期保持总氮平衡,须维持增量才能满足要求。2023 年我国营养学会推荐成人每日蛋白质每公斤体重供给 0.8~1.0g。

(三)蛋白质的营养价值

1. 必需氨基酸　必需氨基酸(essential amino acid)是指体内需要而又不能自身合成,必须由食物提供的氨基酸。人体内有赖氨酸、异亮氨酸、苯丙氨酸、苏氨酸、亮氨酸、缬氨酸、色氨酸和甲硫氨酸 8 种营养必需氨基酸,其余 12 种氨基酸体内可以合成,不一定需要由食物提供,在营养学上称为非必需氨基酸。组氨酸和精氨酸虽能在人体内合成,但合成量不多,若长期缺乏也能造成负氮平衡,因此,也可将两者归为儿童成长必需氨基酸。蛋白质的营养价值主要取决于其必需氨基酸的种类、数量和比例。由于动物性蛋白质所含必需氨基酸的种类和比例与人体需要相近,故营养价值高。

2. 蛋白质的互补作用　将营养价值较低的蛋白质混合食用,必需氨基酸可以互相补充,从而提高食物蛋白质的营养价值,称为食物蛋白质的互补作用。例如,将含色氨酸较多的谷类与含赖氨酸较多的豆类混合食用,可显著提高营养价值。

3. 蛋白质的腐败作用　在消化过程中,肠道细菌对未被消化的蛋白质和未被吸收的氨基酸的代谢作用称为腐败作用(putrefaction)。腐败作用的产物中大多数对人体是有害的,但有些也有一定的营养价值,如维生素及少量的脂肪酸。

四、氨基酸代谢概况与氨的代谢

机体内的蛋白质首先分解成为氨基酸,然后再进一步代谢,所以氨基酸代谢是蛋白质分解代谢的中心内容。

(一)氨基酸的一般代谢

人体内蛋白质处于不断降解和合成的动态平衡状态。来自消化道吸收的氨基酸、体内合成的非必需氨基酸和组织蛋白质降解生成的氨基酸,交融在一起,分布于全身各组织,参与代谢,构成氨基酸代谢池。这些氨基酸主要用于合成组织蛋白质、多肽及其他含氮化合物。一部分氨基酸可彻底分解氧化供能。氨基酸有共同的代谢方式,也存在特殊的代谢途径(图 7-25)。

1. 氨基酸的脱氨基作用　氨基酸分解代谢最首要的反应是脱氨基作用。氨基酸可以通过氧化脱氨基、转氨基、联合脱氨基及嘌呤核苷酸循环等方式脱去氨基,生成 α- 酮酸,进一步代谢。

(1)氧化脱氨基作用:在酶催化下,氨基酸经氧化脱去氨基生成 α- 酮酸的过程,称为氧化脱氨基作用。催化氧化脱氨基作用的酶最重要的是 L- 谷氨酸脱氢酶。它是以 NAD^+(或 $NADP^+$)为辅酶

的不需氧脱氢酶,活性强,广泛分布于肝、肾、脑等组织中,它催化 L- 谷氨酸脱氨基生成 α- 酮戊二酸及氨。反应是可逆的,通过还原氨基化作用,α- 酮戊二酸和氨可合成谷氨酸。

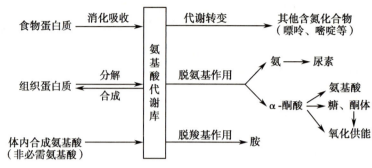

图 7-25　氨基酸代谢概况

　　(2)**转氨基作用**:一种 α- 氨基酸与一种 α- 酮酸在转氨酶作用下相互交换氨基与羰基,生成相应的 α- 酮酸和 α- 氨基酸,此过程称为转氨基作用。体内存在着多种转氨酶,其中以谷草转氨酶(GOT)和谷丙转氨酶(GPT)最重要,它们在体内广泛存在,但各组织中含量差异较大(表 7-6)。

考点提示

两种重要的转氨酶的临床意义

表 7-6　正常成人每克湿组织组织中谷草转氨酶(GOT)及谷丙转氨酶(GPT)活性

单位:U

组织	GOT	GPT	组织	GOT	GPT
心	156 000	7 100	胰腺	28 000	2 000
肝	142 000	44 000	脾	14 000	1 200
骨骼肌	99 000	4 800	肺	10 000	700
肾	91 000	19 000	血清	20	16

　　正常时,上述转氨酶主要存在于细胞内,而血清中的活性很低,各组织器官中以心和肝的活性为最高。当某种原因使细胞膜通透性增高或细胞破坏时,转氨酶则大量释放入血,造成血清中转氨酶活性明显升高。如急性肝炎时,血清 GPT 活性显著升高;心肌梗死时,血清 GOT 活性明显上升。因此,临床上将转氨酶活性测定作为某些疾病诊断和预后的判断指标之一。转氨酶的辅酶是含维生素 B_6 的磷酸吡哆醛,辅酶在转氨酶催化的反应中作为氨基传递体发挥作用(图 7-26)。

　　(3)**联合脱氨基作用**:在转氨酶和谷氨酸脱氢酶的联合作用下实现的脱氨基作用称为联合脱氨基。首先,氨基酸与 α- 酮戊二酸在转氨酶催化下,生成相应的 α- 酮酸和谷氨酸。然后谷氨酸又在 L- 谷氨酸脱氢酶催化下,脱去氨基,生成 α- 酮戊二酸,并释放出氨(图 7-27)。此过程是除肌肉组织以外的主要脱氨基方式。

　　联合脱氨基作用是可逆反应,因此,这一过程是体内合成非必需氨基酸的主要途径。在骨骼肌、心肌等组

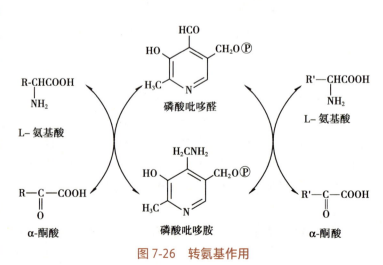

图 7-26　转氨基作用

织中，由于 L- 谷氨酸脱氢酶活性不高，氨基酸难以进行上述的联合脱氨基作用。研究表明，是通过嘌呤核苷酸循环脱去氨基（图 7-28）。

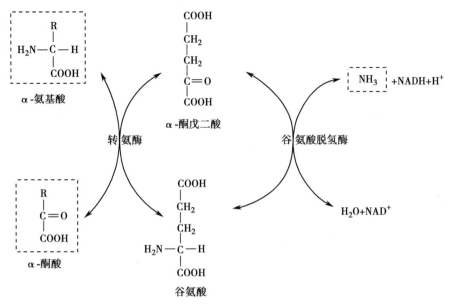

图 7-27　氨基酸联合脱氨基作用

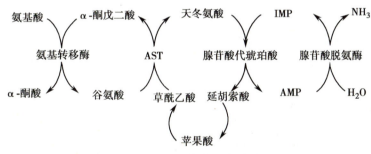

图 7-28　嘌呤核苷酸循环

2. α- 酮酸的代谢　氨基酸经脱氨基后生成的 α- 酮酸，在体内主要有以下三条代谢途径：

（1）α- 酮酸通过脱氨基作用的逆反应生成非必需氨基酸。

（2）转变成糖及脂类，大多数氨基酸脱去氨基后生成 α- 酮酸，可通过糖异生途径转变为糖，称为生糖氨基酸；有的则可以转变为酮体，称为生酮氨基酸；某些氨基酸在代谢中既能生糖又能生酮，称为生糖兼生酮氨基酸（表 7-7）。

（3）氧化供能，α- 酮酸在体内可以通过三羧酸循环与生物氧化体系彻底氧化生成 CO_2 和 H_2O，同时释放出能量供机体生理活动的需要。

表 7-7　氨基酸生糖及生酮性质分类

类别	氨基酸
生糖氨基酸	甘氨酸、丙氨酸、丝氨酸、缬氨酸、半胱氨酸、脯氨酸、组氨酸、精氨酸、谷氨酸、天冬氨酸、谷氨酰胺、天冬酰胺、甲硫氨酸
生酮氨基酸	亮氨酸、赖氨酸
生糖兼生酮氨基酸	异亮氨酸、苯丙氨酸、酪氨酸、色氨酸、苏氨酸

（二）氨的代谢

氨对人体有毒，脑组织对氨的作用尤为敏感。体内的氨主要在肝脏合成尿素而解毒。因此，除门静脉外，体内血液中氨的浓度很低。正常人血浆中氨的浓度一般不超过 $60\mu mol/L$。

1. 体内氨的来源

（1）氨基酸脱氨基作用是氨的主要来源。

（2）胺类的分解、嘌呤及嘧啶的代谢也可以产生氨。

（3）肠道吸收的氨，有 2 个来源，一是肠道内蛋白质、氨基酸的腐败作用产生氨；二是血中尿素渗入肠道后，在肠道细菌尿素酶的作用下，水解产生氨。肠道内腐败作用增强时，氨的产生量增多。NH_3 比 NH_4^+ 易于穿过细胞膜而被吸收，在碱性环境中 NH_4^+ 偏向于转变成 NH_3。

（4）在肾远曲小管上皮细胞中的谷氨酰胺酶催化下，谷氨酰胺可水解产生氨，这部分氨分泌到肾小管腔中与原尿中 H^+ 结合成 NH_4^+，以铵盐的形式排出体外。

2. 体内氨的主要去路　①合成尿素；②合成谷氨酰胺；③合成其他含氮化合物。最主要的去路是在肝脏合成尿素，经肾脏排出体外。

肝脏是合成尿素的主要器官。尿素合成的过程称为鸟氨酸循环，即 2 分子 NH_3 与 1 分子 CO_2 在鸟氨酸协同作用下，经过一系列酶的催化，生成尿素和鸟氨酸再循环回来。尿素合成的过程可分为以下四步：①氨基甲酰磷酸的合成；②瓜氨酸的合成；③精氨酸的合成；④尿素的合成（图 7-29）。

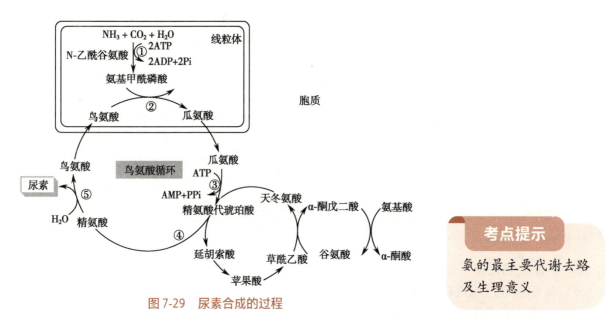

图 7-29　尿素合成的过程

考点提示

氨的最主要代谢去路及生理意义

3. 高血氨和氨中毒　正常生理情况下，血氨的来源与去路保持动态平衡，血氨的浓度处于较低的水平，肝脏是通过合成尿素消除氨的主要器官。当肝功能严重损伤时，尿素合成障碍，血氨浓度升高，称为高氨血症。高氨血症常见的临床症状包括呕吐、厌食、间歇性共济失调、嗜睡甚至昏迷。高血氨的毒性作用机制尚不完全清楚。一般认为，高血氨时，氨扩散进入脑组织，与脑中的 α- 酮戊二酸结合生成谷氨酸，后者再与氨结合生成谷氨酰胺。高血氨时脑中氨含量持续增加，可使脑细胞中 α- 酮戊二酸减少，导致三羧酸循环速度减慢，ATP 生成降低，引起大脑功能障碍，严重时可发生昏迷。

（三）个别氨基酸的代谢

1. 氨基酸的脱羧基作用　在体内，氨基酸除上述的分解代谢途径之外，有些氨基酸还可以通过脱羧基作用生成相应的胺类。催化脱羧反应的酶称为脱羧酶，其辅酶是含维生素 B_6 的磷酸吡哆醛。氨基酸脱去羧基生成的胺类物质是人体不可缺少的，具有重要生理功能。下面介绍几种重要胺类物质。

(1)**γ- 氨基丁酸**：谷氨酸在 L- 谷氨酸脱羧酶的催化下，生成 γ- 氨基丁酸（GABA），谷氨酸脱羧酶在脑、肾组织中活性很高。γ- 氨基丁酸在中枢是抑制性神经递质。临床上应用维生素 B_6 治疗妊娠呕吐和婴幼儿抽搐。

(2)**组胺**：组氨酸通过组氨酸脱羧酶的催化，生成组胺。组胺在体内分布广泛，主要存在于肥大细胞中，它具有强烈的扩张小动脉、降低血压、增加毛细血管通透性以及促进胃液分泌的作用。

(3)**5- 羟色胺**：在脑组织中，色氨酸经色氨酸羟化酶的作用，生成 5- 羟色氨酸，后者再脱羧生成 5- 羟色胺（5-HT）。脑组织中的 5- 羟色胺是一种抑制性神经递质，与睡眠、疼痛和体温调节有密切关系。在外周组织，5- 羟色胺具有收缩血管的作用。

(4)**牛磺酸**：半胱氨酸首先氧化成磺酸丙氨酸，再脱去羧基生成牛磺酸。牛磺酸是结合胆汁酸的组成成分。现已发现脑组织中含有较多的牛磺酸，表明它可能具有更为重要的生理功能。

(5)**多胺**：某些氨基酸的脱羧基作用可以产生多胺类物质。鸟氨酸脱羧基生成腐胺，然后再转变成精脒和精胺。凡生长旺盛的组织，如胚胎、再生肝及肿瘤组织，鸟氨酸脱羧酶（多胺合成限速酶）活性较强，多胺的含量也较高。目前临床上利用测定肿瘤患者血、尿中多胺含量作为观察病情的指标之一。

2. 一碳单位的代谢

(1)**一碳单位的概念**：某些氨基酸在分解代谢中产生的含有一个碳原子的有机基团，称为一碳单位。体内的一碳单位包括甲基（—CH_3）、甲烯基（—CH_2—）、甲炔基（＝CH—）、甲酰基（—CHO）及亚氨甲基（—CH＝NH）等。一碳单位不能游离存在，常与四氢叶酸（FH_4）结合而转运和参加代谢。但是，CO_2 不属于这种类型的一碳单位。

(2)**一碳单位的转运**：FH_4 是一碳单位的运输载体。哺乳类动物体内 FH_4 可由叶酸经二氢叶酸还原酶的催化，通过两步还原反应而生成。一碳单位通常结合在 FH_4 分子的 N^5、N^{10} 位上。

(3)**一碳单位的来源及互变**：一碳单位可由甘氨酸、丝氨酸、组氨酸和色氨酸代谢产生，而且它们彼此之间可以互相转变。

(4)**一碳单位的生理功能**：①一碳单位作为嘌呤及嘧啶的合成原料，在核酸的生物合成中起重要的作用。②将氨基酸与核酸代谢密切联系起来。③为某些重要化合物（如激素）的合成提供甲基。一碳单位代谢异常可造成某些病理情况，例如，由于叶酸、维生素 B_{12} 缺乏造成一碳单位运输障碍，直接影响造血细胞的 DNA 合成，引起巨幼细胞贫血。

3. 芳香族氨基酸的代谢　芳香族氨基酸包括苯丙氨酸、酪氨酸和色氨酸。

(1)**苯丙氨酸的代谢**：正常情况下，苯丙氨酸在苯丙氨酸羟化酶的作用下生成酪氨酸，再进一步代谢。催化此反应的酶是苯丙氨酸羟化酶，催化的反应不可逆，因而酪氨酸不能变成苯丙氨酸。

(2)**酪氨酸的代谢**：酪氨酸经酪氨酸羟化酶的作用生成 3,4- 二羟苯丙氨酸（多巴），进一步经多巴脱羧酶的作用，转变为多巴胺。多巴胺是脑内一种重要的神经递质，帕金森病患者，多巴胺生成减少。在肾上腺髓质中，多巴胺侧链的 β 碳原子羟化生成去甲肾上腺素，后者经 N- 甲基转移酶作用，转变为肾上腺素、多巴胺、去甲肾上腺素，三者统称为儿茶酚胺。它们是维持神经系统正常功能和代谢不可缺少的重要物质（图 7-30）。酪氨酸代谢的另一条途径是合成黑色素。在黑色素

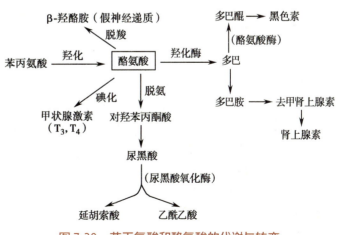

图 7-30　苯丙氨酸和酪氨酸的代谢与转变

细胞中,酪氨酸经酪氨酸酶作用,羟化生成多巴,后者经氧化、脱羧等反应转变成吲哚醌,最后吲哚醌聚合为黑色素(图7-30)。

(3) **色氨酸的代谢**:色氨酸除生成5-羟色胺外,在肝中色氨酸加氧酶的作用下,生成一碳单位;另外,色氨酸分解代谢可产生丙酮酸和乙酰辅酶A,所以色氨酸是一种生糖兼生酮氨基酸。色氨酸分解还可产生尼克酸(维生素PP的一种),但其合成量甚少,不能满足机体的需要。

第七节　非营养物质代谢

情景导入

患儿,男,出生5d,母乳喂养。生后12h发现皮肤轻微黄染,逐渐加深遍布全身伴反应弱、拒奶,遂住院治疗。查体:患儿精神反应弱,少哭闹,全身皮肤重度黄染,巩膜黄染,手掌及足掌见黄染,无皮疹,无出血点,无水肿;腹软不胀,肝肋下1.5cm可扪及,脾未触及;大便黄软,小便呈橘黄色。实验室检查:总胆红素为336.0μmol/L(参考值3.4~17.1μmol/L),结合胆红素为5.0μmol/L(参考值0~3.4μmol/L),未结合胆红素为311.0μmol/L(参考值<11.1μmol/L)。肝炎全项检查结果阴性。诊断为:新生儿高胆红素血症。

请思考:

1. 什么是胆红素血症?

2. 患儿小便为何呈橘黄色?

3. 实验室检查各项指标的临床意义是什么?

一、肝的生物转化

(一)生物转化的概念及意义

1. **生物转化的概念**　体内一些非营养物质在肝进行代谢转变,增强其水溶性,使之易于排泄。这一过程称为生物转化(biotransformation)。肝是体内进行生物转化最重要的器官。

人体内的非营养物质既不能构成组织细胞的原料,又不能氧化供能。体内的非营养物质按其来源分为外源性和内源性两大类。内源性非营养物质包括体内产生的激素、神经递质、胺类等生物活性物质以及机体代谢产生的代谢产物如胆红素、氨;外源性非营养物质有被人体摄入的药物、毒物、食品添加剂(色素、防腐剂等)、环境污染等,以及从肠道吸收的腐败产物如腐胺、酪胺、酚、硫化氢、吲哚。

2. **生物转化的意义**　生物转化作用的生理意义主要是使非营养物质极性增强,易于随胆汁或

尿液排出，或使毒物的毒性减弱或消除。但有些物质经肝的生物转化后，其毒性反而增加或溶解性降低，不易排出体外。

（二）生物转化的类型

生物转化的化学反应根据反应的性质不同，分为两相反应。第一相反应包括氧化、还原、水解反应；第二相反应为结合反应，是体内最重要的生物转化方式。能与非营养物质结合的主要有葡萄糖醛酸、活性硫酸和乙酰 CoA 等。其中与葡萄糖醛酸的结合反应最为重要和普遍。多数非营养物质如药物、毒物必须进行第二相反应，才能排出体外。

二、胆汁酸代谢

（一）胆汁

胆汁（bile）是由肝细胞合成分泌的一种液体，经胆管运出肝，储存于胆囊，再经胆总管排泄至十二指肠，参与食物的消化、吸收，也能使一些溶解于其中的代谢物被排泄。

（二）胆汁酸代谢与功能

1. 初级胆汁酸的生成　肝细胞以胆固醇为原料，在肝细胞的微粒体和胞质内，由胆固醇 7α- 羟化酶催化胆固醇生成 7α- 羟胆固醇，再经过一系列复杂反应，生成初级游离胆汁酸，即胆酸和鹅脱氧胆酸。初级游离胆汁酸可与甘氨酸和牛磺酸结合形成结合型初级胆酸，即甘氨胆酸、甘氨鹅脱氧胆酸、牛磺胆酸和牛磺鹅脱氧胆酸。初级结合型胆汁酸以钠盐形式随胆汁排入肠道。

2. 次级胆汁酸的生成　排入肠道的初级结合胆汁酸在回肠和结肠上端肠道细菌的作用下，胆酸转变为脱氧胆酸，鹅脱氧胆酸转变成石胆酸。脱氧胆酸和石胆酸被称为次级胆汁酸。

3. 胆汁酸的肠肝循环　进入肠道的各类胆汁酸除极少部分随粪便排出体外，约 95% 以上被肠黏膜重新吸收，经门静脉进入肝脏（图 7-31）。

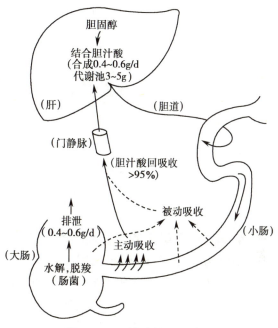

图 7-31　胆汁酸的肠肝循环

三、胆色素代谢

体内铁卟啉化合物代谢分解主要产生胆色素，胆色素包括胆红素（bilirubin）、胆绿素、胆素原和胆素等。

（一）胆红素代谢过程

1. 胆红素的来源与生成　正常人每天产生 250~350mg 胆红素，其中 70%~80% 来源于衰老红细胞中血红蛋白的降解。衰老的红细胞被肝、脾、骨髓的单核巨噬细胞系统识别并摄取，首先分解释放出血红蛋白，血红蛋白再分解为珠蛋白和血红素。血红素在血红素加氧酶催化下分解为胆绿素，并释放出 CO 和 Fe^{2+}。胆绿素继续在胞质中胆绿素还原酶催化下，生成胆红素（图 7-32）。

2. 胆红素在血中的运输　胆红素生成后，迅速进入血液，在血液和清蛋白结合，形成胆红素 - 清蛋白复合物的形式运输（图 7-32）。

3. 胆红素在肝中的转变　胆红素在肝中的转变包括肝细胞对胆红素的摄取、转化和排泄（图 7-32）。摄入肝细胞内的胆红素与胞质中的 Y 蛋白或 Z 蛋白结合，被转移至内质网而完成摄取过

程。在肝细胞内质网上，胆红素在葡萄糖醛酸转化酶催化下，与尿苷二磷酸葡萄糖醛酸（UDPGA）提供的葡萄糖醛酸结合，转化成胆红素 - 葡萄糖醛酸酯，称为结合胆红素。结合胆红素是极性较强的水溶性物质，不易透过生物膜，因而毒素降低。结合胆红素可以被肝细胞分泌进入毛细胆管，随胆汁分泌到小肠。

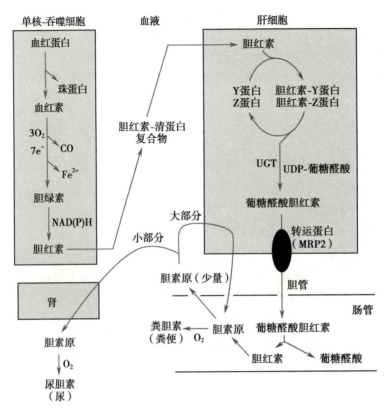

图 7-32 胆红素的生成及代谢示意图

4. 胆红素在肠道的转变及胆素原的肠肝循环 结合胆红素随胆汁分泌到肠道后，在肠道细菌的作用下，先脱去葡萄糖醛酸，再被还原为无色的胆素原。这些胆素原大部分在肠道的下段，与空气接触后，被氧化为黄褐色的粪胆原，随粪便排出，这是粪便颜色的主要来源。在肠道内，还有少量的胆素原可被肠道重吸收，进门经静脉进入肝。

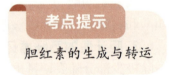
考点提示

胆红素的生成与转运

进入肝内的胆素原大部分随胆汁又分泌回到肠道，形成胆素原的肠肝循环。小部分进入体循环经肾随尿排出，当接触空气后被氧化成黄色的尿胆素，这是尿液颜色的来源。

（二）血清胆红素与黄疸

正常人血浆中的胆红素含量甚微，其中未结合胆红素约占 4/5。胆红素为金黄色物质，大量进入组织，造成巩膜、皮肤、黏膜等部位黄染，这一体征称为黄疸。黄疸的程度与血清胆红素浓度有关，正常人血清胆红素浓度为 3.4~17.1μmol/L，当血清胆红素不超过 34.2μmol/L，肉眼看不到巩膜和皮肤黄染现象，这时血清中胆红素已升高，超过正常上限，临床上称为隐性黄疸。当血清胆红素超过 34.2μmol/L，肉眼看得到黏膜、巩膜和皮肤等组织黄染，称为显性黄疸。

根据成因不同，可将黄疸分为三类。

1. 因红细胞大量破坏，单核巨噬细胞系统产生的胆红素过多，超过肝细胞的处理能力，而引起血中未结合胆红素浓度异常增高者，称为溶血性黄疸或肝前性黄疸。

2. 因肝细胞功能障碍，对胆红素的摄取结合及排泄能力下降所引起的高胆红素血症，称为肝细胞性或肝原性黄疸。

3.因胆红素排泄的通道受阻,使胆小管或毛细胆管压力增高而破裂,胆汁中胆红素反流入血而引起的黄疸,称为梗阻性黄疸或肝后性黄疸。

三类黄疸对应的血、尿、粪变化情况见表7-8。

表7-8　三种类型黄疸的比较

类型	血液		尿液		尿液颜色	粪便颜色
	未结合胆红素	结合胆红素	胆红素	胆素原		
正常	有	无或极微	阴性	阳性	淡黄色	黄色
溶血性黄疸	明显增加	正常或微增	阴性	显著增加	加深(浓茶色)	加深
阻塞性黄疸	不变或微增	明显增加	强阳性	减少或无	加深(金黄色)	变浅或陶土色
肝细胞性黄疸	增加	增加	阳性	不定	加深	变浅

(魏碧娜　冷淑萍)

思考题

1.患者,男性,29岁,糖尿病。在家注射速效胰岛素,出现极度饥饿、脸色苍白、软弱、手抖、出汗、头晕、心慌、精神不振等症状。体检:血压115/75mmHg,心率100次/min,神清,皮肤湿冷,心肺未见明显异常。

请思考:

(1)请做出诊断并简述诊断依据。

(2)应采取什么措施来紧急救治患者?

2.患者,男性,50岁。因例行体检,B超报告为"脂肪肝"而就医。患者为公司业务经理,应酬较多,近3年来经常赴宴就餐,平均每天饮白酒100~150g。偶感右上腹不适。查体:患者肥胖(身高180cm,体重102kg,体重指数31.48kg/m²),肝肋下1cm可触及,柔软无压痛。经医生全面检查及B超报告,最后拟诊:脂肪肝(中度)。

请思考:

(1)脂肪肝的发生与脂类代谢紊乱有何关系?

(2)目前脂肪肝的治疗原则是什么?

3.患儿,女性,1岁9个月,出生为足月顺产,体重4.1kg,有脐带绕颈青紫窒息史,一年前无诱因抽风数次,自行缓解,该患儿会抬头,可扶走,不能独立行走,会说简单话,入院查CT正常,MRI提示双侧额部蛛网膜下腔增宽,双侧外侧裂池扩大。当时诊断为脑性瘫痪,本次因抽风住院,患儿头发稀疏,色黄,智能发育落后,行为异常,其尿有鼠尿霉臭味。检查结果:患儿血苯丙氨酸(PHE)为1 104μmol/L(正常参考值为小于40μmol/L)。医生经全面检查,拟诊:苯丙酮尿症(PKU)。

请思考:

(1)苯丙酮尿症(PKU)的发病原因是什么?

(2)如何对患儿进行基础护理?

练习题

第八章 | 能量代谢与体温

学习目标

1.掌握生物氧化、呼吸链、氧化磷酸化、基础代谢率概念；ATP 的生成方式；影响氧化磷酸化的因素、影响能量代谢的主要因素；体温的概念、正常值及生理波动；机体的产热与散热方式。

2.熟悉能量的来源和利用；基础代谢率的正常值及临床应用。

3.了解 ATP 的储存与利用；体温的调节。

4.能解释某些疾病如甲状腺功能亢进患者出现怕热、多汗等临床症状的原因；解释体温变化的原因，能对高热患者选择正确的方式进行物理降温。

5.具有危险防范意识和健康宣传的职业素养。

情景导入

患者，男性，34 岁。怕热、多汗、多食、体重下降、眼球突出、脖子肿胀、大便 2~3 次/d、脾气暴躁、心慌气短 5 个月余。今日因劳累后出现发热、心悸加重、呼吸急促、烦躁不安、四肢无力、多汗等症状入院。入院体格检查：体温 39.1℃，脉搏 142 次/min，呼吸 32 次/min，血压 100/60mmHg，心律不齐，心率大于脉率，消瘦，甲状腺肿大，可闻及血管杂音。

诊断：甲状腺功能亢进症。

请思考：

1.甲状腺功能亢进症为什么会出现发热现象？

2.运用所学的生理学知识，在护理甲状腺功能亢进症患者的过程中应注意哪些问题？

3.作为一名护理专业的学生，可以对甲状腺功能亢进症患者做哪些科普教育和健康管理？

第一节　生物氧化

人体的生命活动过程如生物合成、物质转运、肌肉收缩、思维和信息传递等都需要消耗能量，能量从哪里来呢？能量主要来自糖、脂肪和蛋白质等营养物质在体内的氧化。然而，组织细胞在进行各种功能活动时并不能直接利用这种能量形式，所需能量实际上是由高能化合物腺苷三磷酸（adenosine triphosphate，ATP）直接提供的。

生物氧化（biological oxidation）是指糖、脂肪和蛋白质等营养物质在生物体内彻底氧化分解生成二氧化碳和水，并释放能量的过程（图 8-1）。生物氧化的方式有加氧、脱氢和失电子反应。生物氧化与体外物质氧化的化学本质相同，氧化时所消耗的氧量、终产物（CO_2 和 H_2O）和释放能量相等。生物氧化与体外氧化的主要区别在于，生物氧化在细胞内进行，是在体温和接近中性 pH 的环

境中进行的，并且在一系列酶和辅酶的作用下进行，逐步释放能量。这样可防止氧化过程中能量骤然释放，体温突然上升而损害机体，而且释放的能量也有利于 ATP 的生成。

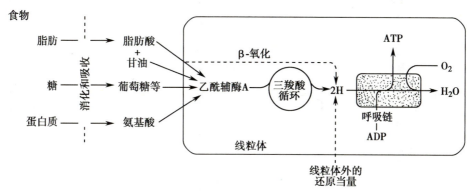

图 8-1　生物氧化体系概况图

一、线粒体内生成 ATP 的氧化体系

（一）氧化呼吸链

代谢物脱下的成对氢原子经过线粒体内膜上按一定顺序排列的多种酶和辅酶所催化的连锁反应逐步传递，最终与氧结合生成水并释放能量，这个连锁反应体系称为氧化呼吸链（oxidative respiratory chain）。其中传递氢原子的酶和辅酶称为递氢体，传递电子的酶和辅酶称为递电子体，由于传递氢也需传递电子，所以氧化呼吸链又称电子传递链。

1. 氧化呼吸链的组成及作用　氧化呼吸链是由位于线粒体内膜上的 4 种蛋白酶复合体组成，分别称之为复合体Ⅰ、Ⅱ、Ⅲ和Ⅳ。每个复合体都由多种酶蛋白和辅助因子组成（表 8-1）。四种复合体按一定顺序排列在线粒体内膜上，其中复合体Ⅰ、Ⅲ和Ⅳ镶嵌在线粒体内膜的双层脂质膜上，复合体Ⅱ镶嵌在双层脂质膜的内侧（图 8-2）。复合体中的蛋白质组分和辅助因子主要通过金属离子价键的变化、氢原子（$H^+ + e^-$）转移的方式共同完成电子的传递。电子传递过程本质上是由电势能转变为化学能的过程，传递过程所释放的能量驱动 H^+ 从线粒体基质移至膜间腔，形成跨线粒体膜的 H^+ 浓度差，用于驱动 ATP 的合成。

表 8-1　人类线粒体氧化呼吸链复合体功能

复合体	酶名称	功能辅基	主要作用
复合体Ⅰ	NADH-泛醌还原酶	FMN, Fe-S	将 NADH+H^+ 中的电子传递给泛醌
复合体Ⅱ	琥珀酸-泛醌还原酶	FAD, Fe-S	将电子由琥珀酸传递给泛醌
复合体Ⅲ	泛醌-细胞色素 C 还原酶	铁卟啉, Fe-S	将电子由泛醌传递给细胞色素 C
复合体Ⅳ	细胞色素 C 氧化酶	铁卟啉, Cu	将电子由细胞色素 C 传递给氧

注：
NADH：还原型烟酰胺腺嘌呤二核苷酸；FMN：黄素单核苷酸；Fe-S：铁硫蛋白；Cu：铜。

2. 体内两条重要的氧化呼吸链　线粒体内主要有两条呼吸链：NADH 氧化呼吸链和 $FADH_2$ 氧化呼吸链（琥珀酸氧化呼吸链）（图 8-3）。糖、脂肪和蛋白质等物质分解代谢产生的氢，绝大部分通过 NADH 氧化呼吸链氧化，只有少数代谢物产生的氢通过 $FADH_2$ 氧化呼吸链氧化。

（1）NADH 氧化呼吸链：以 NADH 为电子供体，从 NADH+H^+ 开始经复合体Ⅰ逐步传递给 O_2 生成 H_2O。人体内大多数脱氢酶如乳酸脱氢酶、苹果酸脱氢酶等都以 NAD^+ 为辅酶，NAD^+ 接受氢生成 NADH+H^+，然后通过 NADH 氧化呼吸链将其携带的氢和电子逐步传递给氧生成水。电子传递顺序：

NADH →复合体Ⅰ→辅酶（CoQ）→复合体Ⅲ→细胞色素 c（Cytc）→复合体Ⅳ→ O_2

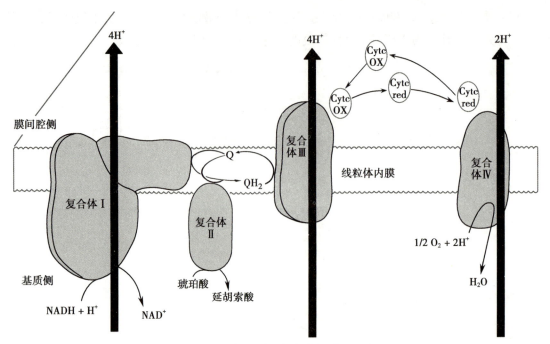

图 8-2　氧化呼吸链各复合体的位置示意图

NADH：还原型烟酰胺腺嘌呤二核苷酸；NAD：烟酰胺腺嘌呤二核苷酸；QH_2：还原型辅酶 Q；
Cytc OX：细胞色素 c 氧化酶；Cytc red：细胞色素 c 还原酶。

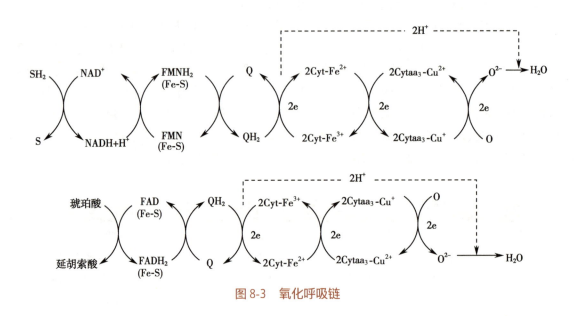

图 8-3　氧化呼吸链

（2）**FADH$_2$ 氧化呼吸链**：以 FADH$_2$ 为电子供体，经复合体Ⅱ逐步传递给 O_2 生成 H_2O。FAD 接受
琥珀酸脱下的氢经复合体Ⅱ传给 CoQ 生成 CoQH$_2$，此后的传递与 NADH 氧化呼吸链相同。电子传
递顺序：

$$琥珀酸 \rightarrow 复合体Ⅱ \rightarrow CoQ \rightarrow 复合体Ⅲ \rightarrow Cytc \rightarrow 复合体Ⅳ \rightarrow O_2$$

3. 细胞质中 NADH 的氧化　细胞质中产生的 NADH 不能自由穿过线粒体内膜，需要通过 α-磷
酸甘油穿梭（主要存在于脑和骨骼肌）和苹果酸-天冬氨酸穿梭（主要存在于肝和心肌）两种转运机
制进入线粒体，再经氧化呼吸链进行氧化。

（二）ATP 的生成方式

在机体能量代谢中，ATP 作为能量载体分子，是体内主要的高能化合物。

1. 底物水平磷酸化　直接将高能代谢物分子中的能量转移到 ADP（GDP），生成 ATP（GTP）的过程，称为底物水平磷酸化。

2. 氧化磷酸化　代谢物脱下的氢，经氧化呼吸链传递释放能量，此释能过程与 ADP 磷酸化生成 ATP 相偶联，称为氧化磷酸化（oxidative phosphorylation）。氧化磷酸化是生成 ATP 的主要方式。

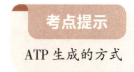

考点提示

ATP 生成的方式

(1) 氧化磷酸化偶联部位：氧化磷酸化偶联部位可根据 P/O 比值和自由能变化两种方法来测定。

P/O 比值是指在氧化磷酸化过程中，每消耗 1mol 氧原子所消耗无机磷的摩尔数，即生成 ATP 的摩尔数。实验证实，$NADH+H^+$ 通过 NADH 氧化呼吸链传递，P/O 比值接近 2.5，说明 $NADH+H^+$ 在呼吸链被氧化为水时生成 2.5 分子 ATP；琥珀酸脱下的氢经 $FADH_2$ 氧化呼吸链传递，P/O 比值接近 1.5，说明 $FADH_2$ 在呼吸链被氧化为水时生成 1.5 分子 ATP。

通过测定呼吸链各组分间的电位差，根据电位差计算其自由能的大小，当自由能大于生成每摩尔 ATP 需能（30.5kJ）时，即可判断为氧化磷酸化的偶联部位。

(2) 影响氧化磷酸化的因素

1) ATP/ADP 的调节作用：当机体利用 ATP 增多，ADP 浓度增高，氧化磷酸化速度加快；反之氧化磷酸化速度减慢。

2) 甲状腺激素：甲状腺激素诱导细胞膜上 Na^+-K^+-ATP 酶的生成，使 ATP 加速分解为 ADP 和 Pi，ADP 增多促进氧化磷酸化。另外甲状腺激素可诱导解偶联蛋白基因表达，使物质氧化释能和产热比例均增加，ATP 生成相对减少，导致机体耗氧量和产热同时增加，因此，甲状腺功能亢进症患者基础代谢率增高。

3) 抑制剂：①呼吸链抑制剂，此类抑制剂能阻断呼吸链中某些部位的电子传递，如氰化物、CO 抑制细胞色素氧化酶。② ATP 合酶抑制剂，抑制电子传递和 ATP 的合成，如寡霉素。各种抑制剂在氧化磷酸化过程中的作用部位归纳如图 8-4 所示。

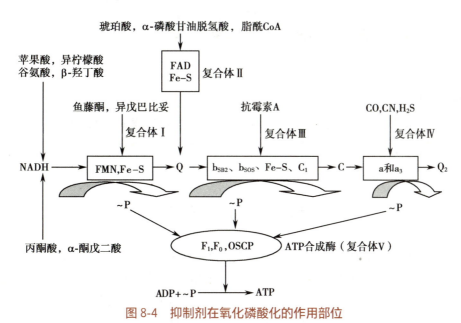

图 8-4　抑制剂在氧化磷酸化的作用部位

4) 解偶联剂：可解除氧化和磷酸化的偶联过程，使电子传递正常进行但不生成 ATP，如 2,4- 二硝基苯酚（DNP）。

新生儿硬肿症

棕色脂肪细胞的线粒体含有一种称为解耦联蛋白1（UCP1）的物质，其可使葡萄糖和脂肪酸分解产生的能量转化为热能，而不能转化生成ATP。

新生儿的体温调节中枢发育不完善，体表面积相对较大，皮下脂肪层薄，易于散热；早产儿体内棕色脂肪较少，在感染、窒息或缺氧时棕色脂肪产热不足，可使体温过低，皮下脂肪凝固而变硬。

二、能量的储存与利用

生物体内能量的生成、储存和利用都是以ATP为中心。ATP是细胞可直接利用的能量形式，是生命活动的直接供能物质。

当ATP充足时，ATP与肌酸反应生成磷酸肌酸（CP），储存于骨骼肌、心肌和脑组织中。

当机体能量供不应求时，磷酸肌酸可将储存的能量转移给ADP，生成ATP，补充ATP的不足。现将能量的生成、储存和利用归纳为图8-5。

棕色脂肪、能量去路、体表面积测算图、口腔温度测量、腋窝温度测量、体温昼夜节律曲线、自主性体温调节结构示意图、下丘脑温度变化与温度敏感神经元的放电活动

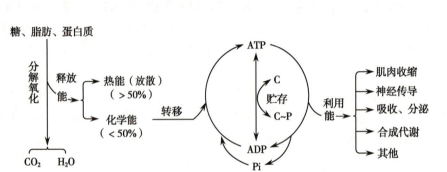

图8-5　能量的生成、储存和利用

三、非线粒体氧化体系

非线粒体氧化体系主要包括光滑内质网中的微粒体氧化体系和微体中的过氧化体氧化体系。这类氧化体系与能量（ATP）的生成无关。其主要生理意义在于处理和消除环境污染物、化学致癌物、药物和毒物以及体内代谢的有害物等。

第二节　能量代谢

新陈代谢是生命活动最基本的特征之一，包括物质代谢和能量代谢。物质代谢包括合成代谢和分解代谢。合成代谢是指从外界摄取营养物质和分解代谢的部分产物来构筑、更新自身的组成成分，同时储存能量；分解代谢是指机体将自身的组成成分和体内储存的能源物质进行分解并释放能量以维持人体生命活动。可见，新陈代谢过程中，物质代谢与能量代谢是紧密联系的。通常将在物质代谢过程中伴随的能量的释放、转移、储存和利用的过程称为能量代谢（energy metabolism）。

一、机体能量的来源与去路

（一）能量的来源

1. 糖　糖是机体最主要和最基本的能源。一般情况下，人体所需能量的 50%~70% 来源于糖类物质的氧化分解。机体内的糖主要以葡萄糖和糖原两种形式存在。糖原是糖在体内的储存形式，以糖原形式储存的能量只占体内储存能量的 1% 左右，当机体处于饥饿状态时，糖的储备迅速减少（图 8-6）。

2. 脂肪　脂肪是人体内重要的储能和供能物质。一般情况下，机体所消耗的能量 30%~50% 来自脂肪，脂肪的储存量约占体重的 20%。成年人标准体重者体内储存脂肪的量占体内储存能量的 75%，可提供机体饥饿 10 余天至 2 个月期间维持生命活动所需要的能量，即在短期饥饿，机体主要由体内储存的脂肪氧化分解供能（图 8-6）。

3. 蛋白质　正常生理状态下，蛋白质是人体的重要组成成分，不作为主要供能物质。在某些特殊情况下，如长期不能进食或体力极度消耗，体内的糖原和储存的脂肪大量消耗时机体才依靠分解蛋白质供能，以维持基本的生命活动（图 8-6）。

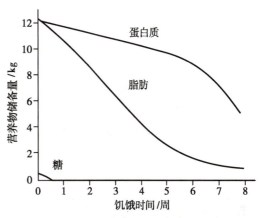

图 8-6　饥饿时储备的营养物质的消耗

（二）能量的去路

体内的糖、脂肪或蛋白质在氧化分解过程中产生的化学能，50% 以上直接转化为热能，用于维持体温；其余的化学能转化为可被组织细胞直接利用的 ATP，供机体完成各项生命活动，如神经传导、肌肉收缩和物质转运等。

知识拓展

肥胖

肥胖是由于能量的摄入与消耗不平衡造成的，即摄入能量 > 消耗能量。肥胖可用体重指数（BMI）来衡量，$BMI(kg/m^2)$ = 体重 ÷ 身高^2。成人的理想体重还可以用以下公式粗略计算：理想体重（kg）= 身高（cm）- 105。一般认为体重在理想体重 ±10% 的范围内属于正常；超过理想体重的 10%~20% 属于超重；超过理想体重的 20% 以上属于肥胖。

经常摄入高热量的食物，运动量少，可导致体重增加，引起肥胖。肥胖尤其是腹型肥胖与许多疾病的发生有关，如糖尿病、心脑血管疾病、高血脂等。因此，作为一名护理专业的学生，我们应充分认识到患者在面对肥胖时的身体和心理挑战，要指导大众科学理性看待减肥，合理饮食、加强运动，保持适当体重对维持身体健康是必需的。

二、影响能量代谢的因素

人体的能量代谢受很多因素的影响，如肌肉活动、精神活动。

（一）肌肉活动

肌肉活动是影响人体能量代谢的最显著因素。人体任何轻微的活动，都可能提高能量代谢率。剧烈运动或劳动时，其产热量可达安静时的 10~20 倍。表 8-2 显示各种活动时能量代谢增加情况。

表 8-2　劳动或运动时的能量代谢率

单位：kJ/（m²·min）

肌肉活动形式	平均产热量	肌肉活动形式	平均产热量
静卧休息	2.73	扫地	11.37
开会	3.40	打排球	17.50
擦窗	8.30	踢足球	24.98
洗衣物	9.89	打篮球	24.22

（二）精神活动

当人体处于紧张状态下，如激动、发怒、恐惧及焦虑等，能量代谢率可显著增高。这与精神紧张引起的骨骼肌张力增高，交感神经兴奋，儿茶酚胺大量释放加速代谢活动有关。而人在安静思考时，产热量一般不超过 4%，对能量代谢的影响不大。

（三）食物的特殊动力效应

进食之后机体即使处于安静状态，也会出现能量代谢率增高的现象。这种由进食引起人体额外消耗能量的现象称为食物的特殊动力效应（specific dynamic action of food）。实验证明，蛋白质的食物特殊动力效应最大，约为 30%。一般从进食 1~2h 开始，持续 7~8h。糖和脂肪的食物特殊动力效应分别为 6% 和 4% 左右，一般仅持续 2~3h。混合性食物的食物特殊动力效应为 10% 左右。目前认为食物的特殊动力效应可能是来自氨基酸在肝代谢以及合成糖原时消耗的能量，而与食物的消化和吸收无关。

（四）环境温度

人在安静状态下，环境温度 20~30℃时，能量代谢较稳定。当环境温度升高或降低时，代谢率均增高。

三、基础代谢

基础代谢（basal metabolism）是指机体在基础状态下的能量代谢。基础代谢率（basal metabolic rate，BMR）是指单位时间内的基础代谢量。基础状态是指人体处在清醒、安静、不受肌肉活动、精神紧张、食物及环境温度等因素影响时的状态。在基础状态下，机体的能量代谢比较稳定，各种生理活动维持在较低水平，只限于维持血液循环、呼吸等一些基本的生命活动。BMR 与体重不成比例而与体表面积成正比。BMR 一般以每小时、每平方米体表面积的产热量来衡量，用 kJ/（m²·h）表示。

BMR 与年龄和性别有关，年龄越大基础代谢率越低，同年龄组男性的基础代谢率要高于女性（表 8-3）。

表 8-3　国人男女不同年龄组基础代谢率的平均值

单位：kJ/（m²·h）

性别	11~15 岁	16~17 岁	18~19 岁	20~30 岁	31~40 岁	41~50 岁	> 50 岁
男	195.5	193.4	166.2	157.8	158.6	154.0	149.0
女	172.5	181.7	154.0	146.5	146.9	142.4	138.6

基础代谢率的数值常用相对值表示，正常范围为 ±15% 以内。当波动超过 ±20% 时，才可能具有病理学意义。临床上有很多疾病伴有基础代谢率的异常，特别是甲状腺功能异常的疾病。甲状腺功能减退时，BMR 比正常值低 20%~40%；

考点提示

基础状态和基础代谢率的概念

甲状腺功能亢进时，BMR 比正常值高 25%~80%（图 8-7）。此外，肾上腺皮质及脑垂体功能低下等，BMR 也可能降低；发热时基础代谢率会升高，体温每升高 1℃，BMR 大约增加 13%。因此，BMR 的测定是临床上常用的辅助诊断手段之一。

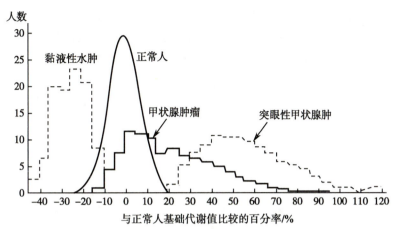

图 8-7　甲状腺疾病患者基础代谢与正常人基础代谢的比较
横坐标的 0 轴代表正常人平均值。

第三节　体　温

由于人体各组织器官的代谢水平和散热条件不同，各部位温度存在一定的差别。但脑和躯干核心部位的温度却能保持相对稳定。因此，在研究体温时通常将人体分为核心部分和表层部分。核心部分的温度称为体核体温；表层部分的温度称为体表体温。生理学中所说的体温（body temperature），是指人体核心部分的平均温度。

在不同环境温度下，体核温度和体表温度可发生相应的变化（图 8-8）。在寒冷环境中，机体为保存体热，表层部分区域扩大，核心部分区域相对缩小，主要集中在颅内和胸腹腔内器官，表层部分起"隔热保暖"的作用。

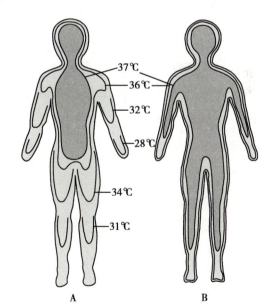

图 8-8　不同环境温度下人体体温分布
A. 环境温度 20℃；B. 环境温度 35℃。

一、体温的正常值及生理波动

体温的相对恒定是机体新陈代谢和生命活动正常进行的必要条件。机体内各种生理过程都需要酶的参与，体温过高或过低都会影响酶的活性而导致新陈代谢和生理功能异常，甚至造成死亡。因此，体温是临床上一个重要的健康指标。

（一）体温的正常值

临床上通常在直肠、口腔、腋窝三个部位测量体温，腋窝是最方便、最常用的温度测量部位。正常成人安静状态下，口腔温度一般为 36.7~37.7℃；腋窝温度一般为 36.0~37.4℃；直肠温度一般为 36.9~37.9℃。

（二）体温的生理波动

体温虽然保持相对恒定，但并不是一成不变的，可随生物节律、年龄、性别、运动和环境温度等因素的变化而有所波动，一般不超过1℃。

1. 生物节律

（1）**日节律**：生理情况下，体温在昼夜间呈现周期性波动，在凌晨2~6时最低，午后13~18时最高，也称为昼夜节律。体温的这种波动可能与下丘脑的生物钟活动及内分泌腺的节律性活动有关。

（2）**月节律**：女性的性腺活动大约是28d一个周期。育龄期女性早晨醒后未起床的体温呈月周期性波动，这种生物节律称为月节律（图8-9）。在月经前期体温可轻度升高，排卵日最低，排卵后体温升高0.3~0.6℃。因此，育龄期女性通过每天测定基础体温有助于了解有无排卵和排卵的日期。

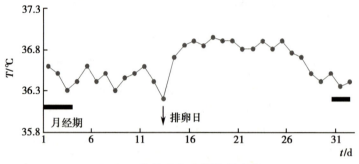

图8-9　女性月经周期体温变化

2. 性别　在相同状态下，成年女性体温一般较男性高0.3℃。可能是因为女性皮下脂肪较多，散热少。

3. 年龄　儿童和青少年体温较高，老年人由于代谢率低，体温略低于成年人。

考点提示

体温的概念、正常值和生理波动

4. 其他因素　运动时，肌肉代谢增强导致产热量增加，体温升高。此外，情绪、进食及甲状腺激素增多等因素都会使体温升高，而在应用麻醉药及甲状腺激素减少等情况下，体温往往会下降。

知识拓展

体温测量的注意事项

婴幼儿、精神异常、昏迷、口腔疾患、口鼻手术、张口呼吸的患者禁忌测量口温。

腋下有创伤、手术、炎症，腋下出汗较多者，肩关节受伤或消瘦夹不紧体温计者禁忌测量腋温。

直肠或肛门疾患及手术、腹泻者，禁忌肛温测量；心肌梗死患者不宜测肛温，以免刺激肛门引起迷走神经反射，导致心动过缓。

二、产热与散热

在体温调节机制的控制下，人体通过产热和散热两种方式保持体温相对稳定。

（一）产热活动

1. 主要产热器官　机体的主要产热器官是肝和骨骼肌。机体安静状态下，肝产热量最多。当机体运动和劳动时，最主要的产热器官是骨骼肌，剧烈运动时可达总产热量的90%。此外，在寒冷

环境下，棕色脂肪组织发挥着重要的产热作用，尤其是新生儿。

2. 产热形式　根据机体产热的方式，可将机体产热活动分为战栗产热和非战栗产热。战栗产热是指骨骼肌发生不随意的节律性收缩，如肌紧张、寒战；非战栗产热又称代谢性产热，是指机体代谢过程中能量转换产生热量的现象。体内非战栗性产热作用最强的组织是棕色脂肪组织，占总产热量的 70% 左右。

3. 产热的调节　机体的产热活动受神经和内分泌因素调节。

(1) **神经调节**：寒冷刺激机体时，交感 - 肾上腺髓质系统兴奋，肾上腺素和去甲肾上腺素释放增多，组织器官代谢产热增多。神经调节作用迅速，维持时间短。

(2) **体液调节**：甲状腺素是调节产热活动的最重要体液因素。机体处于寒冷环境时，甲状腺激素可使代谢率增加 20%~30%。体液调节作用缓慢，维持时间长。

（二）散热活动

机体与环境之间不断地进行热能交换，以保持体热平衡。皮肤是人体的主要散热部位。

1. 散热方式

(1) **辐射散热**：人体以热射线的形式将热能传给外界较冷物体的一种散热方式。散热量的多少取决于皮肤与环境的温度差和有效辐射面积。

(2) **传导散热**：人体将热量直接传递给同它接触的较冷物体的一种散热方式。散热量的多少取决于机体与物体的温差和接触面积的大小，另外，还与物体的导热性能有关。

(3) **对流散热**：通过气体的流动散发体热的方式。人体首先通过传导将体热传递给皮肤表面的空气，通过空气流动而将热量带走。对流散热量受风速的影响，风速大，散热量多，风速小则散热量少。

(4) **蒸发散热**：通过体表水分气化蒸发吸收体热的一种散热方式，分为不显汗和发汗两种。不显汗指水分直接透出皮肤和黏膜，在未形成明显水滴之前便被蒸发，与汗腺活动无直接关系，受体温和环境温度的直接影响。发汗是通过汗腺分泌，在皮肤表面形成明显汗滴而被蒸发，也称可感蒸发。发汗根据引起出汗的刺激因素及调控机制不同分为温热性发汗、精神性发汗和味觉性发汗。

当体表温度高于环境温度时，体热通过辐射、传导、对流等方式散发；当体表温度低于环境温度时，蒸发成为体表散热的唯一方式。

2. 散热的调节　皮肤微循环有丰富的毛细血管网、静脉丛和大量动 - 静脉吻合支，这使皮肤的血流量可在很大范围内变动。炎热时，交感神经紧张度下降，小动脉舒张，动 - 静脉吻合支开放，皮肤血流量增加，散热量增加。寒冷环境时，则引起相反变化，散热量减少。

> **考点提示**
>
> 机体散热方式

三、体温调节

体温调节有两种基本方式，包括自主性体温调节和行为性体温调节。

（一）自主性体温调节

自主性体温调节是指在下丘脑体温调节中枢的控制下，通过调节机体的产热和散热活动，如寒战、发汗、血管舒缩等，以保持体温相对恒定的方式。

1. 温度感受器

(1) **外周温度感受器**：存在于皮肤、黏膜和内脏等处，包括热觉感受器和冷觉感受器。传入神经冲动到达中枢后，产生温度感觉，同时可引起体温调节反应。

(2) **中枢温度感受器**：分布在中枢神经系统内对温度变化敏感的神经元，包括热敏神经元和冷敏神经元。

2. 调节机制　正常人体温能维持相对恒定，可用调定点学说来解释。人和高等恒温动物的体

温与恒温器的调节相似。调定点相当于恒温箱的调定器，是调节温度的基准。下丘脑前部视前区的热敏神经元与冷敏神经元起着调定点的作用。正常人此点温度为 37℃，当中枢温度超过 37℃ 时，热敏神经元活动增强，使散热增加，产热减少，温度降至正常；反之，当中枢温度低于 37℃时，热敏神经元活动减弱，使散热减少，产热增多，体温回升至正常水平。

正常情况下，调定点的变动范围很小，但因生理活动或病理反应也可发生一定的改变。如细菌感染引起发热，致热原改变温敏和冷敏两类神经元活动，使调定点上移。调定点上移后，产热与散热过程将在较高的水平上处于平衡。

（二）行为性体温调节

机体有意识地通过行为活动来保持适宜体温的体温调节。如人在严寒中原地踏步、跑动以取暖；根据天气变化来增减衣物、使用空调等。

自主性体温调节与行为性体温调节相互补充，共同保持体温的相对恒定。例如，人在寒冷环境中，首先是多穿衣服或进入比较暖和的房间，如果还不能维持体温，则会发生肌肉战栗，或用踏步、跑动等方式取暖。

（王小琳）

思考题

1.患儿，男，胎龄 36 周，体重 2 300g，出生后 8d，发现患儿不吃奶，面色白，双肢、臀部及头颈有硬肿，活动少。体格检查：体温（直肠温）30℃，呼吸 65 次 /min，脉搏 150 次 /min。临床诊断为新生儿硬肿症。

请思考：

（1）新生儿硬肿症的原因是什么？

（2）新生儿硬肿症的护理应注意哪些问题？

2.患者，58 岁。3d 前自觉鼻塞、流涕，咳嗽，自服感冒药物未见好转，近 1d 感觉畏寒、发热，体温（腋窝）为 38.9℃。遂来本院就诊。体格检查：咽喉部红肿，存在扁桃体炎，双肺呼吸音清，心脏听诊无异常，腹部检查无异常。

请思考：

（1）体温升高多少可判定为发热？

（2）请运用所学知识判断该患者属于哪个发热程度。

ER 8-4

练习题

第九章 | 尿的生成与排放

学习目标

　　1. 掌握球旁器的组成与功能；尿生成的基本过程；肾小球滤过；主要物质在肾小管和集合管的重吸收与分泌；影响肾小球滤过的因素。

　　2. 熟悉肾血液循环的特点及其调节；影响肾小管和集合管重吸收与分泌的因素；尿液浓缩和稀释。

　　3. 了解肾单位的构成；尿液的理化性质和排放。

　　4. 能够正确运用本章所学的基础知识，理解和解释相关疾病的症状和机制。在未来的临床工作中，能够做出正确护理诊断、制订合适的护理目标以及采取恰当的护理措施。

　　5. 具有为人类健康服务的能力和思想情操，具有泌尿系统相关疾病的健康宣教意识。

情景导入

　　患者男性，56 岁，近来感觉口唇干燥，舌头发黏，日饮水量明显增多，尿量增多且尿频。经常产生饥饿感，同时手脚麻痹、发抖、体重下降。空腹血糖为 12.0mmol/L。

　　临床诊断：2 型糖尿病。

　　请思考：

　　1. 糖尿病患者为什么会出现糖尿和尿量增多？

　　2. 影响尿生成的因素有哪些？

　　3. 请简要说明原尿和终尿的主要区别。

　　肾脏是机体最重要的排泄器官。肾脏以生成尿液的形式排出体内物质代谢的终产物、进入机体过多的物质和异物以及多余的水分等，维持水和电解质平衡，细胞外液容积和化学组成的相对稳定。可见，肾脏功能的主要意义在于保持机体内环境的稳态，为机体的正常生命活动提供必要的条件。

第一节　尿的生成

一、肾的结构特征

　　肾为实质性器官，分为皮质和髓质两部分，肾实质主要由大量的肾单位和集合管构成，肾的泌尿功能就是由它们的协同作用完成的。

（一）肾单位

　　肾单位（nephron）是肾脏的基本单位，每个肾单位都有单独生成尿液的功能。人类每个肾约有100 万个肾单位，每个肾单位包括肾小体和肾小管两部分（图 9-1）。

1. 肾小体（renal corpuscle） 肾小体包括肾小球（glomerulus）和肾小囊（bowman capsule）两部分。肾小球是位于入球小动脉（afferent arteriole）和出球小动脉（efferent arteriole）之间的一团彼此之间分支又再吻合的毛细血管网。肾小囊是肾小管盲端膨大部分，凹陷形成脏层和壁层两层上皮细胞的杯状小囊。脏层紧贴于毛细血管壁上，与肾小球毛细血管共同构成滤过膜；壁层则延续至肾小管，脏、壁两层之间的囊腔与肾小管腔相通（图9-2）。

2. 肾小管 肾小管全长分为三段。

（1）**近端小管**：包括近曲小管和髓袢降支粗段。近曲小管与肾小囊相连接，位于皮质部，呈弯曲状，以后伸直向髓质下降，成为髓袢降支粗段。

（2）**髓袢细段**：分为降支细段和升支细段两部分。

（3）**远端小管**：包括髓袢升支粗段和远曲小管，远曲小管与集合管相连通。

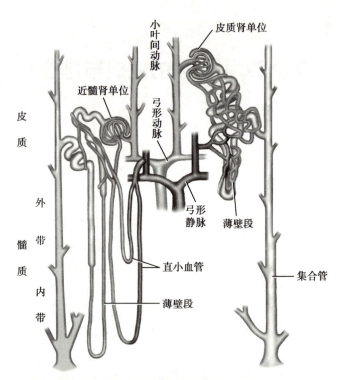

图 9-1 肾单位和肾血管示意图

3. 肾单位的类型 肾单位按其所在部位不同可分为皮质肾单位和近髓肾单位两种类型（图9-1、表9-1）。

（1）**皮质肾单位**：位于外皮质层和中皮质层，占肾单位总数的85%~90%。这类肾单位的特点为：①肾小体相对较小；②髓袢较短，只达外髓质层，有的甚至不到髓质；③入球小动脉口径比出球小动脉大，二者的比例约为2:1；④出球小动脉分支形成小管周围毛细血管网，包绕在肾小管的外面，有利于肾小管的重吸收。这类肾单位在肾小球滤过功能中起重要作用。

（2）**近髓肾单位**：近髓肾单位位于靠近髓质的内皮质层，占肾单位总数的10%~15%。其特点是：①肾小球体积较大；②髓袢长，可深入到内髓质层，有的可到达肾乳头部；③入球小动脉和出球小动脉口径无明显差异；④出球小动脉进一步分支形成两种小血管，一种为网状小血管，缠绕于邻近的近曲小管和远曲小管周围；另一种是细而长的U形直小血管。网状血管有利于肾小管的重吸收，直小血管对维持肾髓质高渗功能具有重要作用。这类肾单位和直小血管在尿液的浓缩和稀释中起重要作用。两种肾单位比较见表9-1。

表9-1 皮质肾单位和近髓肾单位的结构及特点比较

项目	皮质肾单位	近髓肾单位
分布	肾皮质的外层、中层	肾皮质的近髓层
占肾单位总数百分比	85%~90%	10%~15%
肾小球体积	较小	较大
入、出球小动脉口径	入球小动脉 > 出球小动脉	差异小
出球小动脉分支	形成的毛细血管网几乎全部缠绕在皮质肾小管周围	形成肾小管周围毛细血管网和U形直小血管
髓袢	短，只达外髓层	长，深入内髓层，甚至达乳头部
球旁器	有，肾素含量多	几乎无

(二)集合管

集合管的始端与远曲小管相连通,每条集合管收集多条远曲小管输送的小管液,许多集合管又汇入乳头管,开口于乳头。集合管不属于肾单位的组成成分,但功能上与肾小管的远曲小管有许多相同之处。集合管是形成尿液的最终场所,它在尿生成中特别是尿液的浓缩中起重要作用。最后形成的尿液经肾盏、肾盂、输尿管流入膀胱。

考点提示

球旁器的组成与功能

(三)球旁器

球旁器(juxtaglomerular apparatus)由三种特殊细胞群组成(图9-2)。

1. 球旁细胞 球旁细胞是位于入球小动脉中膜内的肌上皮样细胞,内含分泌颗粒和类似平滑肌原纤维束,分泌颗粒内含有肾素(renin)。

2. 致密斑 致密斑是远端小管起始部的一小块高柱状上皮细胞构成的组织。它可感受小管液中 Na^+ 含量的变化,并将信息传递至球旁细胞,调节肾素的释放。

3. 球外系膜(间质)细胞 球外系膜细胞是指在致密斑与出、入球小动脉之间的一组细胞。细胞体积小,有分支和突起,与球内系膜细胞相连,其功能尚未完全阐明。多数人认为有吞噬功能、收缩功能、参与系膜的更新、产生系膜基质,可能与肾素分泌的环节有一定关系。

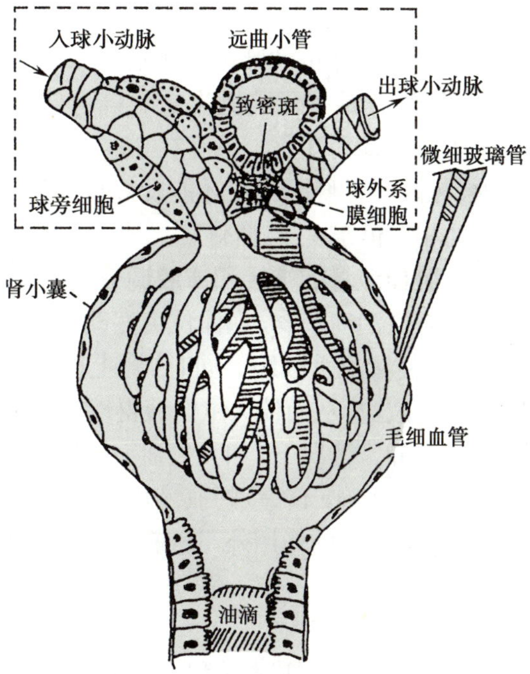

图 9-2　肾小球、肾小囊微穿刺和球旁器的结构示意图
方框内为球旁器;右侧肾小囊腔中插入的微细玻璃管用作微穿刺吸取囊腔内超滤液之用。

二、肾脏血液循环特点及调节

肾脏的血液循环与其泌尿功能关系密切,因此,了解肾脏血液供应特点及其血流量的调节,对理解泌尿功能具有重要作用。

(一)肾脏的血液循环特点

1. 肾脏的血液供应丰富 虽然肾脏仅占体重的 0.5%,但正常成人安静时肾血流量约为每分钟 1 200ml,相当于心输出量的 20%~25%。流经肾脏的血液在肾脏组织中分布不均匀,约 94% 的血液分布于肾皮质层,5% 分布于外髓质层,不到 1% 分布于内髓质层。

2. 串联的两套毛细血管网的血压差异大 肾的血液供应要经过两次毛细血管网,入球小动脉进入肾小体后,形成肾小球毛细血管网,而后汇集成出球小动脉离开肾小体,再次形成肾小管周围毛细血管网。由于皮质肾单位的入球小动脉口径比出球小动脉口径大,肾小球毛细血管内血压较高,利于肾小球滤过;而肾小管周围毛细血管网中血压较低,利于肾小管的重吸收。

考点提示

肾血液循环的特点及其调节

(二)肾脏血流量的调节

肾脏血流量一方面要与肾的泌尿功能相适应,另一方面要与全身的血液循环调节相匹配。前者主要靠自身调节,后者主要靠神经和体液调节。

1. 肾脏血流量的自身调节 机体在安静状态下,当肾动脉灌注压在一定范围内(70~180mmHg)变动时,肾脏血流量能保持相对稳定(图9-3)。在没有外来神经支配的情况下,肾脏血流量在动脉

血压一定的变动范围内保持恒定的现象，称为肾血流量的自身调节。

关于自身调节的机制，目前以肌源学说较受重视。此学说认为，当动脉血压升高时，入球小动脉管壁因灌流压增加而受到较强的牵张刺激，入球小动脉的平滑肌紧张性增强，入球小动脉口径缩小，血流阻力也相应增加，从而对抗灌流压增强而保持肾脏血流量的相对稳定；当灌流压降低时，则发生相反的变化。当动脉血压低于70mmHg或高于180mmHg时，入球小动脉平滑肌的舒张和收缩分别达到极限，则不能继续维持肾脏血流量的自身调节。肾脏血流量将随血压的变动而变化。只有在70~180mmHg的血压变动范围内，入球小动脉平滑肌才能发挥自身调节作用，保持肾血流量的相对恒定。

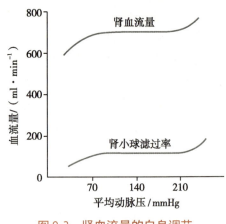

图9-3　肾血流量的自身调节

2. 肾脏血流量的神经和体液调节　支配肾血管的神经主要是交感神经。一般情况下，肾交感神经的紧张性活动较弱，在体位突然改变，如由卧位转为立位或剧烈运动时，可反射性地引起交感神经兴奋，使肾血管收缩。同时，肾上腺髓质分泌肾上腺素和去甲肾上腺素，也使肾血管收缩，导致肾血流量减少，从而使大量血液得以转移到需要较多血液的组织，如脑、骨骼肌。

机体在异常情况下，如大失血、中毒性休克、缺氧等，交感神经兴奋增强，肾脏血流量减少，一些重要器官（如脑、心等）的血液供应增加，这对维持重要器官功能有重要意义。另外，除交感神经-肾上腺素系统的作用外，还有血管升压素、血管紧张素等体液因素参与作用。

三、尿生成的过程

尿生成包括三个基本过程：①通过肾小球滤过，生成原尿；②肾小管和集合管对原尿的选择性重吸收；③肾小管和集合管的分泌，最终生成终尿。

尿液生成的过程

（一）肾小球滤过

血液流经肾小球时，血浆中的水和小分子物质通过滤过膜滤入肾小囊形成原尿的过程，称为肾小球滤过（glomerular filtration）。肾小球滤过是尿生成的第一步。用微细玻璃管对蛙及大鼠等动物进行肾脏微穿刺，吸取肾小囊内液体，进行微量化学分析，结果发现滤液中除蛋白质含量极少外，其他成分和酸碱度以及渗透压等均与血浆相似（表9-2），由此证明原尿即是血浆的超滤液。

考点提示

尿生成的基本过程

1. 滤过膜及其通透性　肾小球滤过的结构基础是滤过膜，其由内层、中间层和外层三层结构组成。

（1）内层为肾小球毛细血管内皮细胞层，细胞间有许多直径为50~100nm的圆形微孔，可阻止血细胞通过，对血浆中的物质几乎无限制作用，故肾小球毛细血管的通透性大。

（2）中间层为非细胞结构的基膜层，呈纤维网状结构，厚约300nm，网孔直径4~8nm，可允许水以及部分溶质通过。

（3）外层为肾小囊脏层上皮细胞，伸出许多足突贴附于基膜外面，足突相互交错，形成的裂隙称为裂孔，裂孔上覆盖一层薄膜，膜上有4~14nm的微孔，可阻止蛋白质通过。以上三层结构上的微孔组成了滤过膜的机械屏障（图9-4）。

由于基膜上的微孔直径最小，一般认为它是构成滤过膜机械屏障的主要部分。除了机械屏障外，在滤过膜的各层还覆盖着一层带负电荷的糖蛋白，这些物质可发挥电学屏障的作用。

表 9-2　血浆、原尿和终尿中物质含量及每天的滤过量和排出量

成分	血浆／$(g\cdot L^{-1})$	原尿／$(g\cdot L^{-1})$	终尿／$(g\cdot L^{-1})$	终尿／血浆	滤过总量／$(g\cdot d^{-1})$	排出量／$(g\cdot d^{-1})$	重吸收率／%
Na^+	3.3	3.3	3.5	1.1	594.0	5.3	99
K^+	0.2	0.2	1.5	7.5	36.0	2.3	94
Cl^-	3.7	3.7	6.0	1.6	666.0	9.0	99
CO_3^{2-}	1.5	1.5	0.07	0.05	270.0	0.1	99
PO_4^{3-}	0.03	0.03	1.2	40.0	5.4	1.8	67
尿素	0.3	0.3	20.0	67.0	54.0	30.0	45
尿酸	0.02	0.02	0.5	25.0	3.6	0.75	79
肌酐	0.01	0.01	1.5	150.0	1.8	2.25	0
氨	0.001	0.001	0.4	400.0	0.18	0.6	0
葡萄糖	1.0	1.0	0	0	180.0	0	100*
蛋白质	80.0	0.3	0	0	微量	0	100*
水	—	—	—	—	180.0L	1.5L	99

注：* 几乎为 100%。

　　血浆中物质能否通过滤过膜，取决于被滤过物质的有效半径及其所带的电荷。研究表明，凡分子量小于 6 000，有效半径小于 1.8nm 的呈电中性或带正电荷的物质，如水、Na^+、葡萄糖、尿素等，均可自由地通过滤过膜上的微孔。分子量大于 69 000，有效半径等于或大于 3.6nm 的大分子物质，即使是带正电荷，由于机械屏障的作用，也很难通过。所以一般以分子量 70 000 作为某物质能否被肾小球滤过的界限，分子量大于 70 000 的物质完全不能滤过。虽然血浆白蛋白的分子量为 69 000，有效半径为 3.5nm，但由于带负电荷，不能通过滤过膜的电学屏障，因此，原尿中几乎无蛋白质。

　　分子量为 6 000~70 000 呈电中性或带正电荷的物质，随着其有效半径逐渐增大，被滤过的量逐渐减少。电学屏障的主要作用是限制带负电荷的大分子物质的滤过。研究表明，电学屏障的作用不如机械屏障明显，故 Cl^-、HPO_4^{2-}、HCO_3^- 和 SO_4^{2-} 等带负电荷的微小物质也可顺利通过滤过膜。两种屏障使滤过膜对血浆中物质的通过具有高度的选择性，这种选择性对原尿的成分起着决定性作用。

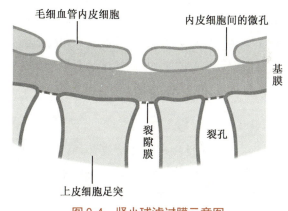

图 9-4　肾小球滤过膜示意图

　　2. 肾小球滤过的动力　肾小球有效滤过压是肾小球滤过的动力。在滤过膜通透性和肾血浆流量不变条件下，原尿生成的量主要取决于肾小球有效滤过压。肾小球有效滤过压与组织液生成的有效滤过压相似，由滤过的动力和阻力对比所决定，是两者的差值。肾小球滤过的动力是肾小球毛细血管血压和肾小囊液的胶体渗透压；滤过的阻力包括肾小球毛细血管的血浆胶体渗透压和肾小囊内压。

　　肾小球有效滤过压 =（肾小球毛细血管血压 + 肾小囊液胶体渗透压）-（血浆胶体渗透压 + 肾小囊内压）

由于肾小囊内液中的蛋白质含量极低，形成的胶体渗透压可忽略，因此，肾小球毛细血管血压几乎是肾小球滤过的唯一动力。肾小球滤过的阻力是血浆胶体渗透压与肾小囊内压（图9-5）。

考点提示

肾小球有效滤过压的组成

用微穿刺法测得慕尼黑大鼠浅表肾单位的肾小球毛细血管血压为 45mmHg，而且入球小动脉端与出球小动脉端测得的血压数值接近，表明血液由入球端流向出球端过程中，血压下降不大。肾小球毛细血管中胶体渗透压在入球小动脉端为 25mmHg，由于血浆在沿毛细血管流动过程中，水分和小分子物质不断滤出，而蛋白质不能滤出，从而使血浆胶体渗透压不断增高。当流到出球小动脉端时，增到 35mmHg。肾小囊内压测得的平均值为 10mmHg。因此，在入球小动脉端，肾小球有效滤过压 = 45 - (25 + 10) = 10mmHg；在出球小动脉端：肾小球有效滤过压 = 45 - (35 + 10) = 0mmHg。

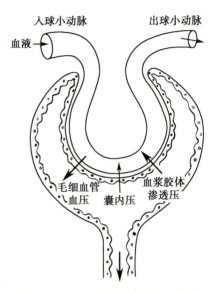

图 9-5　肾小球有效滤过压示意图

以上结果表明，肾小球毛细血管不同部位的有效滤过压并不相同，越靠近入球小动脉端，有效滤过压越高，而在靠近出球小动脉端的一段毛细血管，由于血浆胶体渗透压的逐渐增高，肾小球有效滤过压随之不断地下降，当肾小球有效滤过压为 0 时，滤过即停止，无滤液生成。发生滤过的毛细血管长度取决于肾小球有效滤过压下降的速率。当肾小球有效滤过压下降的速率减缓时，则滤过的毛细血管长度延长，生成的原尿量增多；反之，则减少。

肾小球滤过率（glomerular filtration rate，GFR）是指单位时间内（每分钟）两侧肾生成的原尿量。肾小球滤过率是衡量肾功能的重要指标之一，正常成人安静时 GFR 约为 125ml/min。肾小球滤过率与每分钟的肾血浆流量的比值，称为滤过分数（filtration fraction，FF）。每分钟肾血浆流量约为 660ml，故滤过分数 = 125/660×100% ≈ 19%。滤过分数表明，流经肾的血浆约有 19% 由肾小球滤出至肾小囊生成原尿。肾小球滤过率和滤过分数均可作为衡量肾小球功能的重要指标。

知识拓展

尿毒症

尿毒症指的是肾脏功能衰竭，无法将人体内的代谢产物、废物、尿素和多余的水分等身体废弃物排出体外，导致人"中毒"的一系列综合征。

慢性肾小球肾炎、间质性肾炎、糖尿病肾病迁延不愈，或者不积极地去控制，可能会发展为慢性肾脏病，随着慢性肾脏病进一步发展，肾单位严重受损并缓慢地出现肾功能不可逆性减退，最终少部分患者会出现慢性肾脏功能衰竭，最终结局就是"尿毒症"。

（二）肾小管和集合管的重吸收

原尿由肾小囊进入肾小管后称为小管液。小管液在流经肾小管和集合管时，其中大部分的水和溶质（有的几乎是全部）被肾小管和集合管上皮细胞转运返回血液的过程，称为肾小管和集合管的重吸收（reabsorption）。各类物质重吸收率不尽相同，说明肾小管和集合管对溶质的重吸收是有选择性的。通常情况下，每日生成的原尿量可达 180L，而终尿量一般为 1.5L，说明原尿中 99% 以上的水被重吸收入血。对葡萄糖及 Na^+、HCO_3^- 等，可将其全部或大部分重吸收，对尿素及 PO_4^{3-} 等为部分重吸收。肌酐等代谢产物和进入体内的异物（如药物及其代谢产物），则不被重吸收而全部

排出体外。这种选择性重吸收作用,既保留了对机体有用的物质,又清除了对机体有害及过剩的物质,实现了内环境理化性质的相对稳定(表9-3)。

表9-3　几种物质的滤过量、重吸收量与排泄量

单位:g/d

项目	滤过量	排泄量	重吸收量
Na^+	540	3.3	537
Cl^-	630	5.3	625
HCO_3^-	300	0.3	300
K^+	28	3.9	24
葡萄糖	140	0	140
尿素	53	25	28
肌酐	1.4	>1.4	0

1. 重吸收的部位和方式

(1)**重吸收的部位**:肾小管各段和集合管都具有重吸收的功能,但近端小管是重吸收的主要部位,重吸收的物质种类多,数量大。这是由近端小管的一些结构和功能特点决定的,如近端小管上皮细胞的管腔膜上有刷状缘,使吸收面积达 $50\sim60m^2$;管腔膜对 Na^+、K^+ 和 Cl^- 的通透性大;上皮细胞内有大量的线粒体及酶类,代谢活跃,管腔膜上的载体数量以及基底膜和基底侧膜上钠泵的数量多。

正常情况下,小管液中的葡萄糖、氨基酸等营养物质,几乎全部在近端小管重吸收;80%~90%的 HCO_3^-、65%~70% 的水和 Na^+、K^+、Cl^- 等也在此重吸收。余下的水和盐类的绝大部分在髓袢细段、远端小管和集合管重吸收,少量随尿排出。虽然在这些部位重吸收的量较近端小管少,但却与机体内水盐平衡和酸碱平衡的调节密切相关。

(2)**重吸收的方式**:重吸收的方式分为主动和被动两种。主动重吸收是指肾小管和集合管上皮细胞在耗能的情况下,将小管液中的溶质逆浓度梯度或电位梯度转运到管周组织液并入血的过程。

根据能量提供情况,主动重吸收又分为原发性和继发性主动重吸收两种,原发性主动重吸收所需能量由腺苷三磷酸水解直接提供,如 Na^+ 和 K^+ 的重吸收主要靠细胞基底侧膜上的钠泵水解腺苷三磷酸提供能量;继发性主动重吸收所需能量不是直接来自钠泵,而是同 Na^+ 的主动重吸收耦联进行的,如葡萄糖、氨基酸和有机酸,它们分别与 Na^+ 共用细胞膜上的不同转运体,以相同的方向通过细胞膜而被吸收,其动力来自 Na^+ 的顺电化学梯度转运时释放的能量,故是间接消耗能量。存在于细胞膜上的转运体有同向转运体和逆向转运体两种类型。两种转运体都可同时转运两种或两种以上物质,前者转运物质的方向相同,称同向转运,如 Na^+ 和葡萄糖的转运;后者转运物质的方向相反,称逆向转运,如在集合管发生的 Na^+-H^+ 交换与 Na^+-K^+ 交换。

被动重吸收是指小管液中的物质顺浓度差、电位差或渗透压差,从管腔内转运至管周组织液并入血的过程。如尿素顺浓度差和 Cl^- 顺电位差从小管液中扩散至管周组织液,水顺渗透压差而被重吸收等。

主动重吸收和被动重吸收之间联系密切,如 Na^+ 的主动重吸收,使小管内电位降低,形成小管内外的电位差,Cl^- 即顺电位差而被动重吸收;随着 NaCl 向管外转运,使管周组织液渗透压升高而小管液中渗透压降低,该渗透压差又促使水的被动重吸收。

2. 几种物质的重吸收

(1)**NaCl和水的重吸收**:肾每日滤过的 Na^+ 总量约594g,而随尿排出的 Na^+ 量仅为5.3g/d左右,表

明原尿中 99% 以上的 Na^+ 被重吸收入血。除髓袢降支细段外，肾小管各段和集合管对 Na^+ 均具有重吸收能力，以主动形式重吸收为主。

近端小管是 NaCl 和水重吸收的主要部位，占滤液总量的 65%~70%。在近端小管前半段，肾小管上皮细胞的管腔膜对 Na^+ 的通透性大，小管液中的 Na^+ 浓度比细胞内高，Na^+ 顺浓度差扩散入细胞内，随即被基底侧膜和基底膜上的钠泵泵入组织液。随着细胞内的 Na^+ 被泵出，小管液中的 Na^+ 又不断地进入细胞内。进入近端小管后半段，伴随 Na^+ 的重吸收，细胞内呈正电位，管腔内呈负电位，加之小管液中的 Cl^- 浓度比小管上皮细胞内高，Cl^- 顺其电位差和浓度差而被动重吸收。NaCl 进入管周组织液，使其渗透压升高，促使小管液中的水不断进入上皮细胞及管周组织液。NaCl 和水进入后，使细胞间隙静水压升高，促使 Na^+ 和水通过基膜进入相邻的毛细血管而被重吸收（图 9-6）。部分 Na^+ 和水也可能通过紧密连接回漏到小管腔内，因此，在近端小管，Na^+ 的重吸收量等于主动重吸收量减去回漏量。

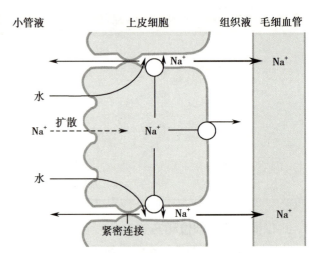

图 9-6　Na^+ 在近端小管重吸收示意图
空心圆表示钠泵。

小管液中约 20% 的 NaCl 在髓袢被重吸收。髓袢各段对 NaCl 的重吸收情况比较复杂。

髓袢降支细段对 NaCl 的通透性极低，但对水的通透性高，由于水分不断渗透至管周组织液，使小管液中 NaCl 浓度升高。升支细段对水几乎不通透，但对 Na^+ 和 Cl^- 的通透性高，小管液中的 Na^+ 和 Cl^- 顺浓度差扩散至管周组织液，故小管液中 Na^+ 和 Cl^- 的浓度又明显降低。

髓袢升支粗段对 NaCl 的重吸收，是通过管腔膜上的同向转运体和基底膜上的钠泵协同作用实现的。同向转运体按 Na^+:2Cl^-:K^+ 的比例，将三者一同转入细胞内；进入细胞内的 Na^+ 被泵入组织间液，Cl^- 经通道进入组织间液，而 K^+ 则又经管腔膜返回小管液中，再与同向转运体结合，继续参与 Na^+:2Cl^-:K^+ 的转运过程（图 9-7）。髓袢升支粗段对水几乎不通透，水不被重吸收而留在小管内，由于其中的 NaCl 被上皮细胞重吸收入管周组织液，因此，造成小管液渗透压降低和管周组织液渗透压升高。该段对水和 NaCl 重吸收的分离，在尿液的浓缩和稀释中起重要作用。呋塞米（又称呋喃苯胺酸）和依他尼酸（又称利尿酸）可抑制 Na^+:2Cl^-:K^+ 同向转运，所以能抑制髓袢对 Na^+ 和 Cl^- 的重吸收而起到利尿作用。

考点提示

NaCl 和水重吸收的机制

远曲小管和集合管重吸收的 NaCl 和水约占滤液中总量的 12%。此处对 NaCl 和水的重吸收可根据机体的水、盐平衡状况进行调节。Na^+ 的重吸收主要受醛固酮的调节，水的重吸收则主要受抗利尿激素的调节。当机体缺盐和缺水时，NaCl 的主动重吸收增加，水的重吸收亦相应地增多。

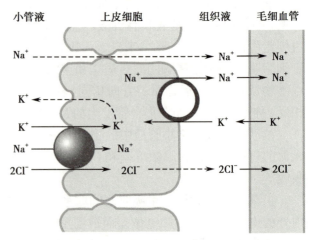

图 9-7　髓袢升支粗段对 Na^+、Cl^- 和 K^+ 的转运
实心圆表示转运体，空心圆表示钠泵。

肾小管各段和集合管对 Na^+ 的重吸收，在维持细胞外液 Na^+ 平衡和渗透压中有重要作用。而且，随着 Na^+ 的主动重吸收，促进了葡萄糖和氨基酸的继发性主动重吸收（见葡萄糖的重吸收），间接促进了 HCO_3^-、Cl^- 的被动重吸收（髓袢升支粗段，Cl^- 属继发性主动重吸收），同时还促进了 Na^+-H^+ 交换和 Na^+-K^+ 交换过程。因此，Na^+ 的重吸收在肾小管和集合管对其他物质的重吸收及分泌功能中均起着重要作用。

（2）K^+ 的重吸收：K^+ 的滤过量约为 36g/d，排泄量约为 2.3g/d，重吸收量约占总滤过量的 94%。其中，在近端小管重吸收的量占滤过量的 65%~70%；髓袢升支粗段可重吸收少量 K^+；至远曲小管始段，小管液中的 K^+ 仅为滤过量的 5%~10%，这部分 K^+ 在远曲小管和集合管可被继续重吸收。小管液的 K^+ 逆浓度差主动转运入细胞，然后扩散至管周组织液并进入血液。终尿中的 K^+ 绝大部分是由远曲小管和集合管分泌的，其分泌量的多少取决于血 K^+ 浓度，并受到肾素 - 血管紧张素 - 醛固酮系统的调节。

（3）HCO_3^- 的重吸收：HCO_3^- 在血浆中以 $NaHCO_3$ 的形式存在，滤液中的 $NaHCO_3$ 进入肾小管后可解离成 Na^+ 和 HCO_3^-。研究表明，小管液中的 HCO_3^- 是以 CO_2 的形式进行重吸收的。在近端小管重吸收 80%~90%，其余的多数在远端小管和集合管重吸收。HCO_3^- 的重吸收量占滤过总量的 99% 以上。HCO_3^- 不易透过上皮细胞管腔膜，其重吸收是与上皮细胞的 Na^+-H^+ 交换（上皮细胞分泌 H^+ 入小管液中，小管液中 Na^+ 则进入细胞内）同时进行的。

分泌入小管液中的 H^+ 与 HCO_3^- 生成 H_2CO_3，H_2CO_3 再分解为 CO_2 和水。CO_2 为高脂溶性物质，可迅速扩散入上皮细胞内，在碳酸酐酶（carbonic anhydrase，CA）的催化下和细胞内的水又生成 H_2CO_3，H_2CO_3 解离成 H^+ 和 HCO_3^-，前者经 Na^+-H^+ 交换再进入小管液，后者与 Na^+ 生成 $NaHCO_3$ 而转运入血（图 9-8）。CO_2 通过管腔的速度明显高于 Cl^- 的速度，故 HCO_3^- 的重吸收常优先于 Cl^-。HCO_3^- 是体内主要的碱储备物质，其优先重吸收对于体内酸碱平衡的维持具有重要意义。通常情况下，随尿排出的 HCO_3^- 量极少。如果人体摄入了大量的碱性物质，滤过的 HCO_3^- 量就会超过上皮细胞分泌的 H^+，过剩的 HCO_3^- 不被重吸收随尿排出。碳酸酐酶抑制剂乙酰唑胺可抑制 H^+ 的分泌而引起利尿。

（4）葡萄糖的重吸收：原尿中的葡萄糖浓度与血浆中的葡萄糖浓度相等。正常人血糖浓度为 4.48~6.72mmol/L（0.8~1.2g/L），而终尿中几乎不含葡萄糖。葡萄糖的重吸收是继发于 Na^+ 的主动重吸收（图 9-9）。微穿刺实验

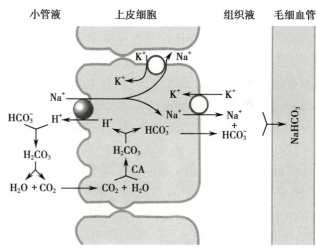

图 9-8 HCO_3^- 的重吸收示意图

CA：碳酸酐酶；实心圆表示转运体，空心圆表示钠泵。

表明，葡萄糖的重吸收部位仅限于近端小管（主要在近曲小管），其余各段肾小管无重吸收葡萄糖的能力。近端小管对葡萄糖的重吸收有一定的限度，当血中的葡萄糖浓度超过 8.96~10.08mmol/L（1.6~1.8g/L）时，部分近端小管上皮细胞对葡萄糖的重吸收已达极限，葡萄糖就不能被全部重吸收，随尿排出而出现糖尿。肾糖阈（renal glucose threshold）是指尿中开始出现葡萄糖时的最低血糖浓度。血糖浓度超过肾糖阈后，随着血糖浓度的升高，肾小管对葡萄糖吸收达极限的上皮细胞数量增加，随尿排出的葡萄糖便增多。

葡萄糖的重吸收是继发于 Na^+ 的主动重吸收。小管液中的葡萄糖和 Na^+ 与近端小管上皮细胞

管腔膜上的转运体结合，在 Na^+ 易化扩散进入细胞的同时，也将葡萄糖同向转运入细胞内。进入细胞内的 Na^+、葡萄糖与转运体分离，Na^+ 被基底侧膜上的钠泵泵入组织液，葡萄糖则与基底侧膜上的载体结合，以易化扩散的方式转运入管周组织液，再进入血液（图 9-9）。

（5）**其他物质的重吸收**：小管液中氨基酸、SO_4^{2-}、HPO_4^{2-} 的重吸收机制基本上与葡萄糖相同，但转运体可能不同（图 9-9）。部分尿酸在近端小管重吸收。大部分 Ca^{2+} 和 Mg^{2+} 在近端小管与髓袢升支粗段重吸收。小管液中微量的蛋白质在近端小管通过入胞作用被重吸收。尿素的重吸收则有赖于水的重吸收。

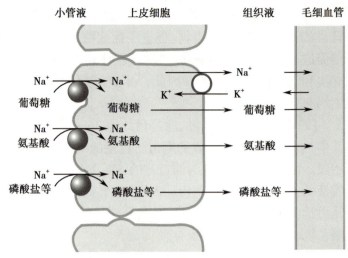

图 9-9　近端小管对葡萄糖、氨基酸和磷酸盐的重吸收示意图
实心圆表示转运体，空心圆表示钠泵。

（三）肾小管和集合管的分泌

肾小管和集合管的分泌是指肾小管和集合管上皮细胞将自身的代谢产物排入小管液的过程。肾小管和集合管主要分泌 H^+、NH_3 和 K^+，对维持机体酸碱及 Na^+、K^+ 平衡具有重要意义。

1. H^+ 的分泌　肾小管分泌 H^+ 的主要部位在近端小管。肾小管和集合管的上皮细胞内，由细胞代谢产生或由小管液进入细胞的 CO_2，在 CA 的催化下与 H_2O 生成 H_2CO_3，H_2CO_3 自动解离成 H^+ 和 HCO_3^-。H^+ 通过管腔膜上的 H^+-Na^+ 交换逆向转运入小管液。H^+-Na^+ 交换是指 H^+ 的分泌与 Na^+ 的重吸收呈逆向转运，两者相互联系，同时进行。分泌入小管液的 H^+ 和其内的 HCO_3^- 结合生成 H_2CO_3，后者又分解为 CO_2 和 H_2O，CO_2 又扩散入细胞，在细胞内再生成 H_2CO_3。

上皮细胞内大部分 HCO_3^- 扩散至管周组织液，同其中的 Na^+ 生成 $NaHCO_3$ 并扩散入血。如此循环往复，肾小管上皮细胞每分泌 1 个 H^+ 到小管液中，即可从小管液中重吸收 1 个 Na^+ 与 1 个 HCO_3^- 回到血中（图 9-8）。Na^+ 和 HCO_3^- 再形成 $NaHCO_3$，这一过程实质上是肾脏排酸保碱的过程。$NaHCO_3$ 是体内重要的碱储备，故 H^+-Na^+ 交换对维持机体酸碱平衡具有重要意义。

2. NH_3 的分泌　正常情况下，NH_3 的分泌主要在远曲小管和集合管。酸中毒时，近端小管也可以分泌 NH_3。细胞内的 NH_3 主要来自谷氨酰胺的脱氨反应，其他氨基酸也可氧化脱氨生成 NH_3。NH_3 扩散的方向朝着 pH 较低的一侧进行，故易于通过细胞膜扩散入小管液中。进入小管液的 NH_3 与其中的 H^+ 结合成 NH_4^+，NH_4^+ 的生成减少了小管液中的 H^+，利于 H^+ 的继续分泌。NH_4^+ 是水溶性的，不能通过细胞膜。小管液中的 NH_4^+ 则与强酸盐（如 NaCl）的负离子结合生成铵盐（如 NH_4Cl）随尿排出。

强酸盐的正离子（如 Na^+）则与 H^+ 交换而进入肾小管上皮细胞，然后与细胞内的 HCO_3^- 一起被转运进入血液。随着小管液中的 NH_3 与 H^+ 结合生成 NH_4^+，小管液中的 NH_3 降低，有助于 NH_3 的继续分泌（图 9-10）。NH_3 的分泌和 H^+ 的分泌密切相关，H^+ 分泌增加可促进 NH_3 的分泌。肾小管和集合管细胞在分泌 H^+ 和 NH_3 的同时，促进了 $NaHCO_3$ 的重吸收。故 NH_3 的分泌也有间接排酸保碱、维持机体酸碱平衡的作用。

3. K^+ 的分泌　小管液中的 K^+ 绝大部分已在近端小管被重吸收，而尿液中的 K^+ 主要由远曲小管和集合管分泌。K^+ 的分泌和 Na^+ 的重吸收密切相关，一方面是由于 Na^+ 的主动重吸收使小管液变为负电位，另一方面，钠泵的活动促使组织液的 K^+ 进入细胞，增加了细胞内与小管液之间 K^+ 的浓度差，这两个因素均利于 K^+ 进入到小管液中。在小管液中的 Na^+ 重吸收入细胞内的同时，K^+ 被

分泌到小管液内,这种分泌 K^+ 和重吸收 Na^+ 相互关联的现象,称为 K^+-Na^+ 交换。由于 K^+-Na^+ 交换与 H^+-Na^+ 交换都是 Na^+ 依赖性的,故两者呈竞争性抑制,当 H^+-Na^+ 交换减弱时,K^+-Na^+ 交换增强;反之,H^+-Na^+ 交换增强时,K^+-Na^+ 交换减弱(图 9-10)。

人体酸中毒情况下,远曲小管和集合管上皮细胞内的 CA 活性增强,H^+ 生成增多,H^+-Na^+ 交换增强,$NaHCO_3$ 的重吸收增加;而 K^+-Na^+ 交换则减弱,K^+ 随尿排出减少,可出现高血钾。若人体碱中毒,则 H^+-Na^+ 交换减弱,K^+-Na^+ 交换增强,排出的 K^+ 增多,可发生低血钾。体内的 K^+ 主要由肾排泄。正常情况下,人体摄入的 K^+ 与排出的 K^+ 保持动态平衡。体内 K^+ 代谢的特点是:多吃多排,少吃少排,不吃也排。故在临床上,为维持体内的 K^+ 平衡,对不能进食的患者应适当给予补 K^+,以免引起血 K^+ 降低。肾功能不全的患者,排 K^+ 功能障碍,可发生高钾血症。血 K^+ 过高或过低,会对人体的正常功能,尤其是对神经和心脏的兴奋性产生不利的影响。

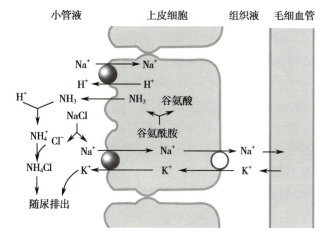

图 9-10　H^+、NH_3 和 K^+ 分泌关系示意图
实心圆表示转运体,空心圆表示钠泵。

4. 血浆中某些物质的排出　肾小管上皮细胞可将血浆中的某些物质如肌酐,以及进入人体的某些异物如青霉素等直接排入小管液。肌酐是由肌肉中肌酸脱水或磷酸肌酸脱磷酸而来。每日随尿排出的肌酐量大于滤过的总量(表 9-2),表明从肾小球滤过的肌酐不仅未被重吸收,反而还另有肌酐从肾小管和集合管上皮细胞排入小管液中。血肌酐水平是判定肾功能的一个重要指标,肾小球滤过率减少或肾小管功能受损时,血肌酐含量均可增多。此外,进入体内的物质如青霉素、呋塞米、酚红及依他尼酸等很少被肾小球滤过,主要由近端小管排入小管液。呋塞米与依他尼酸排入小管液,使小管液中的呋塞米与依他尼酸的浓度比血浆高数倍,有利于两者在髓袢升支粗段发挥利尿作用。

肾小管、集合管的重吸收与分泌作用在尿生成的过程中具有非常重要的生理学作用(图 9-11)。

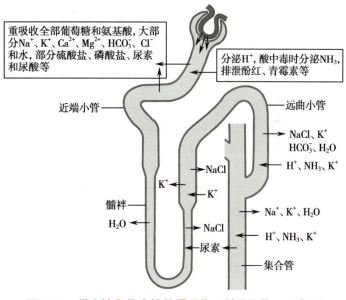

图 9-11　肾小管和集合管的重吸收及其分泌作用示意图

第二节　影响尿生成的因素

一、影响肾小球滤过的因素

肾小球滤过主要与肾小球有效滤过压、滤过膜通透性及肾血浆流量有关,上述因素的变化,均可影响肾小球滤过。

（一）肾小球有效滤过压

肾小球有效滤过压是肾小球滤过的动力。构成有效滤过压的三个因素中任一因素发生变化，均可影响肾小球滤过率。在其他条件相对不变的情况下，肾小球毛细血管血压与肾小球滤过率是正变关系，而血浆胶体渗透压和肾小囊内压与肾小球滤过率是反变关系。

1. 肾小球毛细血管血压　正常人体在安静状态下，当血压在 70~180mmHg 范围内变化时，由于肾血流量存在自身调节机制，肾小球毛细血管血压可保持相对稳定，从而使肾小球滤过率基本不变。若在人体剧烈运动时，尽管血压也在此范围内变动，但由于体内血液发生重新分配，运动肌肉与脑的血流量增多，分配到肾的血流量减少，使肾小球毛细血管血压降低，肾小球有效滤过压下降，肾小球滤过率减少。机体大失血时，由于循环血量急剧减少，血压下降，当降到 40mmHg 以下时，肾小球滤过率减小到零，则无原尿生成。

2. 血浆胶体渗透压　正常人的血浆蛋白浓度比较稳定，血浆胶体渗透压仅在一狭小范围内波动，对肾小球滤过率影响不大。若由静脉输入大量生理盐水，或因某些疾病使血浆蛋白的浓度明显降低，均可导致血浆胶体渗透压降低，而有效滤过压升高，肾小球滤过率增加，尿量将增多。

3. 肾小囊内压　正常情况下肾小囊内压比较稳定。当肾盂或输尿管由于结石形成或受到肿物压迫使尿流阻塞时，可导致肾盂内压升高，肾小囊内压将升高，肾小球有效滤过压下降，肾小球滤过率减少。此外，某些药物（如磺胺类药）在小管液中浓度过高，极易在其酸性环境中析出结晶；或某些疾病时溶血过多，血红蛋白易在酸性环境中变性凝固，这些情况都可以导致肾小管堵塞而使肾小囊内压升高，肾小球滤过率减少。

（二）滤过膜的面积和通透性

正常情况下，滤过膜的面积和通透性都比较稳定。正常成年人两侧肾总滤过面积在 $1.5m^2$ 以上。在病理情况下，如急性肾小球肾炎时，由于肾小球毛细血管的管腔变窄，使具有滤过功能的面积减少，肾小球滤过率亦减少；滤过膜上带负电荷的糖蛋白减少，滤过膜的通透性增大，使血浆蛋白质甚至血细胞"漏"出，因此，出现少尿、蛋白尿及血尿。

（三）肾血浆流量

若在其他条件不变时，肾血浆流量与肾小球滤过率是正相关关系。毛细血管的全程并非均有滤过，在血液流经毛细血管的过程中，随着血浆中的水分不断被滤出，血浆胶体渗透压逐渐升高，肾小球有效滤过压逐渐下降至零。在临床上，由静脉大量输入生理盐水和 5% 葡萄糖溶液情况下，肾血浆流量增加，肾小球毛细血管内血浆胶体渗透压升高的速率和肾小球有效滤过压下降的速率均减慢，产生滤过的毛细血管长度增加，肾小球滤过率增多。实验研究表明，当肾血浆流量比正常值大 3 倍时，肾小球毛细血管全程均有滤过。相反，休克时由于交感神经兴奋，肾血管收缩，肾血浆流量减少，血浆胶体渗透压上升的速率及肾小球有效滤过压下降的速率均加快，肾小球滤过率减少。

二、影响肾小管、集合管重吸收和分泌的因素

（一）小管液中溶质的浓度

对抗肾小管重吸收水分的力量，是小管液的溶质所呈现的渗透压。由于在近端小管内液体的 Na^+ 浓度与血浆相等，因此，其渗透压可视为与血浆相等。如果小管液中某种溶质含量增多，渗透压增高，就会影响肾小管特别是近端小管对水的重吸收，小管液便会被稀释。这时不仅尿量增多，NaCl 的排出量也增多。糖尿病患者，由于血糖浓度增加，超过肾糖阈，部分葡萄糖不能被近端小管重吸收，小管液渗透压增高，阻碍了水和 NaCl 的重吸收，而使其排出量增多，故尿量增多并出现糖尿。

这种由于小管液中的溶质含量增多，渗透压增高，使水的重吸收减少而发生尿量增多的现象，

> **考点提示**
>
> 渗透性利尿在临床利尿消肿中的应用及其原理

称为渗透性利尿（osmotic diuresis）。在临床实践上给某些水肿患者使用可以被肾小球滤过，但不被肾小管重吸收的物质（如甘露醇、山梨醇），使小管液的渗透压增高，可以达到利尿消肿的效果。

（二）球－管平衡

球－管平衡（glomerulo-tubular balance）是指近端小管对小管液的重吸收量与肾小球滤过率之间有着密切的联系。无论肾小球滤过率增多或减少，近端小管的重吸收量始终占滤过量的 65%~70%，其生理意义在于使尿量不会因肾小球滤过率的增减而发生大幅度的变动。球－管平衡与近端小管对 Na^+ 的恒定比率重吸收有关。近端小管对

考点提示

球－管平衡及其意义

Na^+ 的重吸收量常是滤过量的 65%~70%，从而决定了对滤液的重吸收量也总是占肾小球滤过率的 65%~70%。在肾血浆流量不变的情况下，当肾小球滤过率增加时，进入近端小管周围毛细血管的血量减少，毛细血管中血压降低而胶体渗透压增高，在这种情况下，小管细胞间的液体加速进入毛细血管，其间的静水压降低，有利于肾小管增加对 Na^+ 和水的重吸收，使重吸收的量仍达肾小球滤过率的 65%~70%；如果肾小球滤过率减少，则发生相反的变化，但重吸收量仍保持在这个范围内。

三、尿生成的调节

（一）体液调节

1. 抗利尿激素

（1）**抗利尿激素的合成与释放**：抗利尿激素由下丘脑视上核和室旁核的神经内分泌细胞合成，经下丘脑垂体束运输至神经垂体储存，并由此释放入血。在生理条件下，抗利尿激素的合成与释放量较少。

（2）**抗利尿激素的生理作用**：抗利尿激素明显提高集合管上皮细胞对水的通透性，增加水的重吸收而发挥抗利尿作用。

（3）**抗利尿激素合成与释放的调节**：血浆晶体渗透压升高、循环血量减少和血压降低，均可刺激抗利尿激素的合成与释放增多；反之，则抑制其合成与释放。

考点提示

抗利尿激素的作用及其调节

生理情况下，血浆晶体渗透压是调节抗利尿激素合成与释放的重要因素。下丘脑视上核和室旁核及其周围区域有渗透压感受器，这些细胞对血浆晶体渗透压，尤其是 NaCl（因尿素和葡萄糖易于通过细胞膜）浓度的改变非常敏感，只要血浆晶体渗透压上下波动 1%，即可引起抗利尿激素合成与释放的变化。在人体剧烈运动而大量出汗或病理情况下发生严重的呕吐和腹泻后，体内水分丧失，血浆晶体渗透压升高，使视上核和室旁核细胞合成抗利尿激素增加，促进集合管对水的重吸收，尿液浓缩，水分排出减少，有利于血浆晶体渗透压恢复到正常范围。

正常生理条件下，如果短时间内大量饮清水，例如 10min 内饮清水 1.2~1.5L，水迅速被吸收入血，血浆晶体渗透压降低，抗利尿激素合成与释放减少，集合管对水的重吸收减少，在饮水 30min 后，尿量便明显增多，以排出体内过剩的水分。这种由于一次性大量饮清水，反射性地使抗利尿激素合成与释放减少而引起尿量明显增多的现象，称为水利尿（water diuresis）。临床上常用水利尿试验来检测受试者的肾对尿液的稀释能力。需要指出的是，如在相同的时间内饮入等量的生理盐水，尿量仅在 1h 后轻度增加（图 9-12）。

当机体失血，循环血量减少达 5% 或以上时，对左心房和胸腔大静脉壁上的容量感受器刺激减弱，同时心输出量减少，血压降低，对颈动脉窦压力感受器的刺激减弱，两者经迷走神经传入中枢的冲动减少，反射性地使抗利尿激素合成与释放增多，水重吸收增多，尿量减少，有利于血容量和血压的恢复。由静脉大量输液后，循环

考点提示

肾素－血管紧张素－醛固酮系统的作用

血量增多,对容量感受器的刺激增强,心输出量增多,血压升高,对压力感受器的刺激增强,两者均可使迷走神经传入冲动增加,反射性地抑制抗利尿激素的合成与释放,使水的重吸收减少,尿量增多,以排出体内过剩的水分。

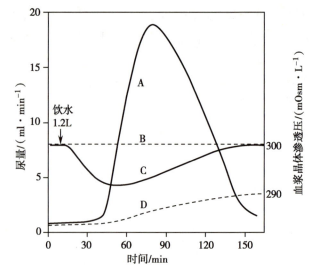

图 9-12　饮清水或生理盐水后尿量和血浆晶体渗透压的变化
—饮清水；--- 饮生理盐水；A、D:尿量；B、C:血浆晶体渗透压。

血浆晶体渗透压和循环血量的改变,都可通过负反馈机制,调节抗利尿激素的合成与释放,进而维持血浆晶体渗透压和血量的相对稳定。此外,强烈的疼痛刺激和高度的精神紧张,以及血管紧张素Ⅱ等,均可促进抗利尿激素的释放;而弱的寒冷刺激和心房钠尿肽则抑制其释放。抗利尿激素合成与释放量的多或少,决定了机体是处于抗利尿或利尿的功能状态。

值得提及的是,上述刺激抗利尿激素合成与释放的因素,也同时兴奋下丘脑外侧区的渴感中枢,使机体产生渴感,产生找水与饮水的欲望。渴感中枢与视上核、室旁核在功能上相互联系,共同调节机体的水平衡。

2. 醛固酮　醛固酮由肾上腺皮质球状带的细胞合成并分泌入血。

(1) 醛固酮的生理作用:醛固酮的主要作用是促进远曲小管和集合管上皮细胞对 Na^+ 的重吸收,由于 Na^+ 的重吸收,小管腔呈负电位,进而促进 Cl^- 和水的重吸收以及 K^+ 的分泌,因而具有保 Na^+ 排 K^+ 和维持细胞外液容量稳定的作用。

(2) 醛固酮分泌的调节:醛固酮的分泌主要受肾素 - 血管紧张素的调节,称为肾素 - 血管紧张素 - 醛固酮系统。同时血 K^+、血 Na^+ 浓度明显影响醛固酮的合成与分泌。

1) 肾素 - 血管紧张素 - 醛固酮系统:肾素主要由球旁细胞分泌,是一种蛋白水解酶。当循环血量减少时,肾血流量减少,对入球小动脉的牵张刺激减弱,管壁上的牵张感受器兴奋。另一方面,当肾小球滤过率与滤过的 Na^+ 量减少时,流经致密斑的 Na^+ 量也减少,使致密斑感受器激活。以上两者均可促进肾素的释放。交感神经以及血浆中肾上腺素和去甲肾上腺素增多也可直接刺激球旁细胞分泌肾素。

血管紧张素原主要在肝脏产生,是一种 α- 球蛋白,肾素促进血管紧张素原分解,生成血管紧张素Ⅰ(10 肽)。血管紧张素Ⅰ对血管的直接作用较弱,但可刺激肾上腺髓质分泌肾上腺素。血管紧张素Ⅰ在血液和组织中转换酶(肺中分布最丰富)的作用下,降解成血管紧张素Ⅱ(8 肽),血管紧张素Ⅱ在氨基肽酶作用下降解成血管紧张素Ⅲ(7 肽)。血管紧张素Ⅱ与血管紧张素Ⅲ都具有刺激醛固酮分泌和收缩血管的作用,但血管紧张素Ⅱ的缩血管作用较强,血管紧张素Ⅲ主要刺激醛固酮的分泌(图 9-13)。另外,血管紧张素Ⅱ进入脑后,还可促进抗利尿激素的合成与释放,并引起渴感中枢兴奋。肾素的分泌量,决定了血浆中血管紧张素的浓度,而血浆中醛固酮的水平则取决于血管紧张素的浓度。

ER 9-4

肾素 - 血管紧张素 - 醛固酮对尿生成的调节

2) 血 K^+ 与血 Na^+ 浓度:血 K^+ 浓度升高或血 Na^+ 浓度降低,均可直接刺激醛固酮的合成与分泌增加;反之,则使醛固酮分泌减少。但肾上腺皮质球状带对血 K^+ 浓度的变化比对血 Na^+ 浓度的变化更敏感,血 K^+ 升高 0.5mmol/L 即可刺激其分泌活动增加,而血 Na^+ 浓度则需更大程度降低才能引起同样的效果。醛固酮促进肾保 Na^+ 排 K^+,以保持血 Na^+ 与血 K^+ 浓度的平衡。可见,血中的 Na^+、

K$^+$浓度和醛固酮分泌的关系非常密切，醛固酮的分泌既受血中的 Na$^+$ 与 K$^+$ 浓度的影响，又调节了血中的 Na$^+$ 与 K$^+$ 浓度的平衡。

3. 心房钠尿肽　心房钠尿肽（atrial natriuretic peptide，ANP）由心房肌细胞合成和分泌。当循环血量增多使心房扩张或摄入钠过多时，刺激 ANP 释放。ANP 具有明显的促进 NaCl 与水排出的作用。其作用机制是：①同集合管上皮细胞基底侧膜上的受体结合后，可进一步引起管腔膜上的钠通道关闭，抑制 Na$^+$ 的重吸收。②抑制抗利尿激素的合成与释放，水的重吸收减少。③使入球小动脉与出球小动脉舒张，肾血浆流量与肾小球滤过率增加。④抑制肾素与醛固酮的分泌，使 Na$^+$ 重吸收减少。

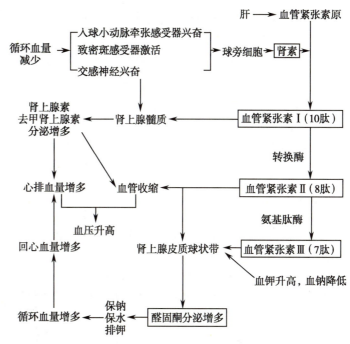

图 9-13　肾素－血管紧张素－醛固酮系统的生成和作用示意图

（二）神经调节

人体失血、呕吐和腹泻等情况下，体液大量丢失，血容量减少与血压降低时，肾交感神经兴奋对尿生成具有一定的调节作用。肾交感神经兴奋时影响尿的生成主要通过以下作用：①使入球小动脉和出球小动脉收缩，但前者收缩的程度大于后者，使流入阻力增大，肾小球毛细血管血压降低，肾小球有效滤过压降低，肾小球滤过率下降。②促进近端小管与髓袢上皮细胞对水和 Na$^+$、Cl$^-$、HCO$_3^-$ 的重吸收。③刺激球旁细胞释放肾素，醛固酮生成增多，增加肾小管和集合管对 Na$^+$ 与水的重吸收。

第三节　尿的浓缩与稀释

尿的浓缩与稀释是根据尿的渗透压与血浆的渗透压相比较而确定的。血浆的渗透压与原尿的渗透压基本相同，正常血浆的渗透压约为 300mOsm/L。如果排出尿的渗透压高于血浆渗透压，称为高渗尿，表明尿被浓缩；反之，如果排出尿的渗透压低于血浆渗透压，称为低渗尿，说明尿被稀释。肾具有很强的浓缩与稀释尿的功能，在人体缺水时，尿液被浓缩，以便将水尽可能保留在体内，这时尿液的渗透压可高达 1 200~1 400mOsm/L；当大量饮清水后，尿液被稀释，以便将多余的水排出体外，尿的渗透压可降至 30~40mOsm/L。可见，肾的浓缩与稀释功能对维持体液渗透压及血容量的稳定具有重要意义。

一、尿浓缩和稀释的基本过程

实验研究发现，在近端小管的重吸收是等渗性重吸收，小管液流经近端小管后，其渗透压并未改变，表明尿液的浓缩与稀释是在近端小管以后，即在髓袢、远端小管与集合管内进行的。肾髓袢和直小血管都呈 U 形，在其中流动的液体方向相反，形成逆流，目前用逆流学说解释尿浓缩与稀释的机制。逆流学说认为，髓袢起着逆流倍增的作用，使肾髓质的渗透压梯度得以形成，而发生在直小血管的逆流交换作用，使肾髓质高渗透压梯度得以保持。用冰点降低法测定鼠肾的渗透压，观察到皮质部组织液的渗透压与血浆相等，而由外髓部向内髓部深入，组织液的渗透压逐渐升高，分别

为血浆的 2.0 倍、3.0 倍和 4.0 倍,即形成一个肾髓质渗透压梯度(图 9-14)。

髓袢和直小血管都呈 U 形,上升支与下降支平行走向,折返部均在髓质部,其中的小管液和血液均为逆向流动,相邻的集合管也与其相互平行,紧密相靠。这些结构均位于上述肾髓质渗透压逐渐升高的区域。尿浓缩和稀释的基本过程是,当低渗的小管液流经集合管时,由于管外组织液渗透压高,小管液中的水在管内外渗透压差作用下被"抽吸"到管外而后重吸收入血。但其被吸收量的多少则取决于管壁对水的通透性。

集合管管壁对水的通透性受抗利尿激素的调节。当抗利尿激素释放较多时,管壁对水的通透性大,小管液中的水大量渗入管周而后被重吸收,尿液浓缩,尿量减少;反之,抗利尿激素释放减少时,管壁对水的通透性降低,水重吸收减少,小管液的渗透压趋向于等渗以至于低渗,尿液被稀释,排出的尿量增多。提示,尿液的浓缩和稀释,关键取决于肾髓质渗透压梯度的形成和保持以及血液中抗利尿激素的浓度。

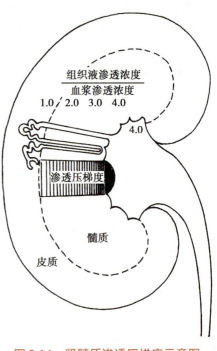

髓袢的逆流
倍增机制

图 9-14 肾髓质渗透压梯度示意图

二、肾髓质渗透压梯度的形成和保持

(一)肾髓质渗透压梯度的形成

1. 外髓部渗透压梯度的形成 外髓部渗透压梯度的形成是由于髓袢升支粗段对 Na^+ 的主动重吸收和对 Cl^- 的继发主动重吸收所致(图 9-15)。抗利尿激素具有促进该段小管对 NaCl 重吸收的作用。髓袢升支粗段对水不通透,故随着对 NaCl 的主动重吸收,升支粗段内小管液的 NaCl 浓度和渗透压均逐渐降低,而升支粗段管周组织液的渗透压则升高,于是从皮质到近内髓部的组织液形成了一个逐渐增高的渗透压梯度。

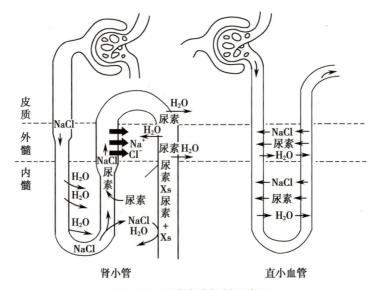

图 9-15 尿液浓缩机制示意图
粗箭头表示升支粗段对 Na^+ 和 Cl^- 的重吸收;Xs 表示未被重吸收的溶质。

2. 内髓部渗透压梯度的形成　在内髓部，渗透压梯度是由尿素及其再循环和 NaCl 共同形成的（图 9-15）。

尿素再循环的过程是：远曲小管、皮质部和外髓部的集合管对尿素不通透，但集合管细胞对水易通透。由于水被重吸收，小管液的尿素浓度将逐渐增高；内髓部的集合管对尿素易通透，尿素顺浓度差进入内髓部组织液，使其渗透压增高；升支细段对尿素的通透性大，内髓组织液中的尿素顺浓度差扩散入升支细段，经远端小管皮质部和外髓部集合管，至内髓集合管时再扩散入组织液，形成尿素的再循环。尿素的再循环有利于尿素滞留在肾髓质内，故有助于内髓高渗透压梯度的形成和加强。

NaCl 的扩散发生于内髓部。髓袢降支细段对 Na^+ 不通透，但对水易通透。在内髓部渗透压的作用下，小管液中的水不断进入内髓组织间，使小管液的 NaCl 浓度和渗透压逐渐增高，在髓袢折返部达到最高。在升支细段，管壁对 Na^+ 易通透而对水不通透，NaCl 顺浓度差扩散入组织液，参与内髓部高渗透压梯度的形成。这样，在降支细段和升支细段就构成了一个逆流倍增系统，使内髓组织液的渗透压由近外髓部至乳头部逐渐增高，形成渗透压梯度。

肾髓质渗透压梯度的形成是与髓袢的结构和功能分不开的。在髓袢的降支与升支之间液体的逆向流动，使小管液与组织液中的溶质含量和渗透压成倍地增长，这就是髓袢的逆流倍增作用。

（二）肾髓质渗透压梯度的保持

正常人体内，在不断进行的尿生成过程中，肾髓质主要依靠直小血管的逆流交换作用，保持高渗透压梯度。直小血管与髓袢平行，当其中的血液沿降支下行时，因其周围组织液中的 NaCl 和尿素浓度逐渐增加，这些物质便顺浓度差扩散入直小血管，而直小血管中的水则渗出到组织液中。愈深入内髓层，直小血管血液中的 NaCl 和尿素浓度愈高，至折返部达最高。当血液沿升支回流时，其中的 NaCl 和尿素浓度比同一水平组织液的高，NaCl 和尿素又不断扩散到组织液中，水又重新渗入直小血管。这样，NaCl 和尿素就在直小血管的升支和降支间循环，产生逆流交换的作用。直小血管细而长、阻力大，血流缓慢，有充分的时间进行逆流交换。当直小血管升支离开外髓部时，带走的只是过剩部分的溶质和水（主要是水）。这样，就使髓质的高渗透压梯度得以保持（图 9-15）。

三、影响尿液浓缩和稀释的因素

凡是影响髓袢、集合管和直小血管功能的因素，均可影响尿液的浓缩和稀释。肾对尿液的浓缩和稀释一方面决定于远曲小管后半段和集合管对水的通透性；另一方面决定于髓质高渗梯度的形成和大小。

（一）影响肾髓质高渗梯度形成的因素

肾髓质高渗梯度的产生取决于髓袢逆流倍增机制。髓袢长度、通透性和髓质的组织结构等均可影响逆流倍增的效率。髓袢长可使逆流倍增效率增高，从皮质到髓质的渗透压梯度大，浓缩效率也高；反之，髓袢短则逆流倍增效率低。小儿髓袢较成年人短，逆流倍增效率较低，故小儿尿量多，尿渗透压较低。

髓袢升支粗段对 Na^+、Cl^- 主动重吸收是产生肾髓质高渗梯度的主要因素。影响髓袢升支粗段对 Na^+、Cl^- 主动重吸收的药物，都可影响肾髓质高渗梯度的形成，从而影响尿的浓缩。例如临床上使用的呋塞米与依他尿酸等强效利尿药，其主要作用是抑制 Na^+、Cl^- 的主动重吸收，使肾髓质的高渗梯度降低，从而减少集合管对水的重吸收，产生利尿效应。

尿素在形成肾髓质组织间液高渗中具有重要作用。尿素进入肾髓质的数量取决于尿素的浓度和集合管对尿素的通透性。营养不良患者可由于蛋白质摄入不足，体内尿素产生减少，影响肾髓质高渗的建立，从而使肾对尿液的浓缩功能降低。

（二）影响远曲小管和集合管对水通透性的因素

远曲小管和集合管对的通透性是尿浓缩的必要条件之一，其主要受 ADH 的调节。当 ADH 浓度升高时，远曲小管和集合管对水的通透性增加，水重吸收增多，尿液被浓缩；反之，ADH 浓度降低，水通透性降低，水重吸收减少，尿液被稀释。

（三）直小血管血流量和速度对肾髓质高渗维持的影响

直小血管血流量增加或血流速度过快时，可从肾髓质组织间液带走较多的溶质，肾髓质高渗梯度难以维持。如果直小血管血流量减少或血流速度过慢时，一方面重吸收的水分不能被血液及时带走，另一方面由于供氧不足，使肾小管转运功能障碍，特别是髓袢升支粗段主动重吸收 Na^+、Cl^- 功能受损，所以血流量减少或血流速度过慢，肾髓质高渗也很难维持。所以，直小血管血流量过多或过少，血流速度过快或过慢均降低肾的浓缩功能。

知识拓展

肾小管功能测定

1. 近端小管功能测定　检查近端小管功能常用尿 $β_2$ 微球蛋白测定。$β_2$ 微球蛋白为体内有核细胞产生的低分子量蛋白，自肾小球滤过后，被近端小管重吸收并分解代谢。近端小管功能障碍时，尿中 $β_2$ 微球蛋白排泄增多，称为肾小管蛋白尿。

2. 远端肾小管功能测定　常采用尿浓缩 - 稀释试验和尿渗透压测定。尿浓缩 - 稀释试验是在日常或特定的饮食条件下，通过测定尿量及其比重，以判断髓袢、远端小管以及集合管对水平衡的调节能力。常用方法有昼夜尿比重试验（也称莫氏试验）和 3h 尿比重试验。

昼夜尿比重试验要求患者保持正常饮食，但每餐食物中含水量不宜超过 500~600ml，除三餐外不再饮任何液体。3h 尿比重试验患者仅需保持日常饮食和活动即可。

尿渗透压和尿比重均反映尿中溶质的含量，但尿蛋白、葡萄糖等对尿比重的影响较尿渗透压大，所以在判断尿浓缩 - 稀释功能上，测定尿渗透压较尿比重更有意义。尿渗透压测定要求前一天晚餐后，患者需要禁水 8h，然后留取晨尿，同时采集静脉血。尿渗透压 / 血浆渗透压的比值降低，说明肾浓缩功能受损，如果比值等于或接近 1，说明肾浓缩功能接近完全丧失。

第四节　尿液及其排放

尿液的生成是连续不断的过程，终尿汇入乳头管，经肾盏、肾盂、输尿管至膀胱储存。而膀胱排尿是间歇性的，当膀胱内的尿液储存到一定量时，引起反射性的排尿过程。

一、尿液

尿的质和量主要反映肾本身的结构和功能状态，也可反映机体其他方面的某些变化。

（一）尿量

正常成人尿量为 1.0~2.0L/d，平均约为 1.5L/d。摄水量和排水量均对尿量有直接影响。当摄入的水多和出汗很少时，尿量可超过 2.0L/d；反之，摄入的水少、出汗很多时，尿量可少于 1.0L/d。如果每天的尿量长期保持在 2.5L 以上为多尿；每天尿量在 0.1~0.5L 为少尿；每天尿量少于 0.1L，为无尿。

正常成人每天约产生 35g 固体代谢产物，最少需 0.5L 尿量才能将其溶解并排出。少尿或无尿会使代谢产物在体内堆积；多尿会使机体丧失大量水分，使细胞外液量减少，这些变化都会干扰内

环境的相对稳定。临床补水的依据是成年人每日至少补充 1 200ml 水。因为在缺水或不能进水时，每日水的必然丢失量是 1 500ml，而代谢产生的水大约 300ml。

（二）尿的理化性质

尿的成分中 95%~97% 是水，其余是溶解于其中的固体物质。固体物质以电解质和非蛋白含氮化合物为主。正常尿中糖、蛋白质的含量极微，临床常规方法不能将其测出。如用常规方法在尿中检测出糖或蛋白质，则为异常。但正常人一次性食入大量的糖或高度精神紧张时，也可出现一过性糖尿。

因为机体代谢产物多偏酸性，所以正常尿一般也偏酸性，pH 可介于 5.0~7.0。尿的酸碱度可受饮食影响而变动，当摄入蛋白质如肉类等较多时，因代谢产生较多的硫酸根和磷酸根，尿呈酸性；当摄入蔬菜或水果较多时，植物酸可在体内氧化，生成 CO_2 和 H_2O，进而转变为碳酸氢盐而排泄，故尿呈碱性。

正常尿为淡黄色，比重通常为 1.015~1.025，最大变动范围为 1.001~1.035。大量饮清水后，尿被稀释，颜色变浅，比重降低；尿量少时，尿被浓缩，颜色变深，比重升高。若尿的比重长期在 1.010 以下，表示尿浓缩功能障碍，为肾功能不全的表现。

二、尿的排放

排尿是一种反射活动，一般当膀胱内压增至 1.5kPa（15cmH₂O）以上时，膀胱牵张感受器受刺激而兴奋，如环境许可，则可通过反射将尿排出。

（一）支配膀胱和尿道的神经及作用

膀胱的逼尿肌和尿道内括约肌受交感和副交感神经双重支配；尿道外括约肌受躯体神经支配。支配膀胱和尿道的神经主要有三对：①盆神经起自骶髓 2~4 侧角，传出纤维属于副交感神经，兴奋时膀胱逼尿肌收缩，尿道内括约肌松弛，促进排尿。②腹下神经起自脊髓胸 12~ 腰 3 侧角，传出纤维属于交感神经，兴奋时膀胱逼尿肌松弛，尿道内括约肌收缩，抑制排尿。但在排尿活动中，该神经的作用较弱。③阴部神经起自骶髓 2~4 前角，属于躯体神经，兴奋时尿道外括约肌收缩，这一作用受意识控制。三对神经中也含有传入纤维。盆神经中有传入膀胱充盈感觉的纤维；传导膀胱痛觉的纤维在腹下神经中；尿道感觉的传入纤维在阴部神经中（图 9-16）。

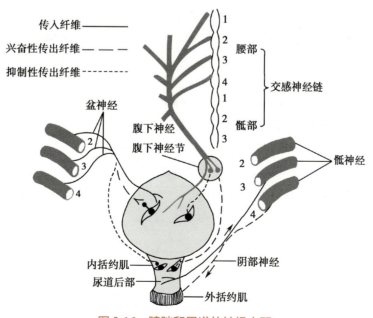

图 9-16　膀胱和尿道的神经支配

（二）排尿反射

排尿反射（micturition reflex）的初级中枢在骶髓，正常成人，该反射活动受大脑皮层等高级中枢的控制。当膀胱内尿量达 0.4~0.5L、膀胱内压超过 1.5kPa（15cmH_2O）时，膀胱壁上的牵张感受器受到刺激而兴奋，冲动沿盆神经传入骶髓的初级排尿反射中枢，同时，冲动上行达大脑皮层等高级排尿反射中枢，产生尿意。如环境允许，由高级排尿反射中枢发出的冲动加强初级中枢的兴奋，经盆神经传出冲动增多，腹下神经和阴部神经的活动抑制，引起逼尿肌收缩，内括约肌松弛，尿液进入后尿道。后尿道感受器受到尿液刺激，冲动沿阴部神经传入脊髓初级排尿中枢使其活动增强，再经传出神经使逼尿肌加强收缩，外括约肌松弛，于是，尿液被膀胱内压驱出。尿液对尿道的刺激可反射性地加强排尿中枢活动，这是一种正反馈过程，可进一步加强排尿反射，直至尿液排完为止。此外，在排尿时，腹肌和膈肌的强力收缩产生的较高腹内压，有助于克服排尿的阻力。若当时环境不适宜排尿，高级排尿反射中枢发出抑制性冲动，使初级排尿反射中枢活动减弱，腹下神经和阴部神经传出冲动增多，以抑制排尿。

在一定范围内，排尿可受意识控制。在膀胱充盈、内压升高期间，通过膀胱 - 肾反射使肾生成尿液减少，以避免膀胱的负担进一步加重。存在于大脑皮层的高级排尿中枢，对骶髓初级排尿中枢既有兴奋作用又有抑制作用，但以抑制作用占优势。小儿因大脑皮层尚未发育完善，对初级排尿反射中枢的控制能力较弱，夜间易发生遗尿。

临床上常见的排尿异常包括尿频、尿急、尿痛、尿潴留、尿失禁等。排尿次数过多但每次尿量减少称为尿频，多伴有尿急和尿痛。引起尿频的常见原因有泌尿或生殖道炎症、膀胱结石、肿瘤、前列腺增生以及精神因素等。尿急指有尿意就迫不及待要排尿，但尿量很少，多见于膀胱炎症或膀胱容量缩小。膀胱内充满尿液而不能排出称为尿潴留，分为急性和慢性两类。急性尿潴留多见于膀胱出口以下尿路严重梗阻、腹部或会阴手术后不敢用力排尿者；慢性尿潴留见于膀胱颈部以下尿路不完全梗阻或神经源性膀胱。排尿失去意识控制称为尿失禁，一般发生在脊髓损伤、初级排尿中枢与大脑皮层失去联系的患者。

（解 岩）

思考题

1. 孕妇，27 岁，妊娠 26 周进行正常产前检查。无既往史，有过一次正常妊娠史。尿滴定试验显示有糖尿，1h 糖负荷试验及其他检测指标正常。产科医生诊断：尿糖是妊娠肾小球滤过率增加的正常生理反应。

请思考：

(1) 在肾单位结构中，葡萄糖重吸收的部位在哪里？

(2) 哪些物质与葡萄糖一样，通过继发性主动转运进行重吸收？

(3) 在肾小管上皮细胞管腔膜，哪种物质与葡萄糖进行联合转运？

2. 应用下列药物后，尿量有何变化？机制分别是什么？

①乙酰唑胺；②噻嗪类；③利尿酸；④甘露醇。

ER 9-6

练习题

第十章 ｜ 感觉器官

教学课件

思维导图

ER 10-1　　　　ER 10-2

学习目标

1. 掌握眼的调节；眼的折光异常；眼的感光功能；视力、视野的概念；外耳、中耳的传音功能；声波传入内耳的途径。

2. 熟悉感受器、感觉器官的概念；感受器的一般生理特性；感受器电位；暗适应、明适应；内耳耳蜗的感音换能功能；耳蜗及蜗神经的生物电现象；基底膜的振动与行波理论；前庭器官；椭圆囊、球囊的功能；半规管的功能。

3. 了解感受器分类；生理性盲点；眼震颤。

4. 能解释近视、远视、散光产生的原因及成像特点，并能说出临床上常用的矫正方法；会分析维生素 A 防治夜盲症的生理学机制；会分析导致传音性耳聋、感音性耳聋的病变部位。

5. 具有甘于奉献、服务健康的医者职业精神；具有对周围人群开展科学用眼和用耳的健康教育的能力。

情景导入

我们生活的世界是多姿多彩的。因为有了一双眼睛，我们才能感知外界物体的大小、形状、颜色、明暗、动静、远近等，才能看到这个美丽可爱的世界。一双健康的眼睛对我们的学习和生活是非常重要的，然而要始终拥有一双健康的眼睛却不是件容易的事情，须以预防为主。

请思考：

1. 为什么看书、看电视或使用电脑 1h 后要远眺几分钟？

2. 近视产生的原因是什么？如何进行矫正？

眼是心灵的窗口，让我们看清世界的点点滴滴；耳是认知的大门，让我们聆听世界的声音。眼和耳能够帮助我们认识世界，进而改造世界。

第一节　概　述

内、外环境的变化作用于各种感受器和感觉器官，再转化为神经冲动，经过神经传导通路到达大脑皮层的特定部位，产生相应的感觉。感觉是由感受器或感觉器官、神经传导通路、感觉中枢三个部分共同活动的结果。本章只讨论与感受器和感觉器官有关的一些基本生理现象，其余内容将在本教材的神经系统章节中介绍。

一、感受器和感觉器官

感受器（receptor）是指位于体表或组织内部，专门感受机体内外环境变化的结构或装置。感受

器的种类繁多,分类方法也不相同。根据感受刺激的性质,可分为机械感受器、化学感受器、温度感受器、光感受器等;根据分布的部位可分为外感受器和内感受器。外感受器多分布在体表,感受外环境的变化;内感受器存在于体内脏器或组织中,感受内环境的变化。

有些感受器是一些结构和功能高度分化的感受细胞,如视网膜的感光细胞和耳蜗的毛细胞等。这些感受细胞连同它们的附属结构就构成了复杂的感觉器官(sense organ)。人体主要感觉器官包括眼(视觉)、耳(听觉和平衡觉)、鼻(嗅觉)、舌(味觉)等。

二、感受器的一般生理特性

(一)感受器的适宜刺激

一种感受器通常只对某种特定形式的刺激最敏感(阈值最低),这种形式的刺激称为该感受器的适宜刺激。例如,视网膜感光细胞的适宜刺激是一定波长的光波,耳蜗中毛细胞的适宜刺激是一定频率的声波。对于一种感受器来说,某些非适宜刺激也可能会引起感受器发生一定的反应,但需要的刺激强度要比适宜刺激大得多。

(二)感受器的换能作用

感受器接受刺激后,能将作用于它们的各种形式的刺激能量转换为传入神经的动作电位,这一作用称为感受器的换能作用。在换能过程中,感受细胞或感觉神经末梢首先产生一种过渡性的电位变化即感受器电位。感受器电位具有局部兴奋的特征,其大小在一定范围内随刺激强度增大而增大,有总和效应,并呈电紧张性扩布。最终这种过渡性的电位变化达到阈电位即可转变成传入神经纤维上的动作电位,完成感受器的换能作用。

(三)感受器的编码作用

感受器可将刺激信号所包含的内、外环境变化的信息,转换并编排到神经动作电位的序列中,称为感受器的编码作用。感觉中枢可以根据传入神经动作电位的序列变化,进行综合分析,最后获得对外界的各种主观感觉。

(四)感受器的适应现象

当某一恒定强度的刺激持续作用于感受器时,传入神经纤维上动作电位的频率会逐渐降低的现象,称为感受器的适应现象。每种感受器适应的快慢不同,据此又可将感受器分为快适应感受器和慢适应感受器。快适应感受器仅在刺激开始的短时间内有传入冲动发放,以后虽然刺激继续存在,但其传入冲动的频率很快下降到零,有利于机体探索新的刺激,如皮肤触觉感受器。慢适应感受器在刺激持续作用时,传入冲动频率可以较长时间维持在一定水平,如肌梭和颈动脉窦等,利于人体对某些功能状态进行长期持续的监测,并据其变化及时调整人体相关部分的功能,从而使人体维持稳态。

第二节　视觉器官

视觉是通过视觉系统活动而产生的一种主观感觉。眼是视觉的感受器官,由折光系统和感光系统两部分组成(图 10-1)。折光系统的功能是把来自外界物体的光聚焦并成像于视网膜;感光系统的功能是将外界光刺激所包含的视觉信息在视网膜上编码、加工,转变成神经冲动,再由视神经传入大脑皮层的视觉中枢,最后形成视觉。因此,视觉功能是由视觉器官、视神经和视觉中枢的共同活动来完成的。

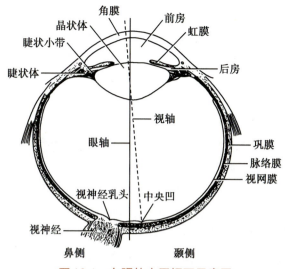

图 10-1　右眼的水平切面示意图

一、眼的折光功能

（一）眼的折光与成像

眼的折光系统由角膜、房水、晶状体、玻璃体四个曲率半径和折光系数各不相同的折光体组成。

眼的成像原理与凸透镜的成像原理相似，但由于眼的折光系统是由曲率半径和折光系数各不相同的折光体所组成，因此，眼的折光系统十分复杂。为了便于理解，人们根据眼的光学特性，设计了与正常眼在折光效果上相同，但结构更为简单的等效光学系统或模型即简化眼。简化眼由一个前后径为 20mm 的单面折光体构成，折光率为 1.333，外界光线入眼时，只发生一次折射。此球面的曲率半径为 5mm，即节点在球面后方 5mm 的位置，后主焦点在节点后方 15mm 处，正好相当于视网膜的位置。此模型与正常安静时的人眼一样，正好可以将平行光线在视网膜上聚焦，形成一个清晰的、倒立缩小的图像（图 10-2）。

ER 10-3

入眼光线的折射主要发生在角膜前表面示意图

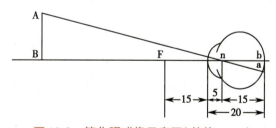

图 10-2　简化眼成像示意图（单位：mm）

利用简化眼，可以计算出物体在视网膜上的大小，根据相似三角形原理，计算如下：

$$\frac{AB（物体的大小）}{Bn（物体至节点的距离）} = \frac{ab（物像的大小）}{bn（节点至视网膜的距离）}$$

$$ab（物像的大小） = \frac{AB（物体的大小）}{Bn（物体至节点的距离）} \times bn（节点至视网膜的距离）$$

眼所能分辨物像的大小约为 5μm，相当于视网膜中央凹处一个视锥细胞的直径。物体过小或物距太远，在视网膜上形成的物像太小，不能被感光细胞所分辨，因而不能产生清晰的视觉。因

此,眼能分辨物体大小及看清远处物体的能力是有限的。

(二)眼的调节

正常眼在视远物(6m 以外)时,物体发出或反射的光相当于平行光线,故光线入眼后不需要眼作任何调节,折射后即可聚焦在视网膜上形成清晰的物像;通常将人眼不需要作任何调节所能看清物体的最远距离称为远点。而当眼视近物(6m 以内)时,入眼的光线都会呈不同程度的辐射,如果眼不作调节,则光线聚焦于视网膜之后,因此,产生模糊的视觉。但正常眼都能看清某一近距离的物体,这是因为眼视近物时进行了调节,使进入眼内的光线经过较强的折射成像在视网膜上。眼的调节包括晶状体的调节、瞳孔的调节和双眼球会聚三个方面,其中最重要的是晶状体的调节。

考点提示

视近物时,眼的调节方式

1. 晶状体的调节 视近物时,物像将落在视网膜的后方,视网膜上模糊物像的信息传到大脑皮层的视觉中枢后,反射性的引起动眼神经中的副交感纤维兴奋,使睫状肌收缩、悬韧带松弛,晶状体因自身弹性而变凸,折光能力增强,从而使物像前移,在视网膜上清晰成像(图 10-3)。

晶状体的调节能力主要取决于晶状体的弹性。弹性越好,晶状体变凸的能力就越强,能看清物体的距离就越近。晶状体的调节能力可用近点来表示。近点是指眼作最大调节时所能看清物体的最近距离。正常情况下,10 岁左右儿童的近点平均约为 9cm,20 岁左右的青年人约为 11cm,而 60 岁老年人的近点可增至 83cm 左右。近点越近,说明晶状体弹性越好,眼的调节能力越强。随着年龄的增长近点逐渐变远,表明晶状体的弹性

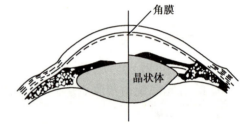

角膜

晶状体

图 10-3　眼调节前后晶状体形状的改变
左侧为安静时的情况,右侧为视近物时经过调节后的情况。注意晶状体凸起程度的变化。

逐渐减小,眼的调节能力降低,此现象称为老视。其表现为看远处物体时正常,看近处物体时模糊不清。老视需要戴凸透镜矫正,以弥补晶状体凸起能力的不足,增加眼的折光能力。

2. 瞳孔的调节 瞳孔的大小可随视物距离和光线强弱而发生变化。正常人瞳孔的直径在 1.5~8.0mm 之间变动。瞳孔的调节包括瞳孔近反射和瞳孔对光反射。

正常眼视近物时,可反射性引起瞳孔缩小,称为瞳孔近反射。瞳孔缩小可以减少进入眼内的光量,减小球面像差和色像差,使视网膜成像更清晰。

用不同光线照射眼时,如光线增强会使瞳孔缩小,而光线减弱则会使瞳孔变大,这种瞳孔的大小由于入射光量的强弱而变化的现象称为瞳孔对光反射。其意义是调节进入眼内的光量,使视网膜不会受到强光损害,也不会因为光线弱而影响视觉。瞳孔对光反射具有双侧效应,即用光照射一侧眼时,两侧瞳孔同时缩小,这种现象被称为互感性对光反射。瞳孔对光反射中枢在中脑。临床上通过检查此反射来判断神经系统的病变部位、全身麻醉的深度以及病情的危重程度。

3. 双眼球会聚 双眼注视近物时,出现两眼视轴向鼻侧会聚的现象称为双眼球会聚。其意义在于两眼同时看一个近物时,可使物像落在双眼视网膜的对称点上,避免复视。

(三)眼的折光异常

正常眼的折光系统不需要调节就能将平行光线聚焦在视网膜上,因而可看清远处的物体;经过调节也可以看清大于近点的物体,这种眼称为正视眼。

若眼的折光能力异常或者是眼球的形态异常,使平行光线不能聚焦在视网膜上,则称为非正视眼,也称为屈光不正。包括近视、远视和散光。

考点提示

常见的几种折光异常及矫正方法

1. 近视 近视（myopia）是由于眼球前后径过长或折光系统的折光力过强，物体发出的平行光线聚焦于视网膜之前，而在视网膜上形成模糊的物像。近视眼的近点和远点都近移。近视眼可戴凹透镜矫正（图 10-4）。

2. 远视 远视（hyperopia）是由于眼球前后径过短或折光系统的折光力过弱，物体发出的平行光线聚焦于视网膜之后，而在视网膜上形成模糊的物像。即使看远物，远视眼也需要调节才能使物像形成于视网膜上，看近物时则需作更大程度的调节才能看清物体，因此，远视眼的近点远移。远视眼无论看远近物体都需要进行调节，易发生疲劳。远视眼可戴凸透镜矫正（图 10-4）。

3. 散光 散光（astigmatism）是由于眼球表面曲率半径不同，使眼球不同部位的折光力不一致，平行光线入眼后不能全部聚焦在视网膜上，导致视物不清或物像变形。散光眼可戴柱面镜矫正。

ER 10-4
眼的折光
异常

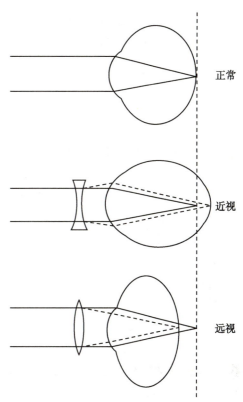

正常

近视

远视

图 10-4 眼的折光异常及矫正
实线为矫正前折射情况，虚线为矫正后折射情况。

二、眼的感光功能

来自外界物体的光线，经折光系统进入眼内并在视网膜上形成物像，物像可被感光系统所感受并转变成神经冲动沿视神经传入视觉中枢，经过中枢整合分析后产生视觉。视网膜是神经组织膜，结构十分复杂，从外向内主要由四层组成：色素细胞层、感光细胞层、双极细胞层和神经节细胞层。视网膜感光细胞包括视锥细胞和视杆细胞，它们都含有特殊的视色素，是真正的光感受细胞。

（一）感光细胞的分布

视锥细胞主要分布在视网膜的中央部分，其特点是对光的敏感度较低，只能感受较强光线的刺激，但能分辨颜色，且对物体表面的细节具有较高的分辨能力，故又称为昼光觉细胞。白天活动的动物，如鸡、鸽等，其视网膜上的感光细胞几乎都是视锥细胞。

视杆细胞主要分布在视网膜的周边部分，其特点是对光的敏感度较高，能在昏暗环境中感受弱

光的刺激，但不能辨色，只能区分明暗，且对物体的细节分辨力差，故又称为晚光觉细胞。夜间活动为主的动物，如鼠、猫头鹰等，其视网膜上只有视杆细胞。

视网膜的神经节细胞轴突汇集形成视神经盘，此处无感光细胞，故没有感光功能，称为生理性盲点。因为正常人为双眼视物，一侧视野中的盲点可被对侧视野补偿，所以人们不会感觉到盲点的存在。

（二）感光细胞的光化学反应

感光细胞受到光刺激时，能产生一系列的光化学反应，把光能转换成生物电信号。

视杆细胞中的感光物质是视紫红质，它由11-顺型视黄醛和视蛋白构成。光照时，视紫红质迅速分解成全反型视黄醛和视蛋白；在暗处，全反型视黄醛在异构酶的作用下转变成11-顺型视黄醛，11-顺型视黄醛与视蛋白重新合成视紫红质。视紫红质的合成与分解过程中，会有一部分视黄醛被消耗，需要从食物中摄取维生素A来补充。如果维生素A缺乏，会导致视紫红质合成障碍，会影响人的暗视觉，引起夜盲症。

视紫红质的
光化学反应
示意图

视锥细胞的重要功能是能够辨别颜色，产生颜色视觉。视锥细胞的感光原理与视杆细胞相似。关于色觉的形成，目前广为接受的是三原色学说。该学说认为视网膜上有三种不同的视锥细胞，分别含有对红、绿、蓝三种光线敏感的感光色素，当某一波长的光线作用于视网膜时，使三种视锥细胞以不同比例产生兴奋，信息传入到大脑后可产生某一种色觉，例如红、绿、蓝三种视锥细胞以4:1:0比例兴奋时，产生红色感觉；以2:8:1比例兴奋时，产生绿色感觉；当三种视锥细胞受到同等程度的刺激时，则产生白色视觉。

三原色学说能够较好地解释色盲和色弱的发生机制。若视锥细胞数量或功能异常则可出现色盲或色弱。色盲绝大多数是由于遗传因素引起视网膜缺乏相应的视锥细胞，导致不能辨别全部或某些颜色。如果对所有颜色都不能辨别，则称为全色盲。对某种颜色不能辨别，则称为部分色盲，最常见的是红色盲和绿色盲。有些人视网膜并不缺乏某种视锥细胞，只是某种视锥细胞的反应能力较弱，导致颜色辨别能力降低，称为色弱。

三、与视觉有关的生理现象

（一）视力

视力又称视敏度（visual acuity），是眼对物体细微结构的分辨能力，即眼能够分辨物体上两点间最小距离的能力。通常以视角的大小作为衡量视力好坏的指标。视角是指物体上两个点发出的光线射入眼球后，在节点处相交时所形成的夹角。视角的大小与视网膜成像的大小成正比。同一距离，视角越小表示视力越好。当视角为1分角时，在视网膜上形成的物像两点间的距离约为5μm，稍大于一个视锥细胞的平均直径（4~5μm），此时两点间刚好隔着一个未被兴奋的视锥细胞，当冲动传入中枢后，会产生两点分开的清晰视觉（图10-5）。因此，视角为1分角的视力为正常视力。

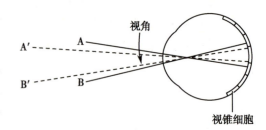

图10-5 视力与视角关系示意图

AB两点光源发出的光线经节点时不折射，形成的物像兴奋了两个被隔开的视锥细胞，人眼能分辨两点；A'B'为远移了的两点光源，形成的物像集中在一个视锥细胞上，人眼不能分辨两点。

（二）视野

单眼固定注视正前方一点时，该眼所能看到的空间范围称为视野（visual field）。在同一光照条件下，用不同颜色的目标物测得的视野大小不一，其中白色视野最大，黄、蓝色次之，红色再次之，

绿色视野最小（图10-6）。视野的大小不仅与各类感光细胞在视网膜中的分布范围有关，也与面部的结构有关。鼻侧和上方视野较小，颞侧和下方视野较大。临床上检查视野可帮助诊断视神经、视觉传导通路和视网膜的疾患。

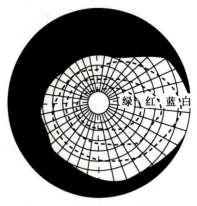

图10-6　右眼的颜色视野图

（三）暗适应与明适应

1.暗适应　人从亮处突然进入暗处，起初看不清任何物体，经过一段时间后，视觉的敏感度逐渐增加，能够看清暗处的物体，这一过程称为暗适应。暗适应的产生机制主要与视杆细胞中视紫红质的合成有关。在亮处，视杆细胞中的视紫红质大量分解，储存量很少，进入暗处后，主要的感光细胞转为视杆细胞，故经过一段时间视紫红质再合成增多之后，暗视觉才逐渐恢复。暗适应整个过程的完成需要25~30min。夜盲症患者，暗适应能力下降，表现为白天视物正常，而黄昏之后就看不清物体。

2.明适应　从暗处突然进入亮处，最初只感到一片耀眼亮光，看不清任何物体，经过一定时间后恢复正常视觉，此过程称为明适应。明适应的产生机制主要与视杆细胞中视紫红质的分解有关。在暗处，视杆细胞内积蓄了大量感光能力强的视紫红质，遇强光后，视紫红质迅速大量分解，因而产生耀眼的白光。只有视紫红质急剧减少以后，对光不敏感的视锥系统才能逐渐承担起明亮处的视觉功能。明适应通常在几秒钟内即可完成。

（四）双眼视觉

两眼同时观看物体时产生的视觉称为双眼视觉。双眼视物时，两眼视网膜上各形成一个完整的物像，由于眼外肌的精细协调运动，可使物体同一部分成像于两眼视网膜的对称位置，并可在主观上产生单一视觉。双眼视觉，一方面能够扩大视野，另一方面能够弥补生理盲点造成的视觉缺失。

> **临床应用**
>
> ### 瞳孔变化与疾病
>
> 　　瞳孔变化是判断颅内疾病、药物中毒等病情变化的重要指标。瞳孔直径大于5mm，常见于中枢性损害、青光眼、颠茄类药物中毒等；瞳孔直径小于2mm，常见于有机磷类农药中毒、吗啡、氯丙嗪等药物中毒；两侧瞳孔大小不等是颅内病变的指征，如脑肿瘤、脑出血、脑疝等；瞳孔对光反射无反应多见于病情危重或临终时。

第三节　位听觉器官

人的听觉器官是耳，由外耳、中耳和内耳的耳蜗三部分组成。听觉的产生需要耳、听神经和听觉中枢的共同参与。耳既是听觉器官，也是位置觉器官。

一、耳的听觉功能

耳由外耳、中耳和内耳的耳蜗三部分组成。其中，外耳和中耳是传音系统，其功能是收集声源发出的声波并将其有效地传至内耳。内耳的耳蜗是感音系统，其功能是把声波的机械能转变为听神经纤维上的神经冲动，后者传送到大脑皮层的听觉中枢，整合分析后产生听觉。

（一）外耳和中耳的传音功能

1. 外耳的功能　外耳由耳郭和外耳道组成。耳郭有收集声波和判断声源方位的作用；外耳道是声波传导的通道，长约 2.5cm，其一端开口于耳郭，与外界相通，另一端向内终止于鼓膜。

2. 中耳的功能　中耳主要由鼓膜、鼓室、听骨链和咽鼓管等结构组成，其功能是将空气中的声波振动能量高效地传递到内耳，在声音传递过程中鼓膜和听骨链的作用尤为重要。

鼓膜是椭圆形稍向内凹的半透明薄膜，面积为 50~90mm²，厚度约 0.1mm，作为分界膜位于外耳道与鼓室之间，其顶点朝向鼓室，鼓膜内侧与锤骨柄相连。鼓膜具有较好的频率响应和较小的失真度，鼓膜可与声波振动同步，可以将外部声音如实地传至内耳。

考点提示

声波的传导途径

听骨链由锤骨、砧骨和镫骨依次连接组成，锤骨柄附着于鼓膜，镫骨的脚板与前庭膜紧贴，砧骨位于听骨链的中间，三者形成一个固定角度的杠杆，可提高传音效率（图 10-7）。声波由鼓膜经听骨链到达卵圆窗膜时，振动的压强增大、振幅减小，增压效应约 24 倍。

咽鼓管是连接鼓室与鼻咽部的通道，其鼻咽部的开口常常处于闭合状态，但在吞咽或打哈欠时开放，使鼓室与外界相通。咽鼓管具有平衡鼓室内压和外界大气压的作用，对维持鼓膜的正常位置、形态和振动性能具有重要意义。当耳咽部出现慢性炎症时，咽鼓管黏膜水肿而致管腔狭窄或阻塞时，鼓室内空气被吸收，可导致鼓膜内陷而引起疼痛、耳鸣等症状，并影响听力。

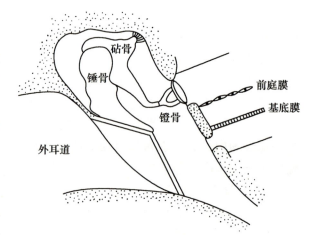

图 10-7　听骨链与耳蜗关系示意图

知识拓展

乘飞机耳疼怎么办？

飞机起飞至高空后，气压降低，此时如不能通过咽鼓管使鼓室内压与外耳道气压保持平衡，在压力差的作用下，鼓膜将向外膨出。鼓膜两侧压力差如果达到 70~80mmHg，可引起疼痛感。此时，可进行吞咽动作，使咽鼓管开放，从而使鼓室内压与外界气压达到平衡。

3. 声波传入内耳的途径　声波可通过气传导和骨传导两条途径传到内耳，进而引起听觉。

（1）**气传导**：声波经外耳道引起鼓膜振动，再经听骨链和前庭膜传入内耳的耳蜗，这种传导称为气传导。气传导是声波传入内耳的主要途径。

（2）**骨传导**：声波直接引起颅骨振动，再引起耳蜗内淋巴振动，这种传导称为骨传导。骨传导的敏感性比气传导低很多，因此，在正常听觉产生中的作用不大。

外耳道或中耳发生病变引起的听力障碍，称为传音性耳聋，可表现为气传导明显受损，而骨传导正常甚至有所增强；耳蜗病变引起的听力障碍，称为感音性耳聋，表现为气传导与骨传导均减弱。因此，临床上常通过检查气传导和骨传导受损情况，协助诊断听觉障碍的病变部位和性质。

ER 10-6

音叉试验

贝多芬利用骨传导作曲的故事

德国古典作曲家贝多芬（L.V.Beethoven，1770—1827）一生写了许多闻名世界的乐曲。贝多芬在20多岁时就开始听力减退，31岁时就开始耳聋。然而令人难以置信的是，他的大部分著名作品都是在他耳聋以后完成的。贝多芬在耳聋十分严重的时候，仍然不放弃创作。他用一根小木杆，一端插在钢琴箱内，一端咬在牙上，借着钢琴的震动，通过骨传导获得听觉而作曲。后来，有一位著名的机械学家，为他特制了一个听音器，他才放弃了那根小木杆。

（二）内耳耳蜗的感音换能功能

耳蜗形似蜗牛壳，是一条围绕蜗轴旋转而成的骨质管腔。在耳蜗横断面上，其内腔被斜行的前庭膜和横行的基底膜分隔成三个腔，即前庭阶、鼓阶和蜗管。前庭阶、鼓阶内充满外淋巴，并且通过耳蜗顶部的蜗孔相通；在耳蜗底部，前庭阶、鼓阶分别与前庭膜（又称卵圆窗膜）、蜗窗膜（又称圆窗膜）连接。蜗管是一个充满内淋巴的盲管。基底膜上有螺旋器（又称Corti器），为听觉感受器，由内、外毛细胞和支持细胞组成。每个毛细胞的顶部表面都有上百条排列整齐的听毛，其中较长的一些埋植于盖膜的胶冻状物质中，有些则只和盖膜接触。盖膜在内侧与耳蜗轴相连，外侧则游离于内淋巴中。毛细胞的顶部与内淋巴接触，底部与外淋巴接触。毛细胞底部有丰富的听神经末梢（图10-8）。

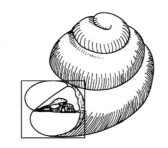

1. 耳蜗的感音换能作用　耳蜗的感音换能作用是将中耳传来的机械振动转变成蜗神经上的神经冲动，即将机械能转变为生物电。耳蜗的感音换能过程中，耳蜗基底膜的振动起着关键作用。当声波振动传至内耳后，可通过内外淋巴振动继而引起基底膜振动，基底膜振动又带动螺旋器振动，于是毛细胞的顶端与盖膜之间发生移行运动，听毛弯曲或偏转而引起兴奋，并将声波振动的机械能转化为生物电能。

2. 耳蜗对声音频率和强度的分析　基底膜的振动是按照物理学的行波理论进行的。基底膜的振动，首先发生在耳蜗底部，随后呈波浪状向耳蜗顶部传播。声波振动的频率不同，在基底膜上传播的距离和最大振幅出现的部位也不同。声波频率越低，行波传播距离越远，最大振幅出现的部位就越靠近耳蜗的顶部；声波频率越高，行波传播距离越近，最大振幅出现的部位就越靠近耳蜗的底部。即耳蜗的底部感受高频声波，顶部感受低频声波。

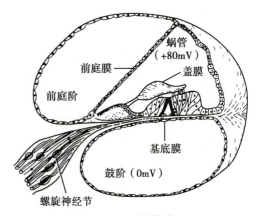

图10-8　耳蜗模式图
上图：外形；下图：横切面。

既然每一种振动频率在基底膜上都有一个特定的行波传播范围和最大振幅区，与该区域相连的毛细胞受到的刺激最强，与这部分毛细胞相联系的听神经纤维上的传入冲动就最多。这样，来自基底膜不同区域的听神经纤维冲动传到听觉中枢的不同部位，就能产生不同音调的听觉。

动物实验和临床研究已证明，耳蜗底部受损时主要影响高频听力，而耳蜗顶部受损时主要影响低频听力。耳蜗对声音强度的分析，主要与基底膜振动幅度的大小有关。声音越强，基底膜振动幅度越大，受刺激而兴奋的蜗神经元数量越多，神经冲动的频率越高，传到听觉中枢整合分析后，主观感觉声音的强度就越强。

二、内耳的位置觉和运动觉功能

内耳除耳蜗外，还有三个半规管、椭圆囊和球囊，三者合称为前庭器官，是人体感受自身运动状态和头部空间位置变化的感受器。前庭器官与视觉器官、本体感受器协调活动维持一定姿势，从而保持身体平衡。

（一）椭圆囊、球囊与人体的位置觉

椭圆囊和球囊中充满内淋巴，囊内各有一囊斑，囊斑中含有毛细胞，其纤毛穿插在耳石中。耳石的主要成分是碳酸钙和蛋白质，比重大于内淋巴，故有较大的惯性。当人体头部的空间位置发生改变或当人体作直线变速运动（正加速度或负加速度）时，由于惯性和重力作用，耳石发生位移，与毛细胞的相对位置发生改变，由此引起某些特定的传入神经纤维的冲动发放增加，冲动沿前庭神经传入到相关中枢后，可产生空间位置觉和直线变速运动觉。同时引起姿势调节反射，以保持身体平衡。

（二）半规管与人体的运动觉

人体两侧内耳各有前、后、外三个互相垂直的半规管，每个半规管的末端与椭圆囊连接处有一膨大部位，称为壶腹，内有一个隆起的壶腹嵴，壶腹嵴内有一排感受性毛细胞。半规管的功能是感受旋转变速运动。

当人体作旋转变速运动时，与运动方向相同平面的半规管中的内淋巴因惯性作用冲击壶腹嵴，引起毛细胞兴奋，冲动沿前庭神经传入中枢，产生相应的旋转运动感觉，并引起姿势反射以保持身体平衡。

三、前庭反应

当前庭器官受刺激兴奋时，其传入冲动到达相应的中枢进行整合分析后，除引起一定的位置觉和运动觉外，还可引起机体功能活动的改变，这些反应统称为前庭反应。包括姿势反射、自主神经反应及眼震颤。

（一）前庭器官的姿势反射

直线变速运动可刺激椭圆囊和球囊，反射性地引起颈部和四肢的肌紧张发生改变，以保持身体平衡。例如车突然向前加速时，在惯性作用下，身体会向后倾倒，但在身体向后倾倒之前，椭圆囊的耳石因其惯性使囊斑毛细胞的纤毛向后弯曲，其传入信息可反射性地使躯干部的屈肌和下肢的伸肌张力增加，结果使身体前倾以保持身体平衡。又如，乘坐电梯突然上升时，可反射性引起下肢伸肌抑制而屈曲；电梯突然下降时，则反射性引起下肢伸肌收缩而伸直。前庭器官姿势反射的意义在于保持身体平衡。

（二）前庭器官的自主神经反应

当前庭器官受到过强、过久的刺激或前庭功能过敏时，可引起自主神经功能失调，而表现出一系列的内脏反应，如心率加快、血压下降、眩晕、恶心、呕吐、皮肤苍白等，称为前庭自主神经反应。晕车和晕船，就是因为前庭器官受到过度刺激而造成。

（三）眼震颤

眼震颤（nystagmus）是指躯体作旋转运动时出现的眼球不自主的节律性运动，是一种特殊的前庭反应。眼震颤主要是由于半规管受刺激所引起的，不同的半规管受刺激时引起眼震颤的方向不同。生理情况下，两侧水平半规管受刺激可引起水平方向的眼震颤；上半规管受刺激可引起垂直方向的眼震颤；后半规管受刺激可引起旋转性眼震颤。临床上通过检查眼震颤的方法，来判断前庭功能是否正常。

ER 10-7

眼震颤示意图

（奚 丹）

1.患者,男性,12岁,白天视物正常,在夜间或光线昏暗的环境下视物不清或完全看不清物体,行动困难,且伴有眼球干燥、畏光、皮肤干燥、毛发干枯等症状。诊断:夜盲症。

请思考:

(1)该患者视物不清的原因是什么?

(2)如何预防此疾病?

2.患者,男性,2岁,常表现为不明原因的搔耳、摇头、哭闹不安、发热。耳镜检查发现:鼓膜弥漫性充血、肿胀、向外膨出。诊断:传音性耳聋。

ER 10-8

练习题

请思考:

(1)何谓传音性耳聋?

(2)发生传音性耳聋的原因是什么?

(3)请简要说明传音性耳聋和感音性耳聋的主要区别。

第十一章 │ 神经系统

教学课件

思维导图

学习目标

1. 掌握神经纤维传导兴奋的特征；突触的概念、突触传递的过程与特征；特异投射系统和非特异投射系统的功能；内脏痛的特征与牵涉痛；脊休克；牵张反射的类型及意义；去大脑僵直；自主神经的递质和受体；睡眠各时相的特点和生物学意义。

2. 熟悉条件反射的建立和意义；中枢抑制；大脑皮层的感觉分析功能；脊髓运动神经元与运动单位；脑干、小脑、基底神经节和大脑皮层对躯体运动的调节；自主神经的主要功能和生理意义；下丘脑对内脏活动的调节；大脑皮层的语言中枢。

3. 了解神经元的基本结构与功能；非定向突触和电突触；突触前抑制；脊髓和脑干的感觉传导功能；脊髓、脑干和大脑皮层对内脏活动的调节；脑电图的基本波形；学习和记忆；觉醒状态。

4. 能够分析反射弧的组成及其完整性与反射活动的关系；运用神经系统的基本知识，解释相关护理康复操作技术和日常生活现象。

5. 具有良好的职业素养。

情景导入

患者，男性，67岁，自述18h前，无明显诱因出现右侧肢体无力，上下肢逐渐不能抬起，呈持续性，伴视物模糊、言语不利、饮水呛咳等，故前来诊治，门诊以"脑梗死"收入住院。高血压病史10年。核磁共振显示：左侧丘脑、基底节区及颞叶可见多发斑点状、斑片状高信号。临床诊断：急性脑梗死。

请思考：

1. 结合神经系统结构与功能知识，解释本病的临床表现。

2. 神经系统的功能活动有何规律？神经系统对机体各器官系统的活动是如何进行调节的？

神经系统是人体最重要的调节系统。体内各组织、器官和系统的功能各不相同，但都直接或间接在神经系统的调控下，协调、统一地完成各自的生理功能，并对内、外环境的变化做出精确、快速而完善的适应性改变，维持整体生命活动正常进行。人类在社会劳动中，大脑皮层高度发展和不断完善，产生了语言、文字、思维、学习等高级功能活动，因此，神经系统是人体结构和功能最复杂的系统。神经系统由中枢神经系统和周围神经系统两大部分组成。本章着重介绍中枢神经系统的功能活动。

第一节 神经元及反射活动的一般规律

一、神经元和神经纤维

（一）神经元的基本结构与功能

神经元（neuron）是构成神经系统的基本结构和功能单位。典型的神经元分为胞体和突起两部分（图11-1）。胞体位于脑、脊髓和神经节中，是合成各种蛋白质的中心，能够接受和整合传入的信息并发出指令。突起分为树突和轴突。树突可有一个或多个，由胞体向外延伸呈树枝状分支，在分支上存在大量多种形态的树突棘，主要是接受传入的信息。轴突一般只有一个，细而长，可发出侧支，其末端有许多分支，每个分支末梢的膨大部分呈球状称为突触小体。轴突是产生和传导动作电位的部位。

（二）神经纤维及其功能

神经元的轴突或长树突（合称轴索）外包髓鞘或神经膜，称为神经纤维。神经纤维分为有髓神经纤维和无髓神经纤维。神经纤维的主要功能是传导兴奋。

1. 神经纤维传导兴奋的特征

（1）**完整性**：神经纤维只有在结构和功能两方面都保持完整时，才能传导兴奋。

（2）**绝缘性**：一条神经干内包含着许多条神经纤维，但多条神经纤维同时传导兴奋时基本上互不干扰。

（3）**双向性**：在实验条件下，刺激神经纤维中任何一点，产生动作电位可同时向两端传导。

（4）**相对不疲劳性**：连续电刺激神经纤维数小时至十几小时，神经纤维始终能保持其传导兴奋的能力。

2. 影响神经纤维传导速度的因素 不同神经纤维传导兴奋的速度差别较大，这与神经纤维的直径、有无髓鞘和温度有着密切关系。一般直径较粗、有髓鞘的神经纤维传导速度较快，直径较细、无髓鞘的神经纤维传导速度较慢。在一定范围内，传导速度与温度成正比。温度降低可以减慢传导速度甚至导致传导阻滞，依据此原理手术时可进行低温麻醉。

根据传导速度的不同，可将神经纤维分为 A、B、C 三类，其中 A 类纤维又分为 α、β、γ、δ 四种，这种分类方法主要用于传出纤维。此外，也可根据来源与直径的不同，将神经纤维分为Ⅰ、Ⅱ、Ⅲ、Ⅳ四类，其中Ⅰ类纤维又分为Ⅰa和Ⅰb两种，这种分类方法主要用于传入纤维。

3. 神经纤维的轴浆运输 神经元轴突内的胞质称为轴浆，轴浆经常处于流动状态。通过神经元胞体和轴突之间的轴浆流动而进行的物质运输和交换过程称为轴浆运输。

轴浆运输对维持神经元的结构和功能的完整具有重要作用，如切断轴突，不仅轴突远端部分发生变性，而且近端甚至胞体也将产生功能障碍。轴浆运输有两种方向。

（1）**顺向运输**：轴浆由胞体向轴突末梢方向流动，流动有快、慢两种速度。其中神经内分泌颗粒及囊泡、线粒体等有膜结构物质是通过快速顺向运输（250~400mm/d）；而微丝、微管以及轴浆中其

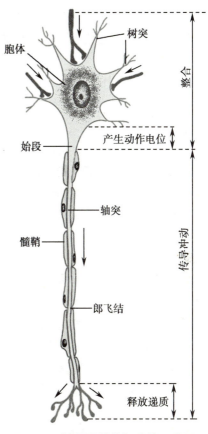

图 11-1 神经元结构与功能示意图

考点提示

神经纤维传导兴奋的特征

他可溶性成分通过慢速顺向运输（1~12mm/d）。

（2）**逆向运输**：轴浆由轴突末梢向胞体方向流动。囊泡的再利用、轴突末梢胞吞某些物质、如神经生长因子、狂犬病毒、破伤风毒素等都是轴浆的逆向运输。

（三）神经的营养性作用

神经末梢经常释放某些营养性因子，持续地调整所支配组织的内在代谢活动，影响其持久性的结构、生化和生理的变化，这种作用称为神经的营养性作用。例如，临床上脊髓灰质炎患者，一旦前角运动神经元变性死亡，其所支配的肌肉将发生明显的萎缩。

二、神经元间的信息传递

中枢神经系统内众多神经元组成一个庞大而复杂的信息网络系统，神经元彼此之间主要通过突触联系来传递信息。突触（synapse）是指神经元与神经元、神经元与效应器细胞之间相互接触并传递信息的部位。根据信息传递方式的不同，突触可分为化学性突触和电突触。化学性突触又可分为定向突触（如经典突触和神经 - 骨骼肌接头）和非定向突触（如神经 - 心肌接头和神经 - 平滑肌接头）。

考点提示

突触的概念及其传递过程

（一）定向突触

1. **突触的基本结构和分类**　经典突触由突触前膜、突触后膜和突触间隙三部分构成（图 11-2）。突触前膜是突触前神经元突触小体的膜，与之相对应的另一个神经元的胞体或突起的膜称为突触后膜，突触前膜和突触后膜之间存在宽 20~40nm 的间隙，称为突触间隙。在突触小体的轴浆内，含有大量线粒体和囊泡（突触小泡）。囊泡直径 20~80nm，其内含有高浓度的神经递质。不同突触含不同类型的囊泡，且囊泡内所含递质也不相同，从而构成了人体内极为复杂的突触传递，有利于完成神经元间复杂的信息传递和交换。

根据神经元相互接触的部位，经典突触通常分为轴 - 体突触、轴 - 轴突触和轴 - 树突触三类（图 11-3）。其中，轴 - 树突触最为常见。

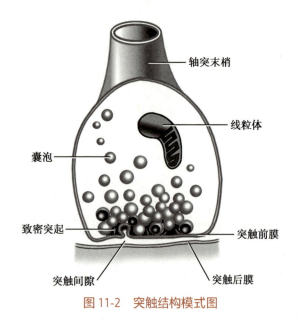

图 11-2　突触结构模式图

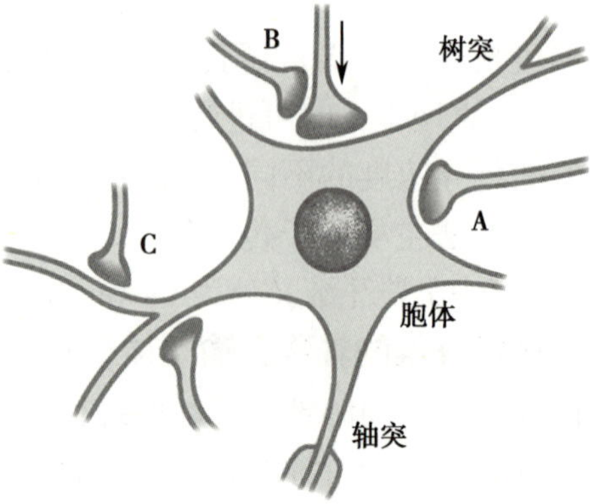

图 11-3　突触的分类示意图
A. 轴 - 体突触；B. 轴 - 轴突触；C. 轴 - 树突触。

2. 突触传递 突触前神经元的信息经突触传递到突触后神经元的过程称为突触传递（synaptic transmission）。突触传递是一个电 - 化学 - 电的过程。

经典突触传递的过程、EPSP 和 IPSP 的产生机制

（1）**突触传递的过程**：当神经冲动到达轴突末梢时，突触前膜发生去极化，引起前膜上电压门控 Ca^{2+} 通道开放，细胞外液中的 Ca^{2+} 进入突触小体，使小体内 Ca^{2+} 浓度瞬时增高，有利于囊泡向前膜移动、融合和破裂，导致递质释放到突触间隙。递质进入间隙后，经扩散抵达突触后膜，作用于后膜上特异性受体或化学门控通道，引起后膜对某些离子通透性的改变，使某些带电离子进出后膜，突触后膜即发生一定程度的去极化或超极化。这种发生在突触后膜上的电位变化称为突触后电位（postsynaptic potential，PSP）。

（2）**突触后电位**：根据突触后电位发生的是去极化或超极化，可将突触后电位分为兴奋性突触后电位和抑制性突触后电位两种。

1）兴奋性突触后电位：其产生是由于突触前膜释放兴奋性递质，该递质与突触后膜受体结合后，提高后膜对 Na^+、K^+ 的通透性，由于 Na^+ 的内流大于 K^+ 的外流，突触后膜出现局部去极化，使该突触后神经元的兴奋性升高，这种电位的变化称为兴奋性突触后电位（excitatory postsynaptic potential，EPSP）（图 11-4）。

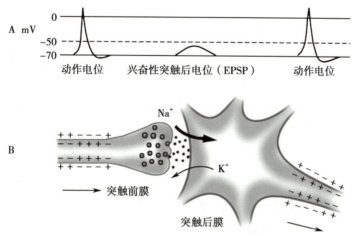

图 11-4 兴奋性突触后电位产生机制示意图
A. 电位变化；B. 突触传递。

2）抑制性突触后电位：其产生是由于突触前膜释放抑制性递质，该递质与突触后膜受体结合后，提高后膜对 Cl^- 和 K^+，特别是对 Cl^- 的通透性，由于 Cl^- 进入膜内，出现突触后膜的超极化，使该突触后神经元的兴奋性降低，这种电位的变化称为抑制性突触后电位（inhibitory postsynaptic potential，IPSP）（图 11-5）。

考点提示

EPSP 和 IPSP 的异同

实际上，任何一个神经元在某一时间内，会同时接受多个兴奋性突触和抑制性突触的影响，因此，突触后膜的状态取决于 EPSP 和 IPSP 的代数和。

（二）非定向突触

非定向突触不具有经典突触的结构，细胞间信息的传递也通过神经递质，但并不是通过定向突触结构实现的，也称为非突触性化学传递。哺乳动物交感神经节后神经元对心肌、平滑肌的支配就是这种方式，这类神经元的轴突末梢有许多分支，在分支上有大量串珠状的膨大结构，称为曲张体。曲张体并不与突触后成分直接接触，而是位于它们的近旁，故称为非定向突触。当神经冲动到达曲张体时，引起曲张体内的囊泡释放其储存的神经递质，递质弥散到达附近的突触后成分，与膜受体结合而发挥作用（图 11-6）。

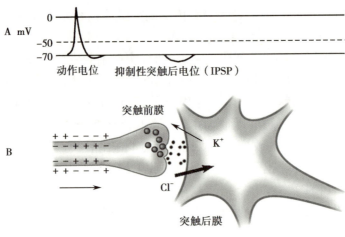

图 11-5　抑制性突触后电位产生机制示意图

A. 电位变化；B. 突触传递。

（三）电突触

电突触的结构基础是缝隙连接。缝隙连接是两个神经元紧密接触的部位，两层膜之间的间隙只有 2~4nm，周围的轴浆中也没有突触小泡，但两膜可通过由蛋白质形成的水相通道将胞质直接沟通（图 11-7）。局部电流可以电紧张传播的形式从一个细胞传给另一个细胞，产生电信号的直接传播。这种通过缝隙连接实现的一类信息传递方式称为电突触传递。

由于电突触无突触前膜和后膜之分，故电突触传递具有双向性；又由于该部位的电阻低，因而传递速度快，几乎无潜伏期。电突触传递主要存在于同类神经元之间，有促进不同神经元产生同步放电的功能。

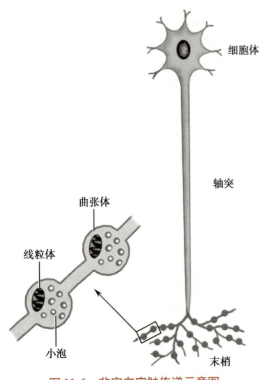

图 11-6　非定向突触传递示意图

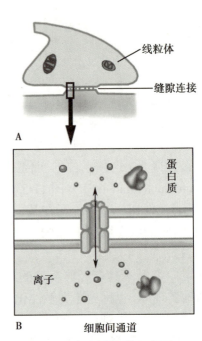

图 11-7　电突触传递示意图

A. 缝隙连接处横切面；B. 为 A 图的放大模式图，显示细胞间通道两侧的蛋白质、离子等物质。

三、神经递质

神经递质（neurotransmitter）是指由突触前神经元合成并由神经末梢释放，能特异性的与突触后神经元或效应器细胞膜上的受体结合，产生突触后电位或效应的信息传递物质。神经递质的种类很多，根据产生部位不同，神经递质分为中枢神经递质和外周神经递质（详见本章第四节）两大类。

中枢神经递质种类较多，功能复杂。根据中枢神经递质的化学性质不同，主要有以下几类。

（一）胆碱类

在中枢神经系统内释放乙酰胆碱递质神经元分布较广泛，主要分布在脊髓、脑干网状结构、丘脑、纹状体、边缘系统、海马等部位。乙酰胆碱几乎参与了神经系统的所有功能，包括感觉与运动、觉醒与睡眠、学习与记忆、内脏活动等多方面的调节过程。

（二）胺类

胺类递质包括多巴胺、去甲肾上腺素、肾上腺素和 5-羟色胺等。多巴胺递质系统主要包括三部分：黑质-纹状体部分、中脑边缘系统部分和结节、漏斗部分。主要参与躯体运动、精神情绪、垂体内分泌功能及心血管活动的调节。去甲肾上腺素系统比较集中，绝大多数的去甲肾上腺素能神经元位于低位脑干，尤其是中脑网状结构、脑桥的蓝斑以及延髓网状结构的腹外侧部分，参与血管活动、情绪、体温、摄食及觉醒等活动的调节。5-羟色胺递质系统神经元主要位于低位脑干近中线区的中缝核内，主要参与疼痛与镇痛、情绪、体温、睡眠、自主神经功能等活动的调节。

> **知识拓展**
>
> ## 神经胶质细胞
>
> 神经胶质细胞广泛分布在中枢和周围神经系统中。神经胶质细胞与神经元相比数量更多，细胞也有突起，但无树突、轴突之分，它们与相邻细胞不构成突触样结构。神经胶质细胞终生具有分裂增殖能力。神经胶质细胞的功能：①支持、绝缘、屏障作用；②修复、再生作用；③代谢、营养作用；④免疫应答作用；⑤合成、分泌活性物质；⑥稳定细胞外 K^+ 浓度。
>
> 目前已发现某些神经系统的疾病与胶质细胞的功能改变有关。如胶质细胞与癫痫：胶质瘢痕是诱发癫痫的主要原因之一；星形胶质细胞与肝性脑病：异常星形胶质细胞出现在肝性脑病脑内，导致氨在脑内积聚，引起昏迷。

（三）氨基酸类

氨基酸类递质包括兴奋性氨基酸和抑制性氨基酸两类。兴奋性氨基酸主要有谷氨酸和天门冬氨酸，谷氨酸是哺乳动物中枢内最主要的兴奋性递质。抑制性氨基酸主要有 γ-氨基丁酸和甘氨酸。

（四）肽类

肽类递质种类很多，包括阿片肽、脑肠肽、P 物质以及神经激素肽等。脑内具有吗啡样活性的肽类物质称内源性阿片肽，包括脑啡肽、β-内啡肽、强啡肽三类，参与痛觉功能的调制。

四、反射活动的基本规律

神经调节的基本方式是反射，反射弧中最关键的部位是反射中枢。反射中枢是指脑和脊髓中完成某种反射的神经元群及其突触联系。不同反射的中枢范围相差很大。传入神经元和传出神经元之间，在中枢只经过一次突触传递的反射，称为单突触反射。腱反射是体内唯一仅通过单突触反射即可完成的反射。在中枢经过多次突触传递的反射，称为多突触反射。人和高等动物体内的大部分反射都属于多突触反射。

在整体情况下，无论是单突触还是多突触反射，传入冲动进入脊髓或脑干后，除在同一水平与传出部分发生联系并发出传出冲动外，还有上行冲动传到更高级的中枢部位进一步整合，再由高级中枢发出下行冲动来调整反射的传出冲动。因此，进行反射时，既有初级水平的整合，也有较高级水平的整合。在通过多级水平的整合后，反射活动变得更具适应性。

（一）中枢神经元的联系方式

中枢神经系统的神经元数量巨大，依其在反射弧中所处的位置不同，可分为传入神经元、中间神经元和传出神经元，其中以中间神经元数量最多。神经元之间的联系十分复杂，主要的联系方式有以下几种（图 11-8）。

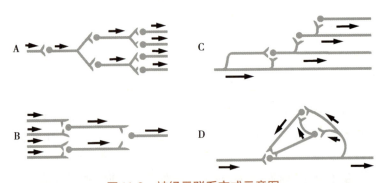

图 11-8　神经元联系方式示意图
A. 辐散式；B. 聚合式；C. 链锁式；D. 环式。

1. 辐散式　辐散式指一个神经元可通过其轴突末梢分支与多个神经元形成突触联系（图 11-8A），可使一个神经元的兴奋引起许多神经元的同时兴奋或抑制，从而扩大其影响，该联系方式多见于感觉传入通路。

2. 聚合式　聚合式指许多神经元的轴突末梢与一个神经元建立突触联系（图 11-8B），可使源于不同神经元的兴奋和抑制在同一个神经元上发生整合，导致后者兴奋或抑制，该联系方式多见于运动传出通路。

3. 链锁式和环式　由于在中间神经元之间辐散与聚合联系同时存在，则可形成链锁式或环式联系。链锁式联系可以在空间上扩大作用的范围（图 11-8C）。环式联系是反馈调节和后放现象的结构基础（图 11-8D）。兴奋通过环式联系时，若环路内各个神经元效应都一致，则兴奋得到加强和延续，即产生正反馈效应；若环路内中间神经元是抑制性神经元，通过环式联系使得兴奋效应及时终止，即产生负反馈效应。

（二）中枢兴奋传递特征

1. 单向传递　兴奋只能向一个方向传播，即从突触前神经元传向突触后神经元称单向传递。

2. 时间延搁　突触传递时需要经历递质的释放、扩散、与突触后膜受体结合、产生突触后电位等一系列过程，因而消耗时间较长，这种现象称为时间延搁或突触延搁。

3. 总和　在反射活动中，由单根传入纤维的单一冲动，一般不能引起中枢发出传出效应，需有若干传入纤维同时将传入冲动至同一神经中枢，才能产生传出效应。突触传递是通过突触后电位将信息传给突触后神经元的，突触后电位具有局部电位的性质，可以总和，包括时间性和空间性总和。

4. 兴奋节律的改变　突触后神经元的兴奋节律与突触前神经元的兴奋节律存在差异。突触后神经元传出冲动的节律取决于各种因素整合后的突触后电位水平。

5. 后发放　在反射活动中，当刺激停止后，传出神经仍可在一定时间内发放神经冲动，此现象称为后发放。后发放的原因是多方面的，中间神经元的环式联系是产生后发放的原因之一。

6. 对内环境变化敏感和易疲劳 突触间隙与细胞外液相通,因此,内环境理化因素的变化,如缺氧、CO_2过多、麻醉剂等均可影响突触传递。突触是整个反射弧中最容易出现疲劳的部位,疲劳的产生与突触前膜内递质的耗竭、代谢产物的积聚等有关。疲劳的出现可避免神经元过长时间兴奋,因而具有一定的保护作用。

考点提示

突触传递的特征

(三)中枢抑制

在神经活动中,中枢内既有兴奋活动也有抑制活动,两者相辅相成,从而使反射活动能按一定次序和强度协调地进行。根据抑制发生的部位,可将中枢抑制分为突触后抑制和突触前抑制两类。

考点提示

突触后抑制的类型及其意义

1. 突触后抑制 突触后神经元产生抑制性突触后电位而发生的抑制称为突触后抑制(postsynaptic inhibition)。突触后抑制要通过抑制性中间神经元来完成,可分为传入侧支性抑制和回返性抑制两种。

(1)传入侧支性抑制:传入纤维兴奋某一中枢神经元的同时,又发出侧支兴奋另一个抑制性中间神经元,通过该抑制性中间神经元的活动转而抑制另一个中枢神经元,这种抑制称为传入侧支性抑制(图11-9)。例如,引起屈肌反射的传入纤维进入脊髓后,一方面直接兴奋屈肌运动神经元,另一方面通过侧支兴奋抑制性中间神经元,转而抑制伸肌运动神经元,引起屈肌收缩而伸肌舒张。这种抑制能使不同中枢之间的活动相互协调。

(2)回返性抑制:某一中枢的神经元兴奋时,其传出冲动沿轴突外传的同时还经其轴突侧支兴奋抑制性中间神经元,该抑制性中间神经元通过其轴突返回抑制原先发动兴奋的神经元,这种现象称为回返性抑制(图11-10)。例如,脊髓前角运动神经元的轴突支配骨骼肌的同时,其轴突还发出侧支与闰绍细胞构成突触联系。闰绍细胞兴奋时释放甘氨酸,返回抑制原先发放冲动的前角运动神经元。这种抑制在于及时终止神经元的活动,也促使同一中枢内许多神经元之间的活动协调一致。

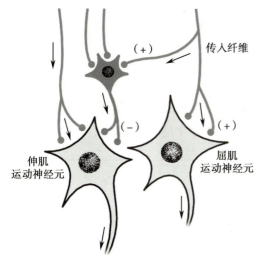

图 11-9　传入侧支性抑制示意图

黑色星形细胞为抑制性中间神经元;＋表示兴奋;－表示抑制。

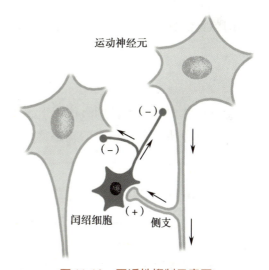

图 11-10　回返性抑制示意图

黑色星形细胞为抑制性中间神经元;＋表示兴奋;－表示抑制。

2. 突触前抑制 通过改变突触前膜的活动而使突触后神经元兴奋活动减弱的现象称为突触前抑制(presynaptic inhibition)。如图11-11所示:轴突A与轴突B构成轴-轴突触,轴突A的末梢又

与运动神经元 C 的胞体形成轴 - 体突触。当刺激轴突 A 时,可使神经元 C 产生 10mV 的兴奋性突触后电位。假如在刺激轴突 A 之前预先刺激轴突 B,则通过 A、B 轴突之间的轴 - 轴突触,使神经元 C 发生的兴奋性突触后电位减小,仅有 5mV,说明轴突 B 的活动能降低轴突 A 的兴奋作用。突触前抑制的结构基础是轴 - 轴突触,发生的机制是由于轴突 B 末梢释放的递质,使轴突 A 末梢去极化,也就是使跨膜静息电位减小,导致轴突 A 产生的动作电位变小,它与神经元 C 之间的轴 - 体突触处释放的递质也减少,从而使运动神经元 C 的兴奋性突触后电位减小。

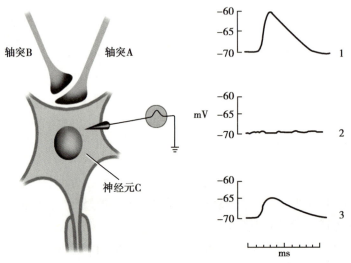

图 11-11　突触前抑制示意图

1. 单独刺激轴突 A 引起的兴奋性突触后电位;2. 单独刺激轴突 B 不引起突触后电位;3. 先刺激轴突 B 再刺激轴突 A 引起的兴奋性突触后电位减小。

突触前抑制在中枢内广泛存在,尤其多见于感觉传入途径中。这种抑制能够控制从外周传入中枢的感觉信息,可以产生"视而不见听而不闻"的效果,使感觉更加清晰和集中。

第二节　神经系统的感觉功能

感觉是体内外的各种刺激作用于感受器,进而被转换成神经冲动,经一定的途径传送到中枢,经过中枢的分析综合而形成的。感觉是客观事物在脑中的主观反映,是机体赖以生存的重要功能活动之一。

一、脊髓和脑干的感觉传导功能

由脊髓上传到大脑皮层的感觉传导路径可分为两类,一类为浅感觉传导路径,另一类为深感觉传导路径。

1. 浅感觉传导路径　传导痛觉、温度觉和轻触觉的传入纤维由脊神经后根的外侧部进入脊髓,然后在后角更换神经元,再发出纤维在中央管前交叉至对侧,分别经脊髓丘脑侧束(痛、温觉)和脊髓丘脑前束(轻触觉)上行经脑干脊髓丘系抵达丘脑。

2. 深感觉传导路径　传导肌肉本体感觉和深部压觉的传入纤维由脊神经后根的内侧部进入脊髓后,其上行分支在同侧后索上行,抵达延髓下部薄束核和楔束核后更换神经元,再发出纤维交叉至对侧,经脑干内侧丘系抵达丘脑。皮肤触觉中的辨别觉,其传导路径和深感觉传导路径一致。

脊髓损伤与感觉障碍

浅感觉传导路径在脊髓是先交叉再上行，而深感觉传导路径则是先上行再交叉。在一侧脊髓横断损伤的情况下，浅感觉障碍发生在离断对侧的下方，深感觉障碍发生在离断同侧的下方。传导痛觉、温度觉传入纤维入脊髓后，在进入水平上下 1~2 个节段内即全部交换神经元经前连合交叉到对侧；而轻触觉传入纤维入脊髓后可分成上行和下行纤维，其换元可发生在多个节段内。脊髓空洞症患者，如果病变较局限，损害中央管前交叉的浅感觉传导路径，仅使相应节段双侧皮肤的痛、温觉发生障碍，而轻触觉基本不受影响，表现为痛、温觉和触觉障碍的分离现象。医护人员应该仔细诊察病情，科学治疗和护理，给予特别的关心关爱，促使患者早日康复。

二、丘脑及其感觉投射系统

在皮层不发达的动物，丘脑是感觉的最高级中枢；在皮层发达的动物，丘脑则是最重要的感觉接替站，同时也对感觉进行粗略的分析与综合。

（一）丘脑的核团

神经生理学家张香桐教授将丘脑的核团大致分为三大类。

1. 特异感觉接替核 特异感觉接替核主要包括腹后核的腹后内侧核与腹后外侧核、外侧膝状体、内侧膝状体等，是机体特定感觉冲动（除嗅觉外）传向大脑皮层的重要换元站。

2. 联络核 联络核主要包括丘脑前核、腹外侧核、丘脑枕等，是各种感觉通向大脑皮层的联系与协调部位，不直接接受感觉的投射纤维，而是接受丘脑特异感觉接替核和其他皮层下中枢来的纤维。换元后投射到大脑皮层特定区域（主要是皮层的联络区和运动区）。其功能与各种感觉在丘脑和大脑皮层的联系协调有关。

3. 非特异投射核 非特异投射核主要是髓板内核群，包括中央中核、束旁核等。这类细胞群通过多突触的接替换元，弥散地投射到整个大脑皮层。

（二）感觉投射系统

丘脑各部分投射到大脑皮层的感觉投射系统，根据其投射特征的不同，分为特异投射系统和非特异投射系统。

1. 特异投射系统 除嗅觉外，其他所有感觉包括躯体感觉、视觉、听觉等传导通路上行到丘脑，在感觉接替核群和联络核群交换神经元，然后发出纤维投射到大脑皮层的特定感觉区，称为特异投射系统。特异投射系统的功能是引起特异性感觉，并激发大脑皮层发出神经冲动。其特点是每一种感觉的投射路径都具有专一性，有点对点的投射关系（图 11-12）。

特异投射系统、非特异投射系统的概念、特点和作用

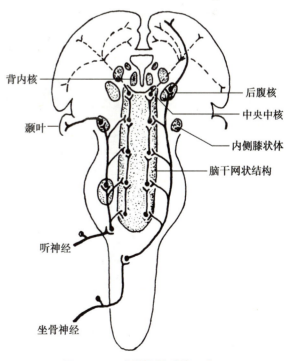

背内核

颞叶

听神经

坐骨神经

后腹核

中央中核

内侧膝状体

脑干网状结构

图 11-12 感觉投射系统示意图

2. 非特异投射系统 特异性感觉传导上行纤维经过脑干时，它们发出侧支与脑干网状结构的神经元发生多次突触联系，再到达丘脑髓板内核群交换神经元，最后弥散地投射到大脑皮层广泛区域，这个投射途径称为非特异投射系统。非特异投射系统功能是维持和改变大脑皮层的兴奋状态，使机体保持觉醒。此系统在脑干网状结构内多次交换神经元，因此成为不同感觉的共同上行通路，失去了感觉传导的专一性，不产生特定感觉（图 11-12）。

实验发现，脑干网状结构内具有上行唤醒作用的功能，这一系统被称为脑干网状结构上行激动系统。当这一系统的上行冲动减少时，大脑皮层就由兴奋状态转入抑制状态，动物表现为安静或睡眠。由于这一系统是多突触传递系统，易受药物影响而发生传导阻滞。巴比妥类镇静催眠药物的作用，就是通过阻断脑干网状结构上行激动系统而实现的。

正常情况下，特异投射系统和非特异投射系统相互协调和配合，使人体既处于觉醒状态，又能产生各种特定的感觉。

三、大脑皮层的感觉分析功能

大脑皮层是产生感觉的最高级中枢。各种感觉传入冲动投射到大脑皮层的不同区域，可产生不同的感觉。因此，不同性质的感觉在大脑皮层有着不同的代表区。

（一）体表感觉代表区

全身体表感觉在大脑皮层的投射区主要位于中央后回，称为第一感觉区。第一感觉区产生的感觉定位明确而清晰，投射规律如下。

考点提示

第一感觉区的部位和投射规律

1. 投射纤维左右交叉 交叉投射即左侧躯体的感觉投射在右侧大脑皮层，右侧躯体的感觉投射在左侧大脑皮层，但头面部感觉的投射是双侧性的。

2. 呈倒立的人体投影 投射区域的空间排列倒置，即下肢的感觉区在皮层的顶部，上肢感觉区在中间，头面部感觉区在底部，但头面部的内部安排仍是正立的（图 11-13）。

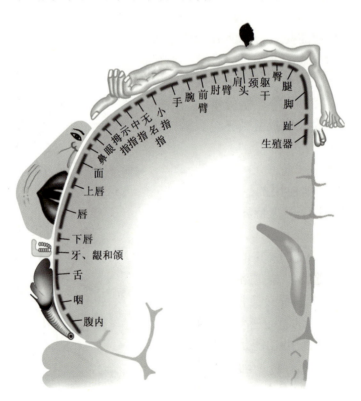

图 11-13　人大脑皮层体表感觉区示意图

3. 投射区的大小与躯体感觉的灵敏度有关 感觉分辨越精细的部位在中央后回的代表区域愈大；反之，愈小。感觉灵敏度高的拇指、示指、嘴唇的皮层代表区大。

在中央前回和岛叶之间还存在第二感觉区，面积远比第一感觉区小，投射是双侧性的，呈正立的人体投影分布，对感觉仅有粗糙的分析，定位也较差。

（二）本体感觉代表区

本体感觉是指肌肉、关节等的位置觉和运动觉，代表区主要在中央前回。接受来自肌肉、关节等处的感觉信息，从而感知身体在空间的位置、姿势以及身体各部分在运动中的状态。

（三）内脏感觉代表区

内脏感觉的代表区混杂在第一感觉区中，第二感觉区、运动辅助区和边缘系统也与内脏感觉有关；其投射区较小，且不集中，这可能是内脏感觉定位不够准确和性质模糊的原因之一。

（四）视觉、听觉、嗅觉和味觉代表区

视觉代表区在枕叶距状裂的上下缘；听觉代表区位于颞叶的颞横回和颞上回；嗅觉代表区位于边缘叶的前底部，包括梨状区皮层前部和杏仁核的一部分；味觉代表区位于中央后回底部。

四、痛觉

痛觉是伤害性或潜在的伤害性刺激引起的不愉快的体验，是一种复杂的生理现象，常伴有自主神经症状、防卫反应和情绪反应。疼痛是一种警示信号，对生物机体具有保护意义。疼痛是临床上多种疾病的常见症状之一，也是患者求医的常见原因之一。因此，认识疼痛的产生及其规律具有重要的临床意义。

（一）痛觉感受器

痛觉感受器在形态学上是游离的神经末梢，不易发生适应，也没有固定的适宜刺激，任何刺激只要达到伤害程度均可使其兴奋，因而也称为伤害性感受器。当伤害性刺激作用于机体时，导致局部组织破坏，释放 K^+、H^+、组胺、缓激肽、前列腺素等内源性致痛物质，激活感受器，将相应的伤害性刺激转换为局部去极化电位，触发产生动作电位，冲动沿传入纤维传入中枢神经系统，在脊髓、延髓、下丘脑以及大脑皮层等部位激活不同的神经环路，从而引起痛觉和各种痛反应。

（二）躯体痛

躯体痛包括体表痛和深部痛。体表痛即皮肤痛。皮肤受到针刺、刀割或辐射热刺激时，往往先出现快痛（由 A_δ 类纤维传导），再出现慢痛（由 C 类纤维传导），此种现象称为双重痛觉现象，是皮肤痛的一个典型特征。深部痛是指发生在躯体深部，如骨、关节、肌腱、韧带和肌肉等处的痛感。深部痛一般表现为慢痛，定位不明确，可伴有恶心、出汗和血压改变等自主神经反应。

> **考点提示**
> 内脏痛的特点

（三）内脏痛

内脏器官受到伤害性刺激时产生的疼痛感觉称为内脏痛（visceral pain）。与皮肤痛相比，内脏痛具有以下显著的特点：①定位不准确是内脏痛最主要的特点。②发生缓慢，持续时间较长。③对机械性牵拉、痉挛、缺血和炎症等刺激敏感，而对针刺、切割、烧灼等通常引起皮肤痛的刺激不敏感。④常引起不愉快的情绪活动，并伴有恶心、呕吐和心血管及呼吸活动的改变。内脏痛是临床常见症状之一，了解疼痛的部位、性质和时间等规律对某些疾病的诊断有重要的参考价值。

（四）牵涉痛

某些内脏出现病患时，患者自觉疼痛部位不在内脏而在体表某一部位。这种因内脏疾患引起体表特定部位发生疼痛或痛觉过敏的现象，称为牵涉痛（referred pain）。例如，心肌缺血时，常感到心前区、左肩和左上臂疼痛；胆囊炎、胆石症发作时，可感觉右肩胛部疼痛；患阑尾炎时，发病初期常出现脐周和上腹部疼痛；患胃溃疡或胰腺炎时，可出现左上腹和肩胛间疼痛；患肾结石时，可引

起腹股沟区疼痛；输尿管结石时，可引起睾丸疼痛等。牵涉痛是导致临床误诊的常见原因之一，了解其部位对于诊断某些内脏疾病具有重要意义。

知识拓展

影响痛觉的心理因素

幼年期的经验：家长对于孩子轻微外伤的态度，会在很大程度上影响孩子对痛刺激的反应，并且这种影响会持续到成年。

情景的意义：如战时和平时对于同样的外伤，由于伤者对创伤情景意义的理解不同，会产生明显不同的痛觉感受。

注意程度：看有趣的电影、听音乐都能使痛觉减轻。

情绪：焦虑或持续的紧张可使痛觉明显增强。

暗示：安慰剂可使35%的患者疼痛明显缓解。

第三节　神经系统对躯体运动的调节

躯体运动是指全身或局部骨骼肌的运动，是人类最基本的功能之一。人体的躯体运动可以是不受意志控制的反射活动，也可以是按一定目标进行的随意运动。躯体各种姿势和运动都是在骨骼肌活动的基础上进行，骨骼肌在运动过程中的收缩和舒张，各肌群之间的相互协调与配合，都是在神经系统的调节下进行。简单的反射在低位中枢即可完成，但运动程度越复杂，越需要高级中枢的调节。

一、脊髓对躯体运动的调节

（一）脊髓的运动神经元与运动单位

脊髓是躯体运动调节的基本反射中枢。脊髓前角中有大量支配骨骼肌运动的神经元，包括α运动神经元和γ运动神经元，其末梢释放的神经递质都是乙酰胆碱。α运动神经元支配骨骼肌的梭外肌纤维，引起肌肉收缩，产生运动。由一个α运动神经元及其所支配的全部肌纤维组成的功能单位，称为运动单位（motor unit）。γ运动神经元支配骨骼肌的梭内肌纤维，它的兴奋性较高，并具有持续的高频电活动，可调节肌梭对牵拉刺激的敏感性。

（二）脊髓反射

1. 屈肌反射与对侧伸肌反射　肢体的皮肤受到伤害性刺激时，可反射性引起受刺激一侧肢体的屈肌收缩而伸肌舒张，表现为肢体屈曲，这种反射称为屈肌反射。屈肌反射使肢体脱离伤害性刺激，具有保护性意义。

屈肌反射的程度与刺激强度有关。如果受到的伤害性刺激较强，则在同侧肢体屈曲的同时，对侧肢体出现伸直的反射活动，称为对侧伸肌反射。对侧伸肌反射使对侧肢体伸直以支持体重，具有维持姿势保持平衡的作用。

考点提示

牵张反射的概念、类型及意义

2. 牵张反射　骨骼肌受到外力牵拉而伸长时，能反射性地引起受牵拉的同一肌肉收缩，称为牵张反射（stretch reflex）。牵张反射可分为腱反射和肌紧张两种类型。

（1）腱反射：快速牵拉肌腱时引起的牵张反射称腱反射（tendon reflex）。例如，当膝关节半屈曲时，叩击股四头肌肌腱，可使股四头肌因受牵拉而发生一次快速收缩，称为膝跳反射。腱反射是单

突触反射（图 11-14），反射弧比较简单。感受器是肌肉中的肌梭，基本中枢在脊髓，传入和传出纤维都包含在支配该肌肉的神经中，效应器就是受牵拉刺激的肌纤维。腱反射的反应范围只限于受牵拉的肌肉本身，表现为被牵拉肌肉迅速而明显地缩短。正常情况下腱反射受高位中枢的控制。临床上常用检查腱反射的方法，了解神经系统的某些功能状态，若腱反射减弱或消失，提示该反射弧的传入、传出通路或脊髓反射中枢受到损害；若腱反射亢进，提示高位中枢病变。

（2）**肌紧张**：缓慢持续牵拉肌腱时引起的牵张反射称肌紧张（muscle tonus）。肌紧张的反射弧与腱反射相似，但它在中枢经过多突触传递，故属于多突触反射。肌紧张是由肌肉中的肌纤维轮流收缩产生的，表现为受牵拉的肌肉发生轻度、持续的紧张性收缩，所以不易发生疲劳，产生的收缩力量也不大，不引起明显的动作。肌紧张是保持身体平衡和维持姿势最基本的反射，是姿势反射及进行其他复杂运动的基础。

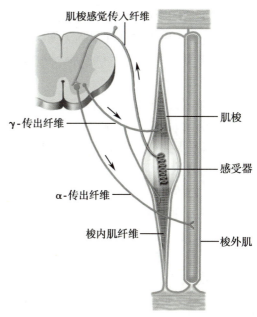

肌梭感觉传入纤维

γ-传出纤维

α-传出纤维

梭内肌纤维

肌梭

感受器

梭外肌

图 11-14　牵张反射示意图

（三）脊休克

为了单独研究脊髓的功能，一般采用将脊髓与延髓之间横断的方法来制备实验动物，这种脊髓与高位中枢离断的动物，称为脊动物。当脊髓与高位中枢突然离断后，断面以下的脊髓会暂时丧失反射活动能力而进入无反应状态，这种现象称为脊休克（spinal shock）。

脊休克主要表现为横断面以下脊髓所支配的躯体和内脏反射活动均减弱或消失，如骨骼肌的紧张性减弱或消失、外周血管扩张、血压下降、发汗反射消失、粪和尿潴留。脊休克是暂时现象，一些以脊髓为基本中枢的反射活动可逐渐恢复，最先恢复的是屈肌反射和腱反射等比较简单和原始的反射，而后是对侧伸肌反射和搔爬反射等较复杂的反射，血压也逐渐回升到一定水平，并具有一定程度的排粪、排尿能力。此外，不同种类动物恢复的时间也不一样，如蛙在脊髓离断后数分钟内即恢复，犬需要几天时间，而人类恢复最慢，需要数周至数月。

考点提示

脊休克的概念、表现和原因

脊休克的产生与恢复，说明脊髓可以独立完成一些简单的反射活动，是最基本的躯体运动中枢。在正常情况下，脊髓的活动受到高位中枢的调节和控制，并且动物进化越高级，反射活动越复杂，则脊髓对高位中枢的依赖程度也就越大。

二、脑干对躯体运动的调节

脑干是调节肌紧张及肌运动的重要中枢。在正常情况下，脑干对脊髓运动神经元的调节具有双重性，既有易化作用，也有抑制作用。

（一）脑干网状结构易化区

脑干网状结构中加强肌紧张和肌运动的区域，称为脑干网状结构易化区。易化区的范围较广，包括延髓网状结构的背外侧部分、脑桥被盖、中脑中央灰质及被盖等部位。此外，前庭核、小脑前叶两侧部等部位也有加强肌紧张的作用（图 11-15）。

（二）脑干网状结构抑制区

脑干网状结构中抑制肌紧张和肌运动的区域，称为脑干网状结构抑制区。抑制区较小，位于延

髓网状结构的腹内侧部。此外，大脑皮层运动区、纹状体和小脑前叶蚓部等部位也有抑制肌紧张的作用，这种作用可通过加强脑干网状结构抑制区的活动来实现（图11-15）。

正常情况下，易化区的活动较强，抑制区的活动较弱，两者在一定水平上保持相对平衡，以维持正常的肌紧张。

（三）去大脑僵直

在麻醉动物，于中脑上、下丘之间切断脑干后，动物出现四肢伸直、头尾昂起、脊柱挺硬等伸肌（抗重力肌）过度紧张的现象，称为去大脑僵直。去大脑僵直的发生是因为切断了大脑皮层、纹状体等部位与网状结构的功能联系，造成易化区和抑制区之间的活动失衡，抑制区活动明显减弱，而易化区活动相对占优势的结果。

临床蝶鞍上囊肿往往能使皮层与皮层下失去联系，患者出现明显的下肢伸肌僵直，而上肢呈半屈曲状态，称为去皮层僵直。在肿瘤压迫中脑的患者则可出现典型的去大脑僵直现象，表现为头后仰、上下肢僵硬伸直，上臂内旋，手指屈曲（图11-16）。临床上当患者出现去大脑僵直表现时，表明病变已严重侵犯脑干，是预后不良的信号。

考点提示

去大脑僵直的概念和机制

去大脑僵直

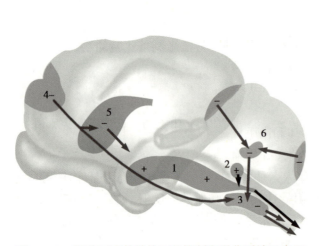

图11-15　猫脑干网状结构下行抑制和易化系统示意图
+表示易化区；−表示抑制区；1.网状结构易化区；2.延髓前庭区；3.网状结构抑制区；4.大脑皮层；5.尾状核；6.小脑。

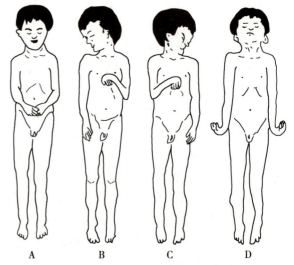

图11-16　人类去皮层僵直和去大脑僵直
A、B、C为去皮层僵直；D为去大脑僵直。

知识拓展

脑干对姿势的调节

姿势是指头、颈、躯体和四肢的相对位置以及它们在空间中的朝向。中枢神经系统通过调节骨骼肌的紧张度或产生相应的运动，以保持或改正身体在空间的姿势，这种反射活动称为姿势反射。神经系统通过对姿势的调节不仅能保持直立姿势和躯体的平衡，也对躯体运动的平稳进行提供了必要的背景或基础。对侧伸肌反射、牵张反射就是最简单的姿势反射，是由脊髓完成的；而状态反射、翻正反射等较复杂的姿势反射，则是由脑干整合而完成的。

三、小脑对躯体运动的调节

依据与小脑联系的传入和传出纤维情况，可将小脑分为前庭小脑、脊髓小脑和皮层小脑三个主要的功能部分，它们在躯体运动的调节中发挥着不同的作用。

考点提示

小脑在调节躯体运动中的作用

（一）前庭小脑

维持身体平衡主要是前庭小脑的功能。前庭小脑主要由绒球小结叶构成，它与前庭器官和前庭神经核有密切的纤维联系。其反射途径为：前庭器官→前庭神经核→前庭小脑→前庭神经核→脊髓前角运动神经元→骨骼肌。临床上，第四脑室附近肿瘤压迫损伤绒球小结叶，患者可出现站立不稳，容易跌倒等症状，但其肌肉运动协调仍良好。

（二）脊髓小脑

调节肌紧张主要是脊髓小脑的功能。脊髓小脑包括小脑前叶和后叶的中间带区，主要接受来自脊髓的本体感觉信息，也接受视觉、听觉等传入信息。小脑前叶对肌紧张的调节有易化和抑制双重作用，前叶两侧部有易化肌紧张的作用，而前叶蚓部则有抑制肌紧张的作用。后叶中间带对肌紧张也有易化作用。在进化过程中，抑制肌紧张的作用逐渐减弱，而易化肌紧张的作用逐渐加强。因此，小脑对肌紧张的调节作用，在不同动物表现不一样。人类小脑损伤后，主要表现肌紧张降低，即易化作用减弱，出现肌无力等症状。

（三）皮层小脑

协调随意运动主要是皮层小脑和脊髓小脑后叶中间带的功能。皮层小脑主要指小脑半球的外侧部，它接受大脑皮层感觉区、运动区、联络区等传来的信息，并与大脑形成反馈环路，因而皮层小脑主要参与随意运动的设计及运动程序的编制。脊髓小脑后叶中间带接受脑桥纤维的投射，与大脑半球构成了与协调运动密切有关的环路联系。这种环路联系可以使随意动作的力量、方向等受到适当的控制，使动作稳定和准确。临床上，小脑损伤的患者，随意运动的力量、方向及准确度将发生变化，动作不是过度就是不及，行走摇晃，步态蹒跚。这种小脑损伤后的动作性协调障碍，称为小脑性共济失调。

四、基底神经节对躯体运动的调节

基底神经节是指皮层下一些核团的总称，主要包括纹状体、丘脑底核、黑质和红核，而纹状体又包括尾核、壳核和苍白球。苍白球是较古老的部分，称为旧纹状体；尾核和壳核进化较新，称为新纹状体。基底神经节各部分之间有广泛的联系，其中苍白球是联系的中心，也是纹状体的传出结构。基底神经节具有重要的运动调节功能，它与随意运动的稳定、肌紧张的控制及本体感觉传入信息的处理有关。基底神经节损伤的临床表现可分为两大类：一类是运动过少而肌紧张增强，例如帕金森病（震颤麻痹），其病变部位主要在中脑黑质；另一类是运动过多而肌紧张降低，例如亨廷顿病（舞蹈病），其病变部位主要在新纹状体。

五、大脑皮层对躯体运动的调节

大脑皮层是调节躯体运动的最高级中枢，其信息经下行通路抵达脑干运动神经元和脊髓前角运动神经元，策划和发动随意运动。

（一）大脑皮层运动区

大脑皮层的一些区域与躯体运动有密切的关系，这些区域称为大脑皮层运动区。人类的大脑皮层运动区主要在中央前回和运动前区，其对躯体运动的控制具有下列特征。

考点提示

大脑皮层运动区的部位和特征

1. **交叉支配**　交叉支配即一侧皮质层运动区支配对侧躯体的骨骼肌，但头面部，除面神经支配的眼裂以下的面部肌肉和舌下神经支配的舌肌主要受对侧皮质支配外，其余部分均为双侧性支配。因此，一侧内囊损伤时，对侧躯体运动麻痹，但头面部肌肉并不完全麻痹，只有对侧眼裂以下的表情肌和舌肌发生麻痹。

2. **具有精细的功能定位**　刺激一定部位的皮层只能引起少数肌肉的收缩，不能引起肌群的协同性活动。

考点提示

运动的下行传导通路及功能

3. **倒置的人体投影**　运动区总体安排呈倒置的人体投影，即下肢代表区在顶部，上肢代表区在中间部，头面部肌肉代表区在底部，但头面部代表区的内部安排是正立分布。

4. **代表区的大小与运动的精细和复杂程度有关**　运动愈精细、愈复杂的部位，在皮层运动区内占的范围愈大。如手和手指所占的代表区几乎与整个下肢所占的代表区大小相等（图 11-17）。

（二）运动的下行传导通路及功能

大脑皮层运动区发出的运动信息主要通过皮层脊髓束和皮层脑干束来控制躯体运动。其主要功能是发动随意运动，调节肌紧张，协调随意运动。

皮层脊髓束是由大脑皮层发出，经内囊、延髓锥体下行到达脊髓前角运动神经元的传导束。皮层脊髓束中约 80% 的纤维在延髓锥体跨过中线交叉到对侧，构成外侧皮层脊髓束（lateral corticospinal tract），调控肢体远端肌肉的精细、技巧性的运动。皮层脊髓束中约 20% 纤维不跨过中线，在脊髓同侧前索下行，构成腹侧皮层脊髓束（ventral corticospinal tract）。腹侧皮层脊髓束一般和中间神经元构成突触，调控躯干肌和近端肢体肌肉运动，与姿势的维持和粗大运动有关。

大脑皮层到脑干神经核（三叉、面、舌下和副神经核）的神经纤维构成皮层脑干束，调控面、舌、咽喉部肌肉和胸锁乳突肌及斜方肌的运动。

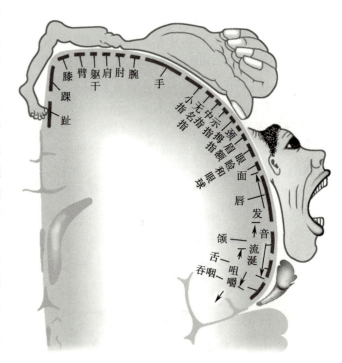

图 11-17　人大脑皮层运动区示意图

一些起源于大脑皮层或皮层下核团，经脑干某些核团接替转而控制脊髓运动神经元，最后经网状脊髓束、顶盖脊髓束、前庭脊髓束和红核脊髓束下达脊髓，前三者的功能与腹侧皮层脊髓束相似，红核脊髓束的功能与外侧皮层脊髓束相似。

临床应用

巴宾斯基征

神经系统疾病中的重要体征——巴宾斯基征：以钝物划足跖外侧时，出现足跖背屈和其他四趾外展呈扇形散开的体征，即巴宾斯基征阳性。临床上可根据此体征来判断皮层脊髓束有无受损。巴宾斯基征实际上是一种较原始的屈反射，由于脊髓受高位中枢的控制，平时这一

反射被抑制而表现不出来。外侧皮层脊髓束受损后,该抑制解除,故可出现这种反射。婴儿因皮层脊髓束发育尚不完全,成年人在深睡眠或麻醉状态下,也可出现巴宾斯基征阳性体征。

第四节　神经系统对内脏功能的调节

内脏活动一般不受意识控制,故调节内脏活动的神经系统称为自主神经系统(autonomic nervous system),也称内脏神经系统。自主神经系统按结构和功能的不同,分为交感神经系统和副交感神经系统两部分。其神经纤维广泛分布于全身各内脏器官(图 11-18),主要调节心肌、平滑肌和腺体(消化腺、汗腺、部分内分泌腺等)的活动。

考点提示

自主神经系统对整体生理功能调节的意义

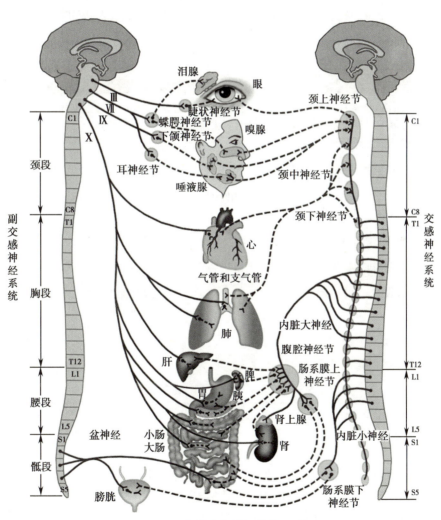

图 11-18　人体自主神经分布示意图
—节前纤维;-- 节后纤维。

一、自主神经系统的主要功能及其生理意义

自主神经系统对内脏器官的活动起着重要的调节作用,控制着循环、呼吸、消化、泌尿、生殖和

代谢等一些对生命非常重要的活动。自主神经的主要功能在前面各章节中已有介绍，总结于表 11-1 内。

ER 11-5
自主神经系统
的功能

交感神经系统的活动比较广泛。人体遭遇紧急情况，如剧烈运动、剧痛、失血、窒息、恐惧等环境急骤变化时，交感神经系统的活动明显增强，同时常伴有肾上腺髓质激素分泌增多，即交感 - 肾上腺髓质系统作为一个整体参与反应，这一反应称为应急反应。表现为呼吸加快，肺通气量增大；心率加快，心肌收缩力加强，心输出量增多，血压升高；内脏血管收缩，骨骼肌血管舒张，血液重新分配；代谢活动加强，肝糖原分解增加以及血糖浓度升高，为心、脑、肺和肌肉收缩提供充分的能量。这些活动均有利于机体动员能量储备，适应环境的急剧变化。

副交感神经系统的活动范围相对比较局限，它常伴有胰岛素的分泌，故称为迷走 - 胰岛素系统。这个系统活动的主要生理意义在于保护机体、休整恢复、促进消化、积蓄能量以及加强排泄和生殖功能等，保证机体安静时基本生命活动的正常进行。

交感和副交感两个系统之间既相互联系又相互制约，共同调节内脏活动，使所支配的脏器，既不致活动过强，也不会过分减弱，经常保持动态平衡，从而适应整体活动的需要。

表 11-1　交感神经和副交感神经的主要功能

器官	交感神经	副交感神经
循环器官	心率加快、心肌收缩力加强，腹腔内脏、皮肤、唾液腺、外生殖器的血管收缩，骨骼肌血管收缩（肾上腺素受体）或舒张（胆碱受体）	心率减慢、心房收缩减弱，部分血管（如分布于外生殖器的血管）舒张
呼吸器官	支气管平滑肌舒张，呼吸道黏膜腺体分泌	支气管平滑肌收缩
消化器官	抑制胃肠运动，促进括约肌收缩，舒张胆囊和胆道，抑制胃液、胰液、胆汁分泌，分泌黏稠唾液	促进胃肠运动、胆囊收缩，促进括约肌舒张，促进胃液、胰液、胆汁分泌，分泌稀薄唾液
泌尿器官	逼尿肌舒张、尿道内括约肌收缩，尿生成减少	逼尿肌收缩、尿道内括约肌舒张
生殖器官	已孕子宫平滑肌收缩、未孕子宫平滑肌舒张	—
眼	瞳孔开大肌收缩，瞳孔扩大	瞳孔括约肌收缩，瞳孔缩小睫状肌收缩，泪腺分泌
皮肤	汗腺分泌，竖毛肌收缩	—
内分泌	肾上腺髓质分泌激素	—
代谢	肝糖原分解	胰岛素分泌

二、自主神经的递质及其受体

自主神经对内脏器官的作用是通过神经末梢释放神经递质而实现的。递质要发挥其生理效应，必须和相应的受体结合（表 11-2）。神经递质和受体是化学性突触传递最重要的物质基础。

考点提示

自主神经系统的递质、受体及功能

（一）自主神经递质

1. 乙酰胆碱　乙酰胆碱是发现最早、分布最广泛的神经递质。凡末梢能释放乙酰胆碱作为递质的神经纤维，称为胆碱能纤维，包括交感和副交感节前神经纤维、副交感节后神经纤维、躯体运动神经纤维和少数交感神经节后纤维（指支配汗腺的交感节后纤维和支配骨骼肌的交感舒血管纤维）（图 11-19）。

2. 去甲肾上腺素　去甲肾上腺素是外周神经末梢释放的另一种重要的神经递质。末梢能释放去甲肾上腺素作为递质的神经纤维，称为肾上腺素能纤维。大部分交感节后神经纤维属于肾上腺素能纤维（图11-19）。

除上述两类主要的外周神经递质外，还发现有嘌呤类和肽类递质，它们主要存在于胃肠。

（二）受体

1. 胆碱能受体　胆碱能受体是指存在于突触后膜或效应器细胞膜上，能与乙酰胆碱结合而发挥生理作用的特殊蛋白质。胆碱能受体可分为毒蕈碱受体和烟碱受体两类。

（1）毒蕈碱受体：这类受体主要分布于副交感节后及部分交感节后神经纤维支配的效应器细胞膜上（表11-2），容易被毒蕈碱激动而产生与乙酰胆碱结合时相类似的反应，故称为毒蕈碱受体（muscarinic receptor，M受体）。乙酰胆碱与M受体结合产生的生理效应称为M样作用。M受体激活时的效应包括心

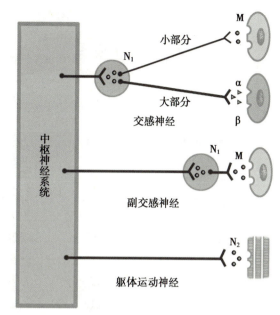

图 11-19　胆碱能纤维和肾上腺素能纤维末梢释放的递质示意图

●代表乙酰胆碱　▷代表去甲肾上腺素。

脏活动抑制，支气管平滑肌、胃肠平滑肌、膀胱逼尿肌、虹膜环行肌收缩，消化腺、汗腺分泌增加和骨骼肌血管舒张等。阿托品是M受体的拮抗剂。临床上使用阿托品，可解除胃肠道平滑肌痉挛，也可引起心跳加快、唾液和汗液分泌减少等反应。

（2）烟碱受体：这类受体能被烟碱激动而产生与乙酰胆碱结合时相类似的反应，故称为烟碱受体（nicotinic receptor，N受体）（表11-2）。乙酰胆碱与N受体结合产生的生理效应称为N样作用。N受体又分为N_1和N_2两种亚型。N_1受体位于神经节突触后膜上，乙酰胆碱与N_1受体结合，引起自主神经节的节后神经元兴奋。N_2受体存在于骨骼肌运动终板膜上，乙酰胆碱与N_2受体结合引起运动终板电位，导致骨骼肌的兴奋。六烃季铵主要阻断N_1受体的功能，十烃季铵主要阻断N_2受体的功能，筒箭毒碱可阻断N_1和N_2受体的功能。

2. 肾上腺素能受体　肾上腺素能受体是指能与肾上腺素和去甲肾上腺素相结合的受体，可分为α型肾上腺素能受体（简称α受体）和β型肾上腺素能受体（简称β受体）两类（表11-2）。

（1）α受体：去甲肾上腺素与α受体结合主要产生兴奋效应，引起血管、子宫平滑肌、胃肠道括约肌和瞳孔开大肌的收缩等。但对小肠为抑制性效应，使小肠的平滑肌舒张。酚妥拉明为α受体拮抗剂，可消除去甲肾上腺素引起的血管收缩及血压升高作用。

（2）β受体：主要有β_1受体和β_2受体两种亚型。β_1受体主要分布于心脏组织中，NE与β_1结合效应是兴奋，促使心率加快、心缩力加强。β_2受体分布于支气管、胃、肠、子宫及许多血管平滑肌细胞上，NE与β_2结合效应是抑制，即促使这些平滑肌舒张。普萘洛尔（心得安）是重要的β受体拮抗剂，它对β_1和β_2两种受体都有阻断作用。阿替洛尔能阻断β_1受体，使心率减慢，对支气管平滑肌作用很小；丁氧胺则主要阻断β_2受体。

受体不仅存在于突触后膜，在突触前膜上也存在，称为突触前受体。突触前受体的主要作用是调节神经末梢递质的释放。当突触前膜释放某种递质过多时，可激活突触前受体，通过负反馈作用抑制该递质的释放。

表 11-2　自主神经递质的受体分布及其效应

效应器	胆碱能系统		肾上腺素能系统	
	受体	效应	受体	效应
自主神经节	N_1	节前-节后兴奋传递		
心				
窦房结	M	心率减慢	$β_1$	心率加快
房室传导系统	M	传导减慢	$β_1$	传导加快
心肌	M	收缩力减弱	$β_1$	收缩力增强
血管				
冠状血管	M	舒张	α	收缩
			$β_2$	舒张(为主)
脑血管	M	舒张	α	收缩
皮肤黏膜血管	M	舒张	α	收缩
腹腔内脏血管			α	收缩
			$β_2$	舒张
骨骼肌血管	M	舒张	α	收缩
			$β_2$	舒张(为主)
呼吸器官				
支气管平滑肌	M	收缩	$β_2$	舒张
支气管腺体	M	促进分泌		
消化器官				
胃肠平滑肌	M	收缩	$β_2$	舒张
括约肌	M	舒张	α	收缩
腺体	M	促进分泌	α	抑制分泌
唾液腺	M	分泌稀薄唾液	α	分泌黏稠唾液
胆囊	M	收缩	$β_2$	舒张
泌尿器官				
膀胱逼尿肌	M	收缩	$β_2$	舒张
尿道内括约肌	M	舒张	α	收缩
子宫　平滑肌			α	收缩(有孕)
			$β_2$	舒张(未孕)
眼				
瞳孔括约肌	M	收缩(瞳孔缩小)		
瞳孔开大肌			α	收缩(瞳孔开大)
皮肤				
竖毛肌	M	分泌	α	收缩(竖毛)
汗腺	M	促进分泌		
胰岛			$β_2$	抑制分泌
代谢				
糖酵解			$β_2$	加强
脂肪分解			$β_3$	加强

三、内脏活动的中枢调节

(一)脊髓对内脏活动的调节

脊髓是内脏反射活动的初级中枢。血管张力、排尿、排便、发汗和勃起等反射活动可在脊髓完成。但平时脊髓的活动受高位中枢的控制,在脊髓高位离断的患者,脊休克恢复以后,上述内脏反

射可以逐渐恢复,但由于失去高位中枢的控制,这些反射远不能适应正常生理需要。

(二)脑干对内脏活动的调节

脑干中有许多重要的内脏活动中枢。延髓内存在心血管活动、呼吸运动、消化功能等反射活动的基本中枢,同时也是吞咽、咳嗽、喷嚏、呕吐等反射活动的整合中枢。临床观察和动物实验证明,延髓由于受压、出血等原因而受损时,可引起心跳呼吸停止,迅速造成死亡,因此延髓有"生命中枢"之称。此外,中脑还有瞳孔对光反射中枢,脑桥有角膜反射中枢。

(三)下丘脑对内脏活动的调节

下丘脑与大脑皮层、丘脑、脑干网状结构、腺垂体等有密切的功能联系,能把内脏活动与机体的其他生理过程联系起来,是调节内脏活动的较高级中枢。

1. 摄食行为调节 如果损毁动物下丘脑外侧区动物会拒绝摄食,用电流刺激该区动物则多食;如果损毁下丘脑腹内侧核动物食量会大增并逐渐肥胖,而刺激该核后动物将停止摄食。实验结果提示下丘脑外侧区有摄食中枢,而腹内侧核中存在饱中枢。一般情况下,摄食中枢与饱中枢之间具有交互抑制的关系。

2. 水平衡调节 人体对水平衡的调节包括摄水与排水两个方面。下丘脑内控制饮水的区域在外侧区,与摄食中枢靠近。破坏下丘脑外侧区后,动物除拒食外,饮水量也明显减少。下丘脑控制排水的功能是通过改变抗利尿激素的分泌来完成的。

下丘脑和情绪反应的关系也极为密切,还是调节体温的基本中枢和控制日节律的关键部位,并且能够合成多种调节腺垂体功能的肽类物质,对人体内分泌功能的调节也有着十分重要的作用。

(四)大脑皮层对内脏活动的调节

大脑皮层是内脏活动最高级的调节和整合中枢,使机体能适应复杂的、变化多端的外环境,并保持内环境的稳定。与内脏活动关系密切的皮层结构是边缘系统和新皮层的某些区域。刺激边缘系统和新皮层的不同部位引起的内脏活动是很复杂的,如血压可以升高或降低,呼吸可以加快或减慢,胃肠运动可以加强或减弱,瞳孔可以扩大或缩小等。以上现象提示,大脑皮层是许多初级中枢活动的调节者,能通过促进或抑制各级初级中枢的活动,调节更为复杂的生理活动。临床上常见的情绪和精神活动,特别是一些心理应激均可影响内脏活动。许多条件反射的建立,也使很多内脏活动的反射在非条件刺激到来之前,已提前做好了准备。

第五节 脑的高级功能

人的大脑除了能产生感觉、调节躯体运动和内脏活动外,还有一些更为复杂的高级功能,如学习、记忆、思维、语言等,这些功能统称为脑的高级功能。条件反射是大脑皮层活动的基本形式。脑电活动和脑的高级功能之间有着密切的联系,对于脑的功能活动和临床检查有着重要的意义。

一、条件反射

巴甫洛夫把反射分为非条件反射和条件反射两类。非条件反射(unconditioned reflex)是机体在长期的种系发展中先天形成并遗传于后代的反射。条件反射(conditioned reflex)是机体在后天生活过程中,在一定条件下建立在非条件反射基础之上的反射,与脑的高级功能有着密切的联系。

(一)条件反射的建立

条件反射实验中,给狗喂食会引起唾液分泌属于非条件反射,食物是非条件刺激。通常情况下,铃声不会使狗分泌唾液,因为铃声与唾液分泌无关,故称为无关刺激。但是,如果喂食前先给予铃声,然后再给予食物,这样多次结合后,当铃声一出现,即使不给予食物,狗也会分泌唾液。在这种情况下,铃声不再是无关刺激,而成为进食的信号,也即变成了条件刺激。由条件刺激引起的

反射即称为条件反射。日常生活中，任何无关刺激只要多次与非条件刺激结合，都可能转变成条件刺激而引起条件反射。如灯光、食物的形状、颜色、气味、进食的环境、喂食的人等，由于经常与食物伴随出现，都可能成为条件刺激而引起唾液分泌。由此可见，条件反射形成的基本条件是无关刺激与非条件刺激在时间上的多次结合，这个结合过程称为强化（reinforcement）。

有些条件反射比较复杂，动物必须通过自己完成一定的动作或操作，才能得到非条件刺激的强化，这类条件反射称为操作式条件反射。如训练动物走迷宫，表演某种动作等。

（二）条件反射的消退和分化

条件反射建立后，如果只反复使用条件刺激而得不到非条件刺激的强化，这时条件反射的效应会逐渐减弱，甚至最后完全消失，这种现象称为条件反射的消退。

当一种条件反射建立后，给予和条件刺激相近似的刺激，也能同样获得条件反射的效果，这种现象称为条件反射的泛化。如果以后只对原来的条件刺激给予强化，而对与它近似的刺激不予强化，经多次重复后，与它近似的刺激就不再引起条件反射，这种现象称为条件反射的分化。

（三）条件反射的生物学意义

条件反射是后天形成的一类反射，环境中各种各样的无关刺激只要多次与非条件刺激结合，都可能转变成条件刺激而引起条件反射。这样，生活中条件反射的数量会远远超过非条件反射的数量，从而大大增强机体活动的适应性、预见性、灵活性和精确性，使机体对环境具有更加广阔和完善的适应能力。

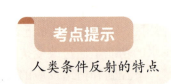

考点提示

人类条件反射的特点

（四）人类条件反射的特点

人与动物一样，都可以建立条件反射，但人类由于从事社会性的活动，促进了大脑皮层的高度发育，从而也促进了语言的发生和发展，因此，人类还能以语言建立条件反射。

条件反射是由两类刺激信号引起的。一类是现实的具体信号，如灯光、铃声、食物的形状、气味等，称为第一信号；另一类是对现实具体事物进行抽象概括的信号，如语言和文字，称为第二信号。能对第一信号发生反应的大脑皮层功能系统，称为第一信号系统（first signal system），是人类和动物所共有的；能对第二信号发生反应的大脑皮层功能系统，称为第二信号系统（second signal system），是人类特有的，也是人类区别于动物的主要特征之一。

第二信号系统是在第一信号系统活动的基础上建立的，是个体在后天发育过程中逐渐形成的。第二信号系统对人体心理和生理活动都能产生重要影响，作为医务工作者，不仅要注意自然环境因素对患者的影响，还应注意语言、文字对患者的作用。

二、学习与记忆

学习和记忆是脑的高级功能之一，是一切认知活动的基础。学习是机体为适应环境的变化而获得新的行为习惯（或经验）的过程；记忆是将获得的信息进行编码、储存和提取的过程。学习是记忆的前提，而记忆是学习的结果，两者是相互联系的神经活动过程。

（一）学习的形式

1.非联合型学习　非联合型学习指接受的刺激与机体反应之间不需要建立某种明确的联系，是一种简单的学习形式。例如人们对有规律出现的强噪音会逐渐减弱反应，即出现习惯化。相反，在强的伤害性刺激之后，对弱刺激的反应会加强，即出现敏感化。习惯化可以去掉对许多无意义信息的应答，而敏感化则有助于避开伤害性刺激。

2.联合型学习　联合型学习指两个事件在时间上很靠近地重复发生，最后在脑内逐渐形成联系。经典条件反射和操作式条件反射都属于联合型学习，从这个意义上说，学习的过程实际上就是建立条件反射的过程。

人类的学习方式多数是联合型学习,其最大特点是即使没有具体事物的刺激,也能通过语言、文字和符号等进行学习和思维,这样既简化了学习过程又能提高学习的效率。

(二)记忆的过程

人类的记忆过程可分为感觉性记忆、第一级记忆、第二级记忆和第三级记忆四个连续的阶段(图11-20)。感觉性记忆是指通过感觉系统获得信息后,在脑的感觉区短暂储存的阶段,一般不超过1s,这些信息的绝大部分因未经注意和处理很快就被遗忘。感觉性记忆得来的信息,经过加工处理,整合成新的连续印象,则转入第一级记忆,其时间也很短,平均约几秒钟。

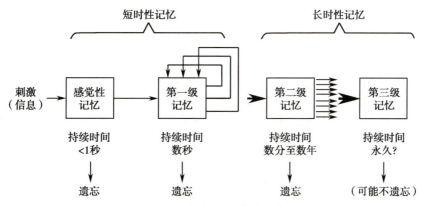

图 11-20 人类记忆过程示意图

第一级记忆储存的信息经反复学习和运用(复习),使信息在第一级记忆中多次循环,则转入第二级记忆。第二级记忆是一个大而持久的储存系统,持续时间可由数分钟至数年。有些特殊的记忆痕迹,如自己的名字或日常性的操作手艺等,通过多年的反复运用不易被遗忘,这一类记忆储存在第三级记忆中,成为永久记忆。

感觉性记忆和第一级记忆属于短时性记忆,第二级记忆和第三级记忆属于长时性记忆。

学习和记忆与大脑皮层联络区、海马及其邻近结构、丘脑和脑干网状结构等有着密切的关系,可能与这些部位神经元活动的后作用、神经元之间的环路联系、突触传递与递质释放、脑内有关蛋白质的合成及新突触联系的建立等有一定的关系。

三、语言功能

考点提示

皮层语言功能的分区及功能

语言是人类常用的通讯手段,通过语言可以交流感情、进行思维和推理,在人类的生活中发挥着十分重要的作用。

(一)大脑皮层语言中枢的分区

人类大脑皮层一定区域的损伤可引起具有不同特点的语言功能障碍,提示大脑皮层的语言功能具有一定的分区(图11-21)。

1. 语言书写区 在额中回后部接近中央前回手部代表区的部位,此区损伤会引起失写症,患者可以听懂别人的谈话,看懂文字,自己也会讲话,但不会书写,而其手部的其他运动并不受影响。

2. 语言运动区 在中央前回下部的前方,此区损伤会引起运动性失语症,患者

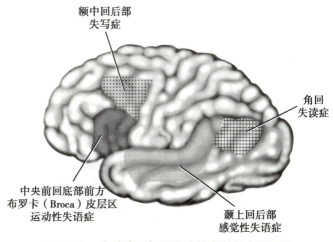

图 11-21 大脑皮层与语言功能有关的主要区域

能看懂文字和听懂别人谈话，但不会讲话，而其与发音有关的肌肉并不麻痹，就是不能用语言来表达自己的意思。

3. 语言视觉区 在接近视区的角回，此处损伤会引起失读症，患者其他语言功能正常，但看不懂文字的含义。

4. 语言听觉区 在颞上回后部，此区损伤会引起感觉性失语症，患者能讲话、书写、看懂文字、听到别人谈话、但听不懂其含义。

因此，语言活动的完整功能与大脑皮层各区域的功能密切相关，严重的失语症可同时出现上述四种语言活动（说、写、听、读）功能的障碍。

（二）大脑皮层语言功能的一侧优势

语言活动的中枢主要集中在一侧大脑半球，此称为语言中枢的优势半球。研究表明，习惯用右手的人，其优势半球在左侧，因此，左侧颞叶受损可发生感觉失语症，而右侧颞叶受损不会发生此病。这种一侧优势的现象仅在人类中具有，它的出现虽与一定的遗传因素有关，但主要是在后天生活实践中逐渐形成的，与人类习惯运用右手进行劳动有密切关系。

一侧优势的现象表明人类两侧大脑半球的功能是不对称的。左侧半球在语言活动功能上占优势，而右侧半球则在非语词性认知功能上占优势。例如，对空间的辨认，对深度知觉和触觉的认知以及音乐欣赏等。但是这种优势也是相对的，左侧半球有一定的非语词性认知功能，右侧半球也有一定的简单的语词活动功能。

四、脑电图

在无明显外来刺激的情况下，大脑皮层自发地产生节律性的电位变化，称为脑的自发脑电活动。将引导电极安置在头皮表面，通过脑电图机记录到的自发脑电活动称为脑电图（electroencephalogram，EEG）。

依据频率的不同，脑电图分为四种基本波形（图 11-22）。① α波：频率为 8~13Hz，波幅 20~100μV。在清醒、安静、闭眼时出现，当受试者睁眼或接受其他刺激时，α 波立即消失并转为快波，

考点提示

脑电图的概念和基本波形

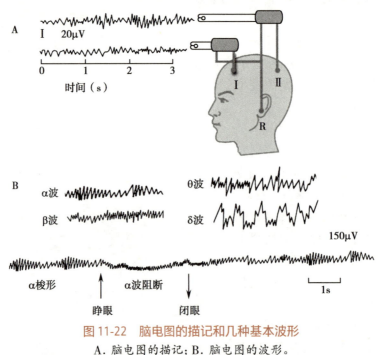

图 11-22 脑电图的描记和几种基本波形
A. 脑电图的描记；B. 脑电图的波形。

这一现象称为 α 波阻断。②β 波：频率为 14~30Hz，波幅为 5~20μV。在睁眼、思考问题或接受某种刺激时出现。③θ 波：频率为 4~7Hz，波幅为 100~150μV。一般在困倦时出现。④δ 波：频率为 0.5~3Hz，波幅为 20~200μV。当成人睡眠期间、极度疲劳及深度麻醉状态下可出现此波，在婴儿时期也常出现。

脑电图的波形与皮层的功能状态有关。当大脑皮层神经元的电活动趋于一致时，出现低频率高振幅的波形，这种现象称为同步化，表示大脑皮层处于抑制状态。而当大脑皮层神经元的电活动不一致时，则出现高频率低振幅的波形，这种改变称为去同步化，表示大脑皮层兴奋过程增强。临床上利用脑电图改变的特点，并结合临床资料，对于诊断癫痫和探测肿瘤的部位具有重要参考价值。

知识拓展

皮层诱发电位

感觉传入系统受到刺激时，在大脑皮层某一局限区域引导出的电位变化称为皮层诱发电位。诱发电位出现在自发脑电活动的背景上，常被"淹没"在脑电图中不易分辨。记录诱发电位需用电子计算机将混杂在自发脑电活动中的微弱的诱发电位加以叠加平均，所显示出的皮层诱发电位称为平均诱发电位。它对研究外周与中枢的功能联系有一定的价值。目前临床上常记录的皮层诱发电位有躯体感觉诱发电位、视觉诱发电位和听觉诱发电位等。

五、觉醒与睡眠

觉醒与睡眠是一种昼夜周期性交替的生理过程，是人类生存的必要条件。

(一)觉醒

觉醒时机体能迅速适应环境变化，进行工作、学习、娱乐等活动。觉醒状态包括脑电觉醒状态与行为觉醒状态两种。脑电觉醒状态指脑电图波形由睡眠时的同步化慢波变为觉醒时的去同步化快波，而行为上不一定呈觉醒状态；行为觉醒状态指动物出现觉醒时的各种行为表现，对新异刺激表现出探究行为。两者的维持机制不同，脑电觉醒状态的维持与脑干网状结构乙酰胆碱递质系统及蓝斑上部去甲肾上腺素递质系统的作用有关；而行为觉醒状态的维持可能是黑质多巴胺递质系统的作用。

考点提示

睡眠的时相和生物学意义

(二)睡眠

睡眠时机体的意识暂时丧失，失去对环境的精确适应能力，其主要功能是促进精力和体力的恢复，有助于保持良好的觉醒状态。人每天所需的睡眠时间，因年龄、个体而不同，成人每天所需时间为 7~9h，儿童需要 10~12h，新生儿需要 18~20h，老年人需要 5~7h。若睡眠障碍，常导致中枢神经特别是大脑皮层活动失常，发生幻觉、记忆力和工作能力下降等。

1. 睡眠的时相　根据脑电图的变化特点，睡眠分为慢波睡眠（slow wave sleep）和快波睡眠（fast wave sleep）两种时相。

(1)**慢波睡眠**：此时相脑电图呈现同步化慢波。一般表现为各种感觉功能暂时减退，骨骼肌的反射活动和肌紧张减弱，同时伴有一系列自主神经功能的改变，如心率减慢、血压降低、瞳孔缩小、尿量减少、体温下降、代谢率降低、呼吸变慢等。

(2)**快波睡眠**：也称为快速眼球运动睡眠或异相睡眠，此时相脑电图呈现去同步化快波。表现为各种感觉功能进一步减弱，以致较难唤醒，骨骼肌的反射活动和肌紧张进一步减弱，肌肉几乎完

全松弛。此期由于自主神经系统功能活动不稳定，还有间断的阵发性表现，如出现眼球快速运动、部分躯体抽动、心率加快、血压升高、呼吸快而不规则、脑代谢增高等，这可能是某些疾病夜间突然发作的部分原因。另外，此期 80% 的人被唤醒后诉说正在做梦，提示做梦是此期的特征之一。

睡眠过程中慢波睡眠与快波睡眠互相交替。成年人睡眠时，先进入慢波睡眠，持续 80~120min 后转入快波睡眠，20~30min 又转入慢波睡眠。在整个睡眠期间，如此反复转化 4~5 次。慢波睡眠与快波睡眠均可直接转为觉醒，但觉醒状态只能首先进入慢波睡眠，而不是直接进入快波睡眠。

慢波睡眠和快波睡眠有不同的生物学意义。慢波睡眠时腺垂体生长激素的分泌明显增多，有利于促进生长、促进体力的恢复；快波睡眠时虽然生长激素的分泌减少但脑内蛋白质合成加快，有利于促进精力的恢复，与幼儿神经系统的成熟以及建立新的突触联系有密切关系。

2. 睡眠的机制　睡眠是一个主动过程，是中枢神经系统内与睡眠有关的神经结构积极活动的结果。研究发现脑干尾端网状结构内存在着引起睡眠和脑电波同步化的中枢，称为上行抑制系统，其向大脑皮层发出的冲动与上行激动系统引起的觉醒作用相对抗，以调节睡眠与觉醒的相互转化。此外，睡眠的发生还与不同中枢递质系统的功能活动有关。例如，慢波睡眠与脑干内 5- 羟色胺、腺苷、前列腺素等有关，而快波睡眠则与脑干内 5- 羟色胺和去甲肾上腺素递质系统有着密切的联系。

（李冬青）

思考题

1. 患者，男性，40 岁。3h 前因车祸致头部、颈椎和胸椎损伤，导致肢体运动及感觉功能丧失。受伤时伴短暂意识丧失，无恶心、呕吐、大小便失禁。入院后查体：T 38.2C，P 80 次 /min，R 20 次 /min，BP 140/80mmHg，颈部以下深浅感觉丧失，四肢随意运动丧失。检查显示颈 6 椎体骨折，合并颈 6、7 椎体半脱位，椎管变形。颈 3 至胸 1 水平对应脊髓损伤，水肿。

请思考：

(1) 搜集相关资料并结合人体结构和功能知识，解释患者肢体运动及感觉功能丧失的机制。

(2) 在护理工作实践中如何才能更好地治愈、帮助和安慰患者？

2. 患者，男性，58 岁，农民，在棉花地喷洒有机磷农药后出现烦躁不安、头痛、瞳孔缩小、视物模糊、流涎、出汗、恶心、呕吐、腹痛、颜面和四肢肌肉颤动等症状。

诊断：急性有机磷中毒。

请思考：

(1) 患者为何会出现以上症状？

(2) 治疗时若仅用阿托品处理是否正确？

练习题

第十二章 | 内 分 泌

教学课件

思维导图

学习目标

1.掌握激素的概念；甲状腺激素、糖皮质激素、胰岛素的生理作用及其分泌调节。

2.熟悉激素作用的特征；下丘脑与垂体的功能联系；生长激素、肾上腺髓质激素的主要生理作用。

3.了解激素的作用机制；催乳素、甲状旁腺激素、胰高血糖素等激素的主要生理作用。

4.能解释内分泌系统常见疾病（如甲状腺功能亢进、甲状腺功能减退、糖尿病等）的临床表现及发病原因。

5.具有全心全意为人类健康服务的情操，以及护理"三高"患者的能力，积极开展预防"三高"的健康宣教活动。

情景导入

患者女性，47 岁，半年前无明显诱因出现心悸气短、怕热多汗、焦虑易怒、双手抖动，饭量增加。自发病以来体重减轻约 6kg，既往体健。体检：T 37.8℃，P 160 次/min，BP 140/90mmHg，心律不齐，双手细颤，双眼突出，瞬目减少，双侧甲状腺轻度肿大。经甲状腺功能检测后，确诊为甲状腺功能亢进。

请思考：

1. 患者出现上述症状的原因是什么？

2. 在饮食方面，患者应该注意什么？

第一节 概 述

一、内分泌和内分泌系统

（一）内分泌

内分泌（endocrine）是指内分泌腺或内分泌细胞的分泌物直接进入血液或其他体液的过程。人体的内分泌腺主要包括垂体、甲状腺、甲状旁腺、肾上腺、胰岛、性腺、松果体等；散在的内分泌细胞分布广泛，如消化管黏膜、心血管、肾、肺、下丘脑等器官和组织的某些细胞。

激素（hormone）是由内分泌腺或散在的内分泌细胞分泌的高效能生物活性物质。激素只能对它识别的细胞、器官起作用。被激素识别并发挥作用的器官、组织和细胞，分别称为该激素的靶器官、靶组织和靶细胞。目前认为，激素传递信息的方式有以下几种：大多数激素经血液运

考点提示

激素的概念

输至较远的靶组织或靶细胞而发挥作用，称为远距分泌；有些激素通过细胞间液弥散到邻近的细胞发挥作用，称为旁分泌；内分泌细胞分泌的激素在局部扩散，又返回作用于该细胞自身而发挥反馈作用，称为自分泌；此外，由神经内分泌细胞分泌的神经激素通过轴浆运输至神经末梢释放，再作用于靶细胞的方式称为神经分泌。

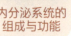

内分泌系统的组成与功能　　人体的主要内分泌腺

（二）内分泌系统

内分泌系统是体内重要的功能调节系统，由内分泌腺和内分泌细胞共同组成。它通过激素对机体的基本生命活动发挥重要而广泛的调节作用，如新陈代谢、生长发育、内环境稳态以及组织器官的各种功能活动。在整体情况下，许多内分泌腺或内分泌细胞都直接或间接地接受神经系统的控制。因此，内分泌系统在功能上与神经系统紧密联系，共同调节机体的功能活动。

二、激素的分类

激素的种类很多，根据激素化学性质，可分为下列几类（表12-1）。

表 12-1　主要激素及其化学本质

主要来源	激素	英文缩写	化学性质
下丘脑	促甲状腺激素释放激素	TRH	肽类
	促性腺激素释放激素	GnRH	肽类
	生长激素释放抑制激素（生长抑素）	GHRIH（SST）	肽类
	生长激素释放激素	GHRH	肽类
	促肾上腺皮质激素释放激素	CRH	肽类
	促黑激素释放因子	MRF	肽类
	促黑激素释放抑制因子	MIF	肽类
	催乳素释放因子	PRF	肽类
	催乳素释放抑制因子	PIF	胺类/肽类
	血管升压素/抗利尿激素	VP/ADH	肽类
	催产素	OXT	肽类
腺垂体	促甲状腺激素	TSH	蛋白质类
	促肾上腺皮质激素	ACTH	肽类
	卵泡刺激素/精子生成素	FSH	蛋白质类
	黄体生成素/间质细胞刺激素	LH	蛋白质类
	促黑激素	MSH	肽类
	催乳素	PRL	肽类
	生长激素	GH	肽类
甲状腺	四碘甲腺原氨酸（甲状腺素）	T_4	胺类
	三碘甲腺原氨酸	T_3	胺类
甲状旁腺	甲状旁腺激素	PTH	肽类
甲状腺 C 细胞	降钙素	CT	肽类
胰岛	胰岛素	—	肽类

主要来源	激素	英文缩写	化学性质
肾上腺皮质	糖皮质激素	—	类固醇类
	盐皮质激素	—	类固醇类
肾上腺髓质	肾上腺素	E	胺类
	去甲肾上腺素	NE	胺类
睾丸间质细胞	睾酮	T	类固醇类
卵巢、胎盘	雌激素		
	雌二醇	E_2	类固醇类
	雌三醇	E_3	类固醇类
	孕酮	P	类固醇类
	人绒毛膜促性腺激素	hCG	糖蛋白
消化道、脑	促胃液素	—	肽类
	缩胆囊素	CCK	肽类
	促胰液素	—	肽类
心房	心房钠尿肽	ANP	肽类
松果体	褪黑激素	MT	胺类
全身各种组织	前列腺素	PG	脂肪酸衍生物
肾脏	1,25-二羟维生素 D_3	1,25-$(OH)_2$-VD_3	胆固醇衍生物

（一）含氮激素

1. 蛋白质类激素　如胰岛素、甲状旁腺激素和腺垂体激素等。

2. 肽类激素　如下丘脑调节性多肽、神经垂体激素、胃肠激素、降钙素等。

3. 胺类激素　如肾上腺素、去甲肾上腺素、甲状腺激素等。

临床应用含氮激素一般需要注射，不宜口服（除甲状腺激素外），因为含氮激素容易被消化酶分解而破坏。

（二）脂类激素

1. 类固醇（甾体）激素　包括肾上腺皮质激素（如皮质醇、醛固酮）与性激素（如雌激素、孕激素、雄激素）。类固醇激素不易被消化液破坏，可以口服。

2. 固醇激素　包括维生素 D_3、25-羟维生素 D_3 和 1,25-二羟维生素 D_3。

3. 脂肪酸衍生物　包括前列腺素、血栓素类和白三烯类等廿烷酸类衍生物，这类激素的前体是细胞膜的磷脂。

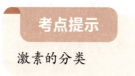

考点提示

激素的分类

三、激素作用的一般特征

各种激素的作用机制不尽相同，但具有以下共同特征。

（一）信息传递作用

在激素对靶细胞调节过程中，只是将调节信息传递给靶细胞，使细胞原有的生理生化活动增强或减弱。在这个过程中，激素并不产生新的信息，也不提供靶细胞反应所需要的能量，而只是信息的传递者，起着"信使"的作用。激素在传递信息后，被分解失去活性。

（二）相对特异性

激素的特异性是指某种激素有选择地作用于靶器官、靶组织和靶细胞的特性，是内分泌系统实现调节功能的基础，其本质是靶细胞膜或胞质内存有能与该激素相结合的特异性受体。各种激素的作用范围差异性较大，有些激素仅局限于某一特定目标，如促甲状腺激素只能作用于甲状腺；有些激素作用比较广泛，可作用于全身大多数的组织细胞，如生长激素、甲状腺激素等。

激素的特异作用

（三）高效能生物放大作用

生理状态下，激素在血液中的浓度很低，多在 nmol/L 或 pmol/L 数量级。激素与受体结合后，通过引发细胞内信号转导程序，经逐级放大，可产生效能极高的生物放大效应。例如，1 分子胰高血糖素，最终能激活 1 万分子以上的磷酸化酶。1 分子肾上腺素能使肝脏产生 1 亿分子以上的 1- 磷酸葡萄糖。因此，当体内某激素稍多或不足，便可引起相应生理功能明显异常。

（四）激素间的相互作用

各种激素的作用往往相互影响、相互调节。

1. 协同作用　多种激素联合作用产生的效应大于各激素单独作用所产生的效应总和，称为协同作用。如生长激素、肾上腺素等，虽然作用于代谢的不同环节，但都可使血糖升高。

2. 拮抗作用　一种激素的作用对抗或减弱另一种激素的作用，称为激素间的相互拮抗作用，如胰岛素降低血糖的作用与胰高血糖素升高血糖的作用相拮抗。

3. 允许作用　某些激素本身并不能对某器官或细胞直接发生作用，但它的存在却使另一种激素产生的效应明显增强，称为激素的允许作用。如皮质醇本身不能引起血管平滑肌收缩，但只有它存在时，去甲肾上腺素才能更有效地发挥其强大的收缩血管作用。

> **考点提示**
> 激素作用的一般特征

此外，激素之间的相互作用还表现出反馈作用和激素间的竞争作用等。

四、激素的作用机制

激素与靶细胞上的受体结合后把信息传递到细胞内，进而产生生物学效应，激素的作用机制与其化学性质有关。

（一）含氮激素的作用机制——第二信使学说

研究表明，含氮激素与靶细胞膜上的特异性受体结合后，激活鸟苷酸调节蛋白（G 蛋白），继而激活细胞膜上腺苷酸环化酶（AC），在 Mg^{2+} 存在的条件下，AC 催化 ATP 转变成环 - 磷酸腺苷（cAMP）。cAMP 通过激活细胞内蛋白激酶系统，使蛋白质磷酸化或脱磷酸化，从而引起靶细胞生理功能的改变，如腺细胞分泌、肌细胞收缩等（图 12-1）。

在含氮激素的作用过程中，激素将信息传至靶细胞，再由 cAMP 将信息在细胞内传播。因此，将激素称为第一信使，细胞内的 cAMP 称为第二信使。

（二）类固醇激素的作用机制——基因调节学说

类固醇激素的受体一般存在于胞质和胞核内，分别称为胞质受体和核受体。类固醇激素脂溶性高，分子量小，容易扩散进入细胞内。类固醇激素进入细胞后先与胞质受体结合形成激素 - 胞质受体复合物，后者发生变构，进入细胞核内与核受体结合，转变为激素 - 核受体复合物再与染色质的非组蛋白的特异位点结合，启动或抑制该部位的 DNA 转录，促进或抑制 mRNA 的形成，从而诱导或减少某种蛋白质的合成，使细胞发生相应的功能改变（图 12-2）。

机体内含氮激素与甾体激素的作用途径和作用机制并不是绝对的。如甲状腺激素虽属含氮激素，却可改变膜的通透性而进入细胞内，通过细胞核内调节基因表达发挥作用。

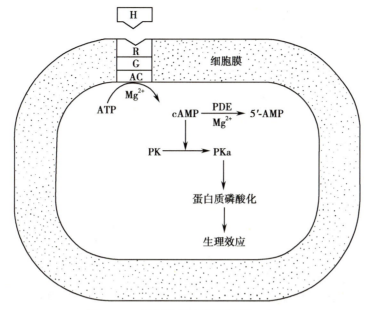

图 12-1　含氮激素的作用机制示意图

H：激素；R：受体；AC：腺苷酸环化酶；PDE：磷酸二酯酶；PKa：活化蛋白激酶；cAMP：环 - 磷酸腺苷；G：鸟苷酸调节蛋白。

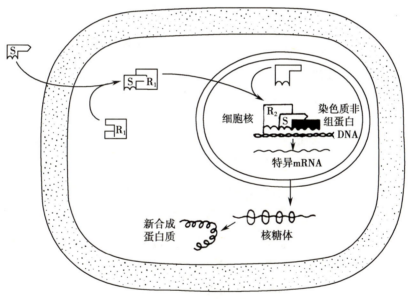

图 12-2　类固醇激素的作用机制示意图

S：激素；R$_1$：胞质受体；R$_2$：核受体。

第二节　下丘脑与垂体

一、下丘脑与垂体的功能联系

　　下丘脑是调节内分泌活动和内脏活动的较高级神经中枢。下丘脑的一些神经元既有典型神经细胞的功能，又具有内分泌细胞的作用，能分泌激素。它们起换能神经元的作用，可将从中枢神经系统其他部位传来的神经信息转变为激素信息。这样以下丘脑为枢纽，把神经调节与体液调节紧密联系起来。

下丘脑的神经内分泌细胞是指下丘脑内具有内分泌功能的神经元，这些神经内分泌细胞都能分泌肽类激素或神经肽，所以统称为肽能神经元。下丘脑的肽能神经元主要分布于视上核、室旁核和促垂体区。

下丘脑与垂体在结构与功能上的联系非常密切，可视作下丘脑 - 垂体功能单位，包括下丘脑 - 腺垂体系统和下丘脑 - 神经垂体系统两部分（图 12-3）。

（一）下丘脑 - 腺垂体系统

下丘脑与腺垂体之间通过垂体门脉系统进行功能联系。垂体上动脉的分支在下丘脑的正中隆起及漏斗柄上部形成第一级毛细血管网，然后汇成小静脉沿垂体柄下行至腺垂体，并再次形成第二级毛细血管网，这些血管结构称为垂体门脉系统。下丘脑促垂体区的神经元合成和分泌的调节肽，由神经末梢释放进入第

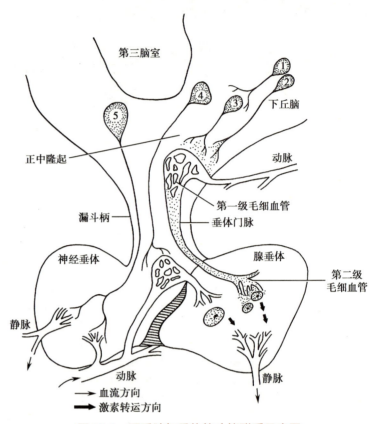

图 12-3 下丘脑与垂体的功能联系示意图
1. 单胺能神经元；2、3、4、5. 下丘脑各类肽能神经元。

一级毛细血管网，再进入第二级毛细血管网，作用于腺垂体并调节其分泌活动。上述功能单位称为下丘脑 - 腺垂体系统。

由下丘脑促垂体区肽能神经元分泌，能调节腺垂体活动的肽类物质，统称为下丘脑调节肽；尚未明确结构的活性物质，称为调节因子（表 12-2）。

表 12-2 下丘脑调节肽（因子）的化学性质与主要作用

种类	化学性质	主要作用
促甲状腺激素释放激素（TRH）	肽类	促进促甲状腺激素、催乳素的分泌
促性腺激素释放激素（GnRH）	肽类	促进黄体生成素、卵泡刺激素的分泌
促肾上腺皮质激素释放激素（CRH）	肽类	促进促肾上腺皮质激素的分泌
生长激素释放激素（GHRH）	肽类	促进生长激素的分泌
生长抑素（GHRIH）	肽类	抑制生长激素、促性腺激素、催乳素、促肾上腺皮质激素的分泌
催乳素释放因子（PRF）	肽类	促进催乳素的分泌
催乳素释放抑制因子（PIF）	多巴胺	抑制催乳素的分泌
促黑激素释放因子（MRF）	肽类	促进促黑激素的分泌
促黑激素释放抑制因子（MIF）	肽类	抑制促黑激素的分泌

（二）下丘脑 - 神经垂体系统

下丘脑与神经垂体有直接的神经联系。下丘脑视上核和室旁核细胞的轴突下行至神经垂体，形成下丘脑 - 垂体束，构成了下丘脑 - 神经垂体系统。视上核和室旁核等处合成的血管升压素（抗利尿激素）和催产素，经轴浆运输至神经垂体并储存起来，在适宜的刺激作用下，由神经垂体释放入血。

二、腺垂体

腺垂体是体内最重要的内分泌腺，它分泌的 7 种主要激素均为蛋白质类或肽类。其中生长激素、催乳素与促黑激素是直接作用于靶组织或靶细胞发挥各自调节作用的。而促甲状腺激素、促肾上腺皮质激素、卵泡刺激素和黄体生成素均有各自的靶腺，此类激素通过促进靶腺合成、分泌激素而发挥其生理作用，因此，将这些激素称为"促激素"。

（一）生长激素

生长激素（growth hormone，GH）是腺垂体中含量最多的激素。其特异性较强，除猴以外，其他哺乳动物的生长激素对人体无效。

1. 生长激素的生理作用

（1）**促进生长发育**：机体的生长发育受多种激素的调节，生长激素的调节十分关键。生长激素对机体各个器官和各种组织的生长发育均有影响，尤其对骨骼、肌肉及内脏器官的作用显著。幼年动物在摘除垂体后，生长即停滞；但若及时补充生长激素，则可使之恢复生长发育。临床上，若人幼年时期生长激素分泌不足，则患儿生长缓慢，身材矮小，但智力正常，称为侏儒症；若人幼年时期生长激素分泌过多，则引起巨人症。成年人如果生长激素分泌过多，由于骨骺已闭合，长骨不再生长，但肢端的短骨、颅骨与软组织可异常生长，出现手足粗大，鼻大唇厚，下颌突出和内脏器官增大等现象，称为肢端肥大症。

（2）**调节物质代谢**：生长激素具有升高血糖、促进蛋白质合成和脂肪分解的作用。生长激素促进氨基酸进入细胞，加速蛋白质合成；促进脂肪分解，增强脂肪酸氧化、提供能量，并使组织尤其是肢体的脂肪量减少；抑制外周组织对葡萄糖的摄取和利用，减少葡萄糖的消耗，使血糖升高。故生长激素分泌过多时，血糖可升高甚至引起糖尿，造成垂体性糖尿。

> **考点提示**
> 生长激素的生理作用

2. 生长激素分泌的调节

（1）**下丘脑对生长激素分泌的调节**：生长激素的分泌受到下丘脑生长激素释放激素与生长抑素的双重调节（图 12-4），通常前者占优势。生长激素水平升高还可以通过负反馈抑制下丘脑生长激素释放激素和腺垂体生长激素的分泌。

（2）**其他调节因素**：睡眠（特别是慢波睡眠）使生长激素分泌显著增加；能量供应缺乏时（如低血糖、运动、饥饿和应激刺激），均可

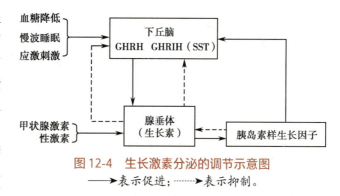

图 12-4　生长激素分泌的调节示意图
——▶表示促进；……▶表示抑制。

引起生长激素分泌增多。急性低血糖刺激生长激素分泌的效应最显著，高蛋白饮食、血液中氨基酸和脂肪酸过多也可引起生长激素分泌增多；甲状腺激素、雌激素、睾酮和应激刺激均能促进生长激素分泌。在青春期，血中雌激素或睾酮浓度增高，可使生长激素的分泌明显增加。

> **知识拓展**
>
> ### 肢端肥大症
>
> 肢端肥大症是一种起病隐匿的慢性进展性内分泌疾病，是腺垂体分泌的生长激素过多而导致患者的体形和内脏器官异常肥大。垂体可分泌多种激素，对人的生长、发育和生殖等

都有重要作用。有数据显示，肢端肥大症患病率约每 100 万人群中有 40~125 例，年发病率为 3~4 例 / 百万人。若肢端肥大症经久不治还会出现高血压、糖尿病、骨关节受损等一系列并发症。故早发现、早诊治是肢端肥大症的最佳治疗方式，目前国际上的治疗方案有手术、药物和放射治疗三种，对其治疗方案的改进仍在不断探索。

（二）催乳素

催乳素（prolactin，PRL）是一种蛋白质类激素。生理情况下催乳素在血液中的水平较低，妊娠与哺乳期明显升高。

1. 催乳素的生理作用

（1）对乳腺的作用：催乳素可促进乳腺生长发育，引起并维持泌乳。青春期女性，乳腺的发育主要与雌激素、孕激素、生长激素、糖皮质激素、甲状腺激素及催乳素等多种激素共同作用有关。而在妊娠期，催乳素、雌激素和孕激素分泌增多，使乳腺进一步发育成熟且具备泌乳能力，但此时血中雌激素和孕激素水平较高，与催乳素竞争受体，抑制催乳素的泌乳作用。分娩后，血液中雌激素和孕激素水平明显降低，催乳素才发挥其始动与维持乳腺泌乳的作用。

（2）对性腺的作用：催乳素可刺激黄体生成素受体的生成，促进排卵与黄体生成，促进雌激素和孕激素的分泌。实验证明，小剂量的催乳素可促进卵巢雌激素和孕激素的分泌，而大剂量的催乳素则有抑制作用。

在男性，催乳素能促进前列腺与精囊的生长，促进睾酮合成增多。但慢性高催乳素血症患者的睾丸功能却因为催乳素升高而被抑制。

（3）参与应激反应：当机体处于应激状态时，血液中催乳素、促肾上腺皮质激素和生长激素的浓度同时增加，是机体应激反应时腺垂体分泌的重要激素之一。

2. 催乳素分泌的调节　催乳素的分泌受下丘脑催乳素释放因子与催乳素释放抑制因子的双重调节，通常以催乳素释放抑制因子的抑制作用为主。哺乳期，婴儿吸吮乳头可以反射性地引起催乳素释放增加，使乳腺分泌乳汁。

（三）促黑激素

促黑激素的靶细胞是黑色素细胞，其主要作用是促使黑色素细胞合成黑色素，使皮肤、毛发等处的颜色加深。促黑激素的分泌受下丘脑促黑激素释放因子和促黑激素释放抑制因子的双重调节，通常促黑激素释放抑制因子的抑制作用占优势。

三、神经垂体

神经垂体储存与释放的激素有血管升压素（vasopressin，VP）与催产素（oxytocin，OXT）。

（一）血管升压素

血管升压素是由下丘脑视上核和室旁核神经元合成的含有 9 个氨基酸残基的肽类激素。在生理条件下，血浆中血管升压素的浓度很低，主要表现为抗利尿作用，因此，又称为抗利尿激素（见第九章）。大剂量的血管升压素有收缩血管、促进血压升高的作用。在机体脱水或大失血等病理情况下，血液中血管升压素的浓度显著增高，可引起全身小动脉收缩，血压升高。

（二）催产素

催产素是 9 肽激素，其分子结构、合成、运输与释放过程与血管升压素极为相似，因此，这两种激素的生理作用有重叠现象。

1. 催产素的生理作用

（1）对子宫的作用：催产素可促进子宫收缩，但其作用与子宫的功能状态有关。催产素对非孕

子宫的作用较弱,而对妊娠子宫的作用则较强。临产或分娩时,宫颈和阴道受到扩张刺激可反射性地引起催产素的分泌和释放,有利于胎儿的娩出。临床上常将其用于催产及防止产后出血。雌激素可提高子宫平滑肌对催产素的敏感性,孕激素则相反。

(2)对乳腺的作用:催产素可促进乳腺周围的肌上皮细胞收缩,促使具有泌乳功能的乳腺排放乳汁。同时,催产素也有营养乳腺的作用,维持其正常泌乳。

此外,催产素对学习、记忆、痛觉调制、体温调节等生理功能也有一定的影响。

2. 催乳素分泌的调节

(1)**催产反射**:当分娩时,胎儿对子宫颈和阴道的压迫与扩张,可反射性引起催产素分泌,有助于子宫进一步收缩,有助于分娩。

(2)**射乳反射**:当哺乳时,婴儿吸吮乳头及触觉等刺激均可反射性引起催产素分泌增加,促进排乳,即射乳反射。哺乳活动引起的催产素释放增加,还有助于产后子宫的恢复。

此外,情绪反应如惊吓、恐惧、焦虑等均会抑制催乳素的分泌。

第三节　甲状腺、甲状旁腺和甲状腺 C 细胞

一、甲状腺

甲状腺是人体最大的内分泌腺,正常成年人的甲状腺重 15~30g。滤泡是甲状腺的结构和功能单位,滤泡上皮细胞可合成与释放甲状腺激素,滤泡腔是激素的储存库。甲状腺是唯一将激素储备在细胞外的内分泌腺,甲状腺激素是调节新陈代谢与生长发育的重要激素。

(一)甲状腺激素的合成与代谢

甲状腺激素(thyroid hormones,TH)主要包括:四碘甲腺原氨酸(T_4)、三碘甲腺原氨酸(T_3)和逆三碘甲腺原氨酸(rT_3)。它们均是酪氨酸的碘化物,三者分别占分泌总量的 90%、9%、1%,T_4 的分泌量虽然最多,但 T_3 的生物学活性约为 T_4 的 5 倍,rT_3 不具有生物学活性。T_3 是甲状腺激素发挥生理作用的主要形式。

1. 甲状腺激素的合成　甲状腺激素合成的主要原料是碘和甲状腺球蛋白。碘主要来源于食物,每天从食物中摄入的碘量为 100~200μg/d,其中约 1/3 被甲状腺摄取。甲状腺球蛋白由滤泡上皮细胞分泌。甲状腺激素合成包括三个基本过程。

(1)**滤泡聚碘**:甲状腺滤泡上皮细胞有很强的主动摄取和聚碘能力。生理情况下,甲状腺内 I⁻ 浓度约为血清的 30 倍,而甲状腺上皮细胞的静息电位约为 −50mV,故甲状腺对碘的摄取是逆电 - 化学梯度的主动转运过程。甲状腺功能亢进时,聚碘能力超过正常,滤泡上皮细胞碘的摄入量增多;甲状腺功能减退时,聚碘能力降低,碘的摄入量减少。故临床工作中把甲状腺摄取放射性碘的能力作为判定甲状腺功能的方法之一。

(2)**碘的活化**:I⁻ 的活化是指滤泡上皮细胞摄取的无机碘在过氧化物酶的催化下被活化成有机碘。只有活化的碘才能与酪氨酸发生取代反应。

(3)**酪氨酸的碘化和缩合**:I⁻ 活化后取代甲状腺球蛋白分子中酪氨酸残基上氢原子的过程称为酪氨酸的碘化,生成一碘酪氨酸残基(MIT)和二碘酪氨酸残基(DIT)。1 分子 MIT 和 1 分子 DIT 缩合生成 T_3,2 分子 DIT 缩合生成 T_4。

甲状腺激素的合成过程都是在甲状腺滤泡上皮细胞过氧化物酶的催化下完成的。硫脲类药物能够抑制过氧化物酶的活性,抑制 T_3、T_4 的合成,从而治疗甲状腺功能亢进。

2. 甲状腺激素的储存、释放、运输与降解

(1)**储存**:甲状腺球蛋白上的 T_3、T_4 在滤泡腔内以胶质形式储存。特点是激素储存于滤泡腔内

（滤泡上皮细胞外储存）且储存量很大，可以供机体利用50~120d。

（2）**释放**：在腺垂体促甲状腺激素的作用下，滤泡上皮细胞顶端的微绒毛伸出伪足，将滤泡中含有 T_3、T_4 的甲状腺球蛋白胶质小滴吞入细胞内形成胶质小泡，后者与溶酶体融合，甲状腺球蛋白被水解，释放 T_3、T_4 入血。MIT 和 DIT 可以被滤泡上皮细胞内的脱碘酶迅速脱碘，释放出的碘大部分被重新利用合成激素，T_3、T_4 对脱碘酶不敏感，可迅速入血。

（3）**运输**：T_3、T_4 释放入血后，99% 以上以蛋白质结合的形式存在，其余呈游离形式存在。只有游离型的甲状腺激素才能进入组织细胞内，发挥生理效应。结合型与游离型的激素可以互相转化，并保持动态平衡。

（4）**降解**：血浆中 T_4 的半衰期约为7d，T_3 的半衰期约为1.5d。在外周组织中，T_4 脱碘生成 T_3 或 rT_3，所脱下的碘可由甲状腺再摄取。血液中80%的 T_3 来源于 T_4 外周组织脱碘，其余的来自甲状腺的直接分泌。T_4 脱碘转化的产物取决于机体的功能状态，当生理活动需要更多的甲状腺素的时候，T_4 转变为 T_3 的比例增多，反之，转变为 rT_3 的比例增加。T_3 或 rT_3 进一步脱碘失活，经胆汁入小肠随粪便排出，也可随尿液排出体外。

（二）甲状腺激素的生理作用

1. 对代谢的影响

（1）**增强能量代谢及产热效应**：甲状腺激素具有明显的产热效应，提高绝大多数组织的耗氧量和产热量，尤以心、肝、骨骼肌和肾脏最为显著。实验表明，1mg T_4 可以使机体增加产热量约4 200kJ，基础代谢率提高约28%。T_3 的产热作用比 T_4 强 3~5 倍。甲状腺激素的产热效应与 Na^+-K^+-ATP 酶活性明显升高有关。甲状腺功能亢进时，患者体温偏高，喜凉怕热，极易出汗；反之甲状腺功能减退，患者体温偏低，喜热恶寒。

（2）**对物质代谢的影响**：甲状腺激素对糖、蛋白质和脂肪等物质的代谢均有显著影响。

1）糖代谢：甲状腺激素对糖代谢的影响呈双向性。甲状腺激素促进小肠黏膜对糖的吸收，增加糖原分解，抑制糖异生，加强肾上腺素、胰高血糖素、皮质醇与生长激素的升高血糖作用；甲状腺激素还能增强外周组织（脂肪、肌肉等）对糖的利用，使血糖降低。但总体上，升糖效应大于降糖效应。甲状腺功能亢进患者的血糖若持续升高，就可能会出现糖尿。

2）蛋白质代谢：生理水平的甲状腺激素促进蛋白质的合成，有利于机体的生长发育。甲状腺激素分泌过多时，蛋白质（尤其是肌蛋白）的分解显著，故甲状腺功能亢进的患者肌肉消瘦、收缩无力、血钙升高、骨质疏松。甲状腺激素分泌不足时，蛋白质合成减少，组织间隙中黏液蛋白增多，并结合大量的正离子和水分子，在皮下形成特殊的指压不凹陷的水肿，称为黏液性水肿。

3）脂肪代谢：甲状腺激素既能促进脂肪与胆固醇合成，也可以加速脂肪动员和脂肪酸氧化；促进肝将胆固醇转变为胆酸盐从血中清除，并能增强儿茶酚胺和胰高血糖素对脂肪的分解作用，但总的效应是分解大于合成。甲状腺功能亢进患者的血中胆固醇含量低于正常，甲状腺功能减退患者的血中胆固醇含量高于正常。

> **考点提示**
>
> 甲状腺激素的生理作用

2. 促进生长发育

甲状腺激素是维持机体正常生长、发育所必需的激素之一，特别是对脑和骨的发育尤为重要。先天性甲状腺发育不全的患儿，出生时脑发育受累，一般在出生后数周至 3~4 个月表现出明显的发育迟缓，身材矮小、智力低下，称为"呆小症"。故缺碘地区的孕妇特别需要适时补充碘，保证足够的甲状腺激素合成，以降低呆小症的发病率。

3. 其他作用

甲状腺激素不仅影响生长发育，对中枢神经系统、心血管系统的活动也有明显影响。甲状腺激素提高中枢神经系统的兴奋性。甲状腺功能亢进时，患者常有注意力不易集中、喜怒无常、失眠多梦及肌肉颤动等症状。反之，甲状腺功能减退时，患者常出现记忆力减退、行动迟缓、表情淡漠和嗜睡等症状。此外，T_3 和 T_4 可使心率加快，心肌收缩力增强，增加心输出量及心脏做

功；还可直接或间接地引起血管平滑肌舒张，外周阻力降低。故甲亢患者可出现心动过速、收缩压升高、舒张压正常或降低、脉压增大。

（三）甲状腺功能的调节

1. 下丘脑-腺垂体-甲状腺轴的调节

（1）**下丘脑-腺垂体对甲状腺功能的调节**：下丘脑神经元释放的促甲状腺激素释放激素（TRH），经垂体门脉系统作用于腺垂体，促进腺垂体促甲状腺激素（TSH）的合成和释放。TSH 促进甲状腺细胞增生，腺体增大，促进甲状腺激素的合成和释放。

下丘脑 TRH 神经元接受中枢神经系统其他部位传来的信息，使下丘脑激素 TRH 分泌增多，从而促进腺垂体释放 TSH，血中甲状腺激素水平升高。另外，下丘脑分泌的生长抑素可抑制 TSH 细胞的分泌，与 TRH 的作用相抗衡（图 12-5）。

（2）**甲状腺激素的反馈调节**：血液中游离 T_3、T_4 浓度改变，对腺垂体 TSH 合成与分泌起着经常性反馈调节作用（图 12-5）。当血液中 T_3、T_4 浓度增高时，负反馈抑制腺垂体，使 TSH 合成与释放减少，同时降低腺垂体对 TRH 的反应性，抑制腺垂体 TSH 的分泌，使 T_3、T_4 浓度降至正常水平。

地方性甲状腺肿的发病机制是由于水和食物中缺碘，碘的摄入量不足，甲状腺激素合成减少，使血液中 T_3、T_4 长期降低，从而对腺垂体的反馈性抑制作用减弱，引起 TSH 分泌异常增加，导致甲状腺组织的代偿性增生肥大。

2. 自身调节 在没有神经和体液因素影响的情况下，甲状腺自身根据碘的供应，对碘的摄取、利用以及甲状腺激素的合成与释放进行调节，称为甲状腺的自身调节。当外源性碘

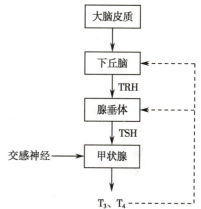

图 12-5 甲状腺激素分泌调节示意图
——▶表示促进；┈┈▶表示抑制。

增加时，T_3、T_4 合成增加，但碘超过一定限度（10mmol/L）后，T_3、T_4 的合成速度不但不再增加，反而明显下降，这种过量的碘所产生的抗甲状腺效应称为碘阻滞效应，即沃尔夫-契可夫效应（Wolff-Chaikoff effect）。相反，当血碘含量不足时，甲状腺可增强其聚碘作用。临床上可用大剂量碘产生的抗甲状腺效应处理甲状腺危象，以缓解病情。

3. 自主神经的调节 甲状腺接受交感和副交感神经双重支配。交感神经兴奋可促进甲状腺激素合成与分泌；副交感神经兴奋则抑制甲状腺激素的合成与分泌。

知识拓展

甲状腺结节

甲状腺结节是指甲状腺细胞异常增生而形成的肿块，可在吞咽时跟随甲状腺上下移动，是临床常见的内分泌系统病症。在女性人群中较多见，但大多数患者出现甲状腺结节没有任何临床症状，甲状腺功能也是正常的，少数患者可存在结节周围疼痛。

甲状腺结节的病因有很多种，比如甲状腺退行性变、炎症、自身免疫变化及新生物等。虽然多数甲状腺结节为良性病变，但是其诊断和治疗均不能忽视。超声检查具有操作简单、价格低、无创伤等特点，是甲状腺结节的首选诊断方法。

二、甲状旁腺和甲状腺 C 细胞

甲状旁腺主细胞合成和分泌甲状旁腺激素（parathyroid hormone，PTH）。在甲状腺滤泡之间还

有滤泡旁细胞，又称 C 细胞，可以分泌降钙素。甲状旁腺激素、降钙素以及 1,25- 二羟维生素 D_3 共同调节钙磷代谢，维持血浆中钙、磷水平的稳态。

（一）甲状旁腺激素

1. 甲状旁腺激素的生理作用　甲状旁腺激素是调节血钙和血磷水平最重要的激素，通过对骨和肾的作用使血钙升高，血磷降低。

（1）**对骨的作用**：破骨细胞能促进骨盐溶解，骨质吸收，磷酸钙从骨骼中释放入血，这是溶骨过程。成骨细胞则摄取血中的磷酸钙，使骨盐沉积，促进骨的形成，这是成骨过程。正常情况下，溶骨和成骨过程处于动态平衡。甲状旁腺激素加强溶骨过程，动员骨钙入血，使血钙浓度升高，保持血钙浓度的相对稳定，对维持神经、肌肉等组织的兴奋性十分重要。甲状腺手术中，如不慎误将甲状旁腺切除，将导致严重的低血钙，神经和肌肉的兴奋性异常增高，引起手足搐搦，甚至呼吸肌痉挛而窒息致死。

（2）**对肾的作用**：促进肾远曲小管和集合管对钙的重吸收，升高血钙；同时抑制近端和远端小管对磷的重吸收，使尿磷增多，血磷降低。PTH 还可激活肾脏 1α- 羟化酶，催化 $25-(OH)-D_3$ 进一步羟化转变成 1,25- 二羟维生素 D_3，从而间接调节钙、磷代谢。

2. 甲状旁腺激素分泌的调节　甲状旁腺激素的分泌主要受血钙浓度变化的影响。血钙浓度升高，甲状旁腺激素分泌减少；血钙浓度降低，甲状旁腺激素分泌增加。这种负反馈调节是维持甲状旁腺激素分泌和血钙浓度相对稳定的重要机制。

（二）降钙素

降钙素（calcitonin, CT）的主要作用是降低血钙和血磷，主要靶器官为骨和肾，其分泌主要受血钙浓度的反馈性调节。血钙浓度升高时，降钙素分泌增多；反之，则分泌减少。

第四节　胰　岛

胰岛为胰腺的内分泌部，是呈小岛状散在于胰腺腺泡间的内分泌细胞团，至少由 5 种细胞组成：α（A）细胞约占胰岛细胞的 25%，分泌胰高血糖素；β（B）细胞占 60%~70%，分泌胰岛素；D 细胞约占 10%，分泌生长抑素；分泌血管活性肠肽的 D_1 细胞和分泌胰多肽的 PP 细胞数量较少。本节主要介绍胰岛素和胰高血糖素。

一、胰岛素

胰岛素（insulin）是由 51 个氨基酸残基组成的小分子蛋白质，正常人空腹时血清胰岛素浓度为 35~145pmol/L。

（一）胰岛素的生理作用

胰岛素是促进物质合成代谢、调节血糖浓度的重要激素之一，是体内唯一能降血糖的激素。

1. 对糖代谢的调节　一方面胰岛素促进全身组织（特别是肝、肌肉组织）对葡萄糖的摄取和利用，加速肝糖原和肌糖原的合成，并促进葡萄糖转变成脂肪；另一方面抑制糖原分解及糖异生，使血糖降低。胰岛素缺乏时，血糖升高，当血糖超过肾糖阈时，即可出现糖尿。

2. 对脂肪代谢的调节　胰岛素促进脂肪的合成与储存，抑制脂肪分解。当胰岛素缺乏时，脂肪分解增加，血脂浓度升高，易引起动脉广泛硬化，造成心脑血管系统严重疾病。并且大量脂肪酸氧化可引起酮血症与酮症酸中毒，甚至出现昏迷。

3. 对蛋白质代谢的调节　胰岛素促进细胞对氨基酸的摄取与利用，促进蛋白质的合成，抑制蛋白质的分解，因此，有利于机体的生长发育。胰岛素促进机体生长的作用与生长激素存在协同作用。

考点提示

胰岛素的生理作用

（二）胰岛素分泌的调节

1. 血糖浓度　血糖浓度是调节胰岛素分泌的最重要因素。当血糖浓度升高时，胰岛素的分泌显著增多，使血糖浓度下降；血糖浓度下降可抑制胰岛素分泌，使血糖回升。这种负反馈调节是维持胰岛素及血糖正常水平的重要机制。

2. 氨基酸和脂肪酸的作用　血液中氨基酸（主要是精氨酸、赖氨酸）、游离脂肪酸和酮体浓度升高时，胰岛素的分泌会相应增加。

长时间的高血糖、高氨基酸和高血脂均可刺激胰岛素持续分泌，导致胰腺 β 细胞功能衰竭而出现胰岛素分泌不足，引起糖尿病。

3. 激素的调节　胰高血糖素、甲状腺激素、生长激素、糖皮质激素等可通过升高血糖而间接促进胰岛素分泌，其中胰高血糖素可直接刺激邻近的 β 细胞分泌胰岛素；促胃液素、促胰液素、缩胆囊素等均有刺激胰岛素分泌的作用。肾上腺素、去甲肾上腺素等则抑制胰岛素分泌。

4. 神经调节　胰岛受交感和副交感神经的双重支配。迷走神经兴奋时，可通过乙酰胆碱作用于 β 细胞的 M 受体，使胰岛素分泌增多；交感神经兴奋时，则通过去甲肾上腺素作用于 β 细胞的 α 受体，抑制胰岛素的分泌。

知识拓展

牛胰岛素的诞生

1965 年 9 月 17 日，世界上第一个人工合成的蛋白质——牛胰岛素在中国诞生，在国内外引起巨大反响。自 1958 年 12 月正式立项至 1965 年 9 月科学家观察到人工全合成牛胰岛素结晶，历时近 7 年。这是世界上第一次人工合成与天然胰岛素分子相同化学结构并具有完整生物活性的蛋白质，标志着人类在揭示生命本质的征途上实现了里程碑式的飞跃。这一成果获得 1982 年国家自然科学奖一等奖。人工合成结晶牛胰岛素开辟了人工合成蛋白质的时代，对研究生命之谜具有深远的意义。

二、胰高血糖素

（一）胰高血糖素的生理作用

胰高血糖素最主要的作用是升高血糖。它能促进肝糖原分解和糖异生，使血糖浓度明显升高，故称为胰高血糖素。胰高血糖素对蛋白质有促进分解与抑制合成的作用，使氨基酸迅速进入肝转化成葡萄糖，使糖异生增加。胰高血糖素还可以促进脂肪分解及脂肪酸的氧化，使酮体生成增多。

（二）胰高血糖素分泌的调节

血糖浓度是胰高血糖素分泌的最重要影响因素。血糖升高抑制胰高血糖素的分泌，降低则促进其分泌。胰岛素可直接作用于 α 细胞，抑制胰高血糖素的分泌，也可通过降低血糖间接刺激胰高血糖素的分泌。

胰高血糖素的分泌还受神经系统的调节。交感神经兴奋时通过 β 受体促进胰高血糖素分泌，迷走神经兴奋时通过 M 受体抑制胰高血糖素分泌。

第五节　肾上腺

人体的肾上腺位于两侧肾的内上方，包括髓质和皮质两部分。肾上腺皮质是腺垂体的重要靶腺，肾上腺髓质接受交感神经节前神经纤维的直接支配。

一、肾上腺皮质激素

肾上腺皮质约占肾上腺的 90%，由外向内分为球状带、束状带和网状带三层。球状带主要合成和分泌盐皮质激素，如醛固酮；束状带主要合成和分泌糖皮质激素，如皮质醇；网状带主要合成和分泌少量性激素，如脱氢表雄酮和雌二醇。

（一）糖皮质激素的生理作用

人体糖皮质激素主要为皮质醇，其分泌量最大，作用最强，几乎对全身所有细胞都有作用。

1.对物质代谢的影响

（1）糖代谢：糖皮质激素是体内调节糖代谢的重要激素之一，既可以促进糖异生，增加肝糖原的储存，又能抑制肝外组织对葡萄糖的摄取和利用，发挥抗胰岛素作用，使血糖升高。因此，糖皮质激素分泌过多，会出现血糖升高，甚至糖尿。相反，糖皮质激素分泌不足，可出现低血糖。

（2）蛋白质代谢：糖皮质激素促进肝外组织，特别是肌肉组织蛋白质分解；抑制肝外组织对氨基酸的摄取，减少蛋白质的合成；加速氨基酸转移至肝脏，成为糖异生的原料。因此，当糖皮质激素分泌过多时，会出现肌肉萎缩、骨质疏松、皮肤变薄及伤口愈合延迟等现象，婴幼儿则表现为生长缓慢。

（3）脂肪代谢：糖皮质激素促进脂肪分解，增强脂肪酸在肝内的氧化过程，有利于糖异生作用。糖皮质激素对身体不同部位的脂肪作用不同，四肢脂肪分解增强，而腹、面、肩及背部脂肪合成有所增加。当肾上腺皮质功能亢进时，由于脂肪重新分布，表现出"满月脸""水牛背"、四肢消瘦的"向心性肥胖"特殊体征。

（4）水盐代谢：糖皮质激素有一定保钠排钾的作用，还能降低入球小动脉阻力，增加肾血浆流量使肾小球滤过率增加，有利于水的排出。肾上腺皮质功能减退的患者，排水能力降低，严重时可出现"水中毒"，补充糖皮质激素可使病情得到缓解。

2.在应激反应中的作用

当机体受到一定程度伤害性刺激（如中毒、感染、缺氧、饥饿、疼痛、寒冷及精神紧张等）时，血液中促肾上腺皮质激素和糖皮质激素浓度急剧升高，产生一系列非特异性全身反应，称为应激反应（stress reaction）。在应激反应中，下丘脑 - 腺垂体 - 肾上腺皮质系统功能增强，能提高机体的生存能力和对应激刺激的耐受力，帮助机体渡过"难关"。

考点提示

糖皮质激素的生理作用

研究发现，应激反应是以促肾上腺皮质激素和糖皮质激素分泌增加为主，儿茶酚胺、β- 内啡肽、生长激素、催乳素、胰高血糖素等多种激素参与，增强机体抵抗力的非特异性全身反应。

3.对各组织器官的影响

（1）对血细胞的影响：糖皮质激素能刺激骨髓造血，使血液中红细胞、血小板数量增加；同时动员附着在血管壁的中性粒细胞进入血液循环，使血液中的中性粒细胞增加；可抑制胸腺和淋巴组织细胞的有丝分裂，使淋巴组织萎缩，淋巴细胞和浆细胞减少；促进单核巨噬细胞系统吞噬和分解嗜酸性粒细胞，使血液中嗜酸性粒细胞数量减少。

（2）对循环系统的影响：糖皮质激素能增强血管平滑肌对儿茶酚胺的敏感性（允许作用），有利于提高血管的张力和维持血压。另外，糖皮质激素还可以降低毛细血管壁的通透性，有利于血容量的维持。

（3）对消化系统的影响：糖皮质激素能促进胃酸分泌及胃蛋白酶原的生成，加速胃黏膜细胞脱落，减弱胃黏膜的保护和修复能力，故长期大量服用糖皮质激素，可诱发或加剧消化性溃疡。

（4）对神经系统的影响：糖皮质激素可提高中枢神经系统兴奋性。肾上腺皮质功能亢进时，患者常表现为烦躁不安、失眠、注意力不集中等。

（二）糖皮质激素分泌的调节

1. 下丘脑 - 腺垂体 - 肾上腺皮质轴的调节 下丘脑促垂体区神经元合成释放的促肾上腺皮质激素释放激素（CRH），通过垂体门脉系统被运送到腺垂体，促进腺垂体分泌促肾上腺皮质激素（ACTH），进而引起肾上腺皮质合成、释放糖皮质激素增多（图 12-6）。下丘脑 CRH 的分泌具有昼夜节律，于清晨觉醒前最高，以后逐渐下降，白天维持在较低水平，入睡减少，午夜降至最低水平，然后再逐渐升高。由于下丘脑 CRH 的节律性释放，故 ACTH 和糖皮质激素的分泌量也发生相应的日周期节律波动。

2. 反馈调节 当血中糖皮质激素浓度升高时，可反馈性地抑制下丘脑 CRH 神经元和腺垂体 ACTH 神经元，使 CRH 释放减少，ACTH 合成及释放受到抑制，这种反馈称为长反馈。ACTH 还可反馈性地抑制 CRH 神经元的活动，称为短反馈（图 12-6）。

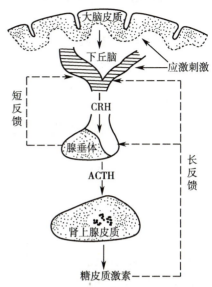

图 12-6 糖皮质激素分泌调节示意图
——→ 表示促进；┈┈→ 表示抑制。

临床应用

糖皮质激素的停药注意事项

长期大量应用糖皮质激素的患者，由于外源性的糖皮质激素浓度较高，通过长反馈抑制了促肾上腺皮质激素的合成与分泌，使肾上腺皮质萎缩，分泌功能下降。若此时突然停药，患者可出现肾上腺皮质功能低下，造成肾上腺皮质危象，甚至危及生命。因此，应当采取逐渐减量停药或间断补充促肾上腺皮质激素的方法来防止肾上腺皮质萎缩。

二、肾上腺髓质激素

肾上腺髓质激素主要有肾上腺素（E）和去甲肾上腺素（NE）。它们均属于儿茶酚胺类化合物。

（一）肾上腺髓质激素的生理作用

肾上腺素和去甲肾上腺素的生理作用广泛而多样，已经在本教材各有关章节中详细介绍（表 12-3），这里主要讨论其在应急反应中的作用和对代谢的影响。

表 12-3 肾上腺素和去甲肾上腺素的主要作用

项目	肾上腺素	去甲肾上腺素
心脏	心率加快，心肌收缩力明显增强，心输出量增加	心率减慢（降压反射的结果）
血管	皮肤、胃肠、肾血管收缩； 冠状血管、骨骼肌血管舒张	冠状血管舒张（局部体液因素），其他血管均收缩
血压	升高（以心输出量的增加为主）	明显升高（以外周阻力增大为主）
支气管平滑肌	舒张	稍舒张
括约肌	收缩	收缩
瞳孔	扩大（作用强）	扩大（作用弱）
内脏平滑肌	舒张（作用强）	舒张（作用弱）
血糖	升高（糖原分解，作用强）	升高（作用弱）
脂肪酸	升高（促进脂肪分解）	升高（作用强）

1. 在应急反应中的作用 肾上腺髓质直接受交感神经节前纤维的支配,当交感神经兴奋时,肾上腺素和去甲肾上腺素分泌增多。肾上腺髓质激素的作用和交感神经兴奋时的效应相似,交感神经与肾上腺髓质这种在结构和功能上的联系,称为交感 - 肾上腺髓质系统。

当机体剧烈运动、寒冷、疼痛、失血、脱水、窒息等紧急情况下,受到伤害性刺激时,机体交感神经兴奋,肾上腺髓质分泌的肾上腺素急剧增加,即交感 - 肾上腺髓质系统作为一个整体被动员起来的一种全身性反应,称为应急反应(emergency reaction)。中枢神经系统兴奋性提高,机体警觉性提高,反应灵敏;心率加快,心肌收缩力增强,心输出量增加,血压升高,全身血流重新分配,以保证心、脑等重要器官的血液供应;支气管舒张,呼吸加深加快,肺通气量增加;肝糖原分解,血糖升高,脂肪分解,血中脂肪酸增加,保证能源物质的供应。

"应急反应"是以交感 - 肾上腺髓质系统活动加强为主,使血液中肾上腺髓质激素浓度升高明显,从而充分调动人体的储备能力,克服对机体造成的"困难"。而"应激反应"以下丘脑 - 腺垂体 - 肾上腺皮质轴活动加强为主,使血液中促肾上腺皮质激素和糖皮质激素浓度明显升高,以增加人体对伤害性刺激的耐受能力,提高生存能力。因此,机体的"应急反应"与"应激反应"既有区别,又紧密联系。实际上,引起"应急反应"的刺激也是引起"应激反应"的刺激,两种反应共同提高机体抵御伤害性刺激的能力。

考点提示

肾上腺素和去甲肾上腺素的生理作用

2. 对代谢的影响 肾上腺素和去甲肾上腺素促进肝糖原和肌糖原分解,加速脂肪的分解,促进乳酸合成糖原,抑制胰岛素分泌,升高血糖。此外还能增加组织耗氧量与机体产热量。

(二)肾上腺髓质激素分泌的调节

1. 自主神经的作用 肾上腺髓质接受交感神经节前纤维支配,它在结构和功能上相当于交感节后神经元。交感神经兴奋时,肾上腺素和去甲肾上腺素的分泌增加。

2. 促肾上腺皮质激素的作用 ACTH 可通过糖皮质激素间接刺激肾上腺,也可直接作用于髓质细胞,促进肾上腺素和去甲肾上腺素分泌。

3. 反馈调节 当肾上腺素和去甲肾上腺素含量增多到一定水平时,可通过负反馈抑制合成;反之,当二者含量减少时,抑制被解除,激素合成增加,从而保持激素合成的稳态。

(杨艳梅)

思考题

患者男性,52 岁,既往体检。近两年来,饭量增大,每日饮水量达到 4L,尿量增多,体重下降 10kg。实验室检查:空腹血糖、餐后 2h 血糖及糖化血红蛋白均升高,尿糖 +++。初步诊断为:糖尿病。

请思考:

(1)患者为什么会出现上述症状?

(2)糖尿病患者在生活及饮食上需要注意什么?

练习题

第十三章 │ 生 殖

ER 13-1 ER 13-2

教学课件 思维导图

学习目标

1. 掌握生殖、月经、月经周期的概念；睾酮、雌激素和孕激素的主要生理作用。
2. 熟悉睾丸的生精作用；卵巢的生卵作用；月经周期中卵巢和子宫内膜的变化及机制。
3. 了解睾丸功能的调节；卵巢功能的调节。
4. 能解释临床相关疾病（如男性不育症、女性不孕症）的发生机制。
5. 具有正确的性道德观，并认识到生殖健康对心身健康具有现实及长远的意义；增强对女性的尊重和健康关爱，提高社会责任感；树立正确的伦理观和价值观。

情景导入

患者，女性，26 岁，上班中途突然出现面色苍白、四肢冰冷、出冷汗，瘫坐在地上，就近医院就诊。经询问得知，患者既往月经正常，1 年前更换工作岗位后，开始出现月经失调，表现为月经过多，经期异常，常伴小腹疼痛。现正处于月经期，已持续 10d，量较往日多，小腹坠胀不适，5d 前受凉感冒未服药，今晨突发不适就医。医生让她马上卧床休息，进行相关检查，观察其情况。

请思考：

1. 什么是月经和月经周期？
2. 作为医学生，怎样指导女性做好月经周期的日常个人保健？

生殖（reproduction）是指生物体生长发育成熟后，产生与自己相似子代个体的过程。生殖功能对于种族繁衍、遗传信息的传递、动物的进化都起着重要作用。人类和其他高等动物的生殖过程是通过两性生殖器官的活动实现的，它包括生殖细胞（精子和卵子）的形成、交配、受精、着床、胚胎发育和分娩等环节。

第一节　男性生殖

男性生殖功能主要是睾丸产生精子及分泌男性激素，输精管道和附属腺体能使精子成熟、贮存、运输和排放。

一、睾丸的功能

睾丸由曲细精管和间质细胞组成。曲细精管由生精细胞和支持细胞构成，是精子生成的部位。间质细胞是合成和分泌雄激素的部位。

（一）睾丸的生精功能

原始的生精细胞为紧贴于曲细精管基膜上的精原细胞。精原细胞经过初级精母细胞、次级精母细胞、精子细胞等几个阶段，最后形成蝌蚪形的精子（图13-1）。在精子发育的过程中，支持细胞发挥了重要作用：①对各级生精细胞起支持、保护和营养作用。②相邻支持细胞间的紧密连接与基底膜、管周细胞共同形成血 - 睾屏障，为生精细胞的正常发育与分化成熟提供适宜微环境，也防止生精细胞的抗原物质进

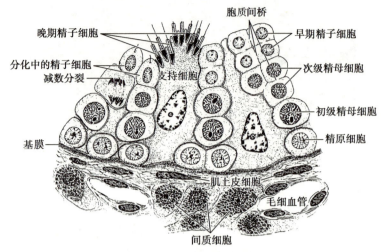

图13-1　曲细精管结构示意图

入血液循环引起自身免疫反应。睾丸所在的阴囊温度比腹腔低2℃左右，因某种原因睾丸滞留于腹腔，称为隐睾症，可导致生精障碍。

睾丸生成的精子功能尚未成熟，精子在曲细精管管壁生成后脱离支持细胞进入管腔，然后被输送到附睾进一步发育成熟，停留18~24h后，获得运动能力。若精子运动能力低下，称为弱精，造成男性不育症。在性生活过程中，随着输精管的蠕动，精子连同附睾、精囊、前列腺和尿道球腺所分泌的液体混合形成精液，在性高潮时射出体外。正常男性每次射出精液3~6ml，每毫升精液含0.2亿~4亿个精子。若每毫升精液精子少于0.2亿个，则不易使卵子受精。疾病、吸烟、酗酒、接触放射性物质及有毒化学物质等可导致精子活力降低、畸形率增加，少精甚至无精。临床上常通过精液分析作为判断男性生育力的一个重要手段。

睾丸的生精作用

（二）睾丸的内分泌功能

睾丸的间质细胞分泌雄激素（androgen），含量最多的是睾酮（testosterone，T）。支持细胞分泌抑制素。

睾酮的主要生理作用：①维持生精作用。②影响胚胎性别分化，诱导男性内、外生殖器发育，促使男性第一性征形成。③促进男性第二性征的发育并维持其正常状态。主要表现为胡须生长、嗓音低沉、喉结突出、毛发呈男性型分布、骨骼粗壮、肌肉发达等。④对代谢的影响。促进体内蛋白质合成，特别是肌肉和生殖器官内蛋白质合成。睾酮对脂代谢有不利影响，表现为血中低密度脂蛋白增加，而高密度脂蛋白减少。⑤其他作用，如促进骨骼生长、钙磷沉积及红细胞生成等。

考点提示

睾酮的生理作用

知识拓展

合成类固醇兴奋剂与体育运动

合成类固醇类雄激素是一类在结构及活性上与睾酮相似的化学合成衍生物，是兴奋剂检测明令的禁用药物。此药物除具有睾酮的基本生理作用外，还具有在主动或被动减体重时保持肌肉体积的作用，可以加快训练后的恢复，有助于增加训练强度和时间。但此药物会干扰运动员体内自然激素的平衡，产生不可逆的副作用，严重影响运动员的身心健康。运动员靠兴奋剂来夺取比赛的胜利，不符合诚实和公平竞争的体育道德。

二、睾丸功能的调节

睾丸功能受下丘脑 - 腺垂体 - 睾丸轴的调节。下丘脑分泌的促性腺激素释放激素（GnRH）经垂体门脉系统直接作用于腺垂体，促进腺垂体合成和释放卵泡刺激素（FSH）和黄体生成素（LH），进而调节睾丸的生精功能和内分泌功能；而睾丸分泌的激素对下丘脑 - 腺垂体也有反馈作用（图 13-2）。

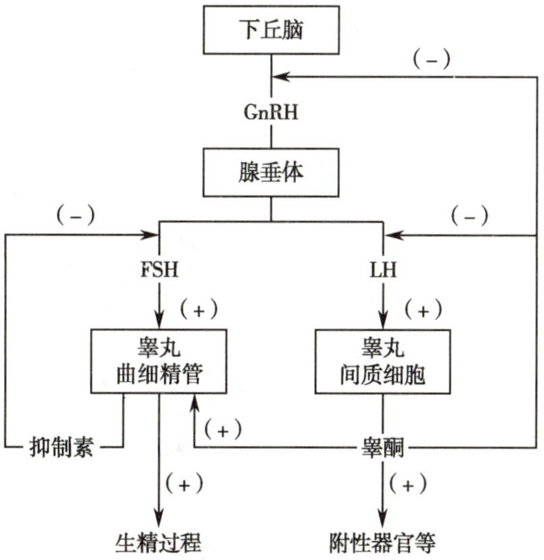

（一）下丘脑－腺垂体对睾丸功能的调节

1. 睾丸生精功能的调节　睾丸生精功能受 FSH 和 LH 的双重调节，两者对生精功能都有促进作用。FSH 启动精子发生，调控精原细胞的分化和增殖；LH 刺激睾丸间质细胞合成睾酮，维持精子的发生过程。

2. 睾丸内分泌功能的调节　睾丸内分泌功能直接受 LH 的调节。腺垂体分泌的 LH 经血液运输到达睾丸后，可促进间质细胞合成与分泌睾酮。

图 13-2　下丘脑－腺垂体－睾丸轴的功能及睾酮负反馈作用示意图

＋表示促进；－表示抑制。

（二）睾丸激素对下丘脑－腺垂体的反馈调节

当血中睾酮的浓度达到一定水平后，负反馈作用于下丘脑和腺垂体，抑制 GnRH 和 LH 的分泌，可使血液中睾酮的浓度维持一个相对稳定的水平。另外，FSH 还能促进睾丸的支持细胞分泌抑制素，抑制素可通过负反馈作用抑制腺垂体分泌 FSH，使 FSH 的分泌稳定在一定水平，保证睾丸生精功能的正常进行。

第二节　女性生殖

女性生殖功能主要是卵巢产生卵子和分泌女性激素，输卵管、子宫、阴道分别在精子与卵子的输送，精子的获能、受精、妊娠和分娩中发挥重要作用。

一、卵巢的功能

（一）卵巢的生卵功能

卵子是由卵巢内的原始卵泡逐渐发育而成，每一个原始卵泡由一个初级卵母细胞及其周围的单层颗粒细胞组成。女性在出生时有约 200 万个原始卵泡，性成熟时仅剩约 40 万个，在青春期以前处于静止状态，从青春期开始，在下丘脑 GnRH 的作用下，部分原始卵泡开始发育，经初级卵泡与次级卵泡阶段，最终发育为成熟卵泡。在这个过程中，卵巢的结构和功能出现周期性改变，形成卵巢周期，每个周期平均 28d 左右。在每个周期中，通常有 10~20 个原始卵泡同时开始发育，但最后一般只有一个卵泡能发育成熟，其余卵泡则在不同的发育阶段发生凋亡，形成闭锁卵泡。正常女性一生中仅有 400~500 个卵泡能最终发育成熟排卵。在卵泡成熟的过程中，卵泡细胞可向卵泡腔中分泌含有高浓度雌激素的卵泡液（图 13-3）。

排卵（ovulation）是指成熟卵泡壁破裂，卵母细胞与透明带、放射冠以及卵泡液一起冲出卵泡被排到腹腔的过程。排出的卵细胞随即被输卵管伞摄取入输卵管中。排卵后剩余的颗粒细胞和泡膜细胞在 LH 的作用下发生黄素化，分化为黄体细胞，形成一个外观黄色、血管丰富的暂时性内分泌结构，即黄体。在 FSH 和 LH 的调节下，黄体细胞分泌大量的孕激素，同时也分泌雌激素，促使子宫内膜形态及功能变化适应早期胚胎发育及着床需要。若排出的卵子未受精，黄体开始退化，此时

称为月经黄体，并逐渐被结缔组织所代替，组织纤维化呈白色，称为白体（图 13-3）。若排出的卵子受精，滋养层细胞可分泌人绒毛膜促性腺激素，使黄体继续发育并维持一定时间，以适应妊娠的需要，称为妊娠黄体，直到妊娠 3 月时胎盘形成接替黄体的内分泌功能，而妊娠黄体便退化为白体。

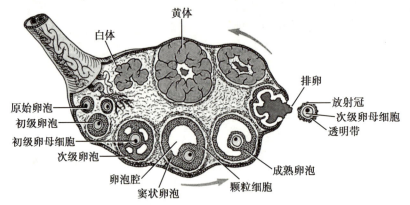

卵巢卵泡的发育、排卵和黄体生成

图 13-3　卵巢及各级卵泡结构示意图

（二）卵巢的内分泌功能

卵巢主要合成雌激素（estrogen）和孕激素（progestogen）。排卵前，卵泡主要分泌雌激素，排卵后，黄体主要分泌雌激素和孕激素。此外，卵巢还分泌抑制素、少量的雄激素等多种肽类激素。

1. 雌激素　雌激素包括雌二醇、雌酮和雌三醇，其中分泌量最大、活性最强的是雌二醇。雌激素的主要生理作用有：

（1）**对生殖器官的作用**：①促进子宫的发育，子宫内膜发生增生期变化。②使排卵期宫颈口松弛，子宫颈分泌稀薄的黏液，利于精子穿过。③促进输卵管上皮细胞增生，增强输卵管的分泌和运动，利于胚泡向子宫腔运行。④促进子宫平滑肌增生，提高子宫肌兴奋性以及对催产素的敏感性。⑤使阴道黏膜上皮细胞增生、角化，糖原含量增加，使阴道分泌物呈酸性，增强抗感染能力。⑥与 FSH 协同促进卵泡发育。⑦促进外生殖器的发育。

（2）**对女性副性征的作用**：可促进乳房发育，刺激乳腺导管增生，产生乳晕，音调变高，骨盆宽大，脂肪在乳房和臀部堆积等，表现出一系列女性副性征，并使之维持于成熟状态。

（3）**对代谢的影响**：①促进骨骼生长和钙盐沉积，刺激成骨细胞的活动，加速骨骼的生长，促进骨骺的愈合。②促进醛固酮的分泌，增加肾小管对水和钠的重吸收，导致水钠潴留。③改善血脂成分，保护血管内皮，抑制动脉粥样硬化的形成，对心血管起保护作用。④促进肌肉蛋白质的合成，对女性青春期的生长和发育起重要作用。

2. 孕激素　孕激素中生物活性最强的是孕酮（progesterone，P）。由于雌激素能够调节孕酮受体的数量，故孕酮通常要在雌激素作用的基础上才能发挥作用。孕酮的主要生理作用有：

（1）**对子宫的作用**：①使子宫内膜在增生期基础上出现分泌期的改变，有利于受精卵着床。②使妊娠子宫平滑肌细胞兴奋性降低，抑制母体对胎儿的排斥反应，并降低子宫对催产素的敏感性，防止妊娠期胚胎排出。③使子宫颈黏液的分泌减少变稠，不利于精子穿透，防止再孕。孕酮对于维持早期妊娠极为重要，缺乏时易出现早期流产。

（2）**对乳腺的作用**：在雌激素作用的基础上，孕酮能进一步促进乳腺导管的分化，促进乳腺小叶和腺泡的发育，为分娩后泌乳做准备。

（3）**产热作用**：月经周期中，女性的基础体温发生波动，排卵前短暂降低，排卵后升高 0.5℃ 左右，直至下次月经开始。临床上常将基础体温的双相变化作为判断排卵的标志之一。

（4）**抑制排卵**：孕酮直接抑制 LH 高峰的形成，从而抑制排卵。

考点提示

雌激素、孕激素的生理作用

(5) 其他作用：促进钠、水排泄。另外，孕激素能使血管和消化道肌张力下降。因此，妊娠期妇女因体内孕激素水平高易发生静脉曲张、痔疮、便秘。

卵巢功能衰退

一般情况下，40~50 岁女性的卵巢功能开始衰退。卵泡停止发育，雌激素和孕激素分泌减少，子宫内膜不再呈周期性变化，卵巢功能进一步衰退，卵巢中的卵泡几乎完全耗竭，生殖功能也随之完全丧失，月经停止，进入绝经期。

女性在绝经前后会出现性激素波动或减少所致的一系列躯体及精神心理症状，称为围绝经期综合征。主要表现为易怒、抑郁、失眠等为主的精神、神经症状，伴有月经不调、性冷淡、皮肤干燥、脱发、心悸、胸闷、骨质疏松、尿频、食欲减退等多器官系统的症状。此期女性应改变不良生活习惯，建立科学生活方式，均衡饮食、适量运动、调整心态、重视健康检查。我们需要关爱中年女性的身心健康，使家庭、社会更加和谐。

二、月经周期及其形成机制

在卵巢周期性分泌的雌激素和孕激素的作用下，子宫内膜发生周期性剥脱，产生流血现象，这种周期性经阴道流血的现象称为月经（menstruation）。将以月经为特征的这种周期性变化称为月经周期（menstrual cycle），一般指两次月经第一天之间的时间。女子通常在 12~15 岁出现第一次月经，称为初潮。到 50 岁左右，月经周期停止，称为绝经。月经一般一个月出现一次，月经周期的长度因人而异，一般为 21~35d，平均 28d。

（一）月经周期中卵巢和子宫内膜的变化

根据子宫内膜的周期性变化，可将月经周期分为月经期、增生期和分泌期。月经期和增生期相当于卵巢周期的卵泡期，而分泌期相当于黄体期（图 13-4）。

ER 13-5

月经周期中子宫内膜的周期性变化

1. 月经期　从月经开始到流血停止，相当于月经周期的第 1~5 天，一般持续 3~5d。此期子宫内膜剥落流血，故称为月经期。此期由于排出的卵子未受精，黄体开始退化、萎缩，孕激素、雌激素分泌迅速减少。子宫内膜突然失去了性激素的支持，使子宫内膜中的螺旋小动脉痉挛，导致内膜缺血、坏死、脱落和流血。月经期出血量因人而异，少至 20ml，多至 100ml，平均约 50ml。月经血呈暗红色，因其中含有坏死内膜组织释放的纤溶酶，故不凝固，但如果出血量过多，纤溶酶不足以使纤维蛋白溶解，则可出现血凝块。月经时子宫内膜肌层收缩有助于月经血从子宫腔排出，可致腹部稍有不适。如经血排出不畅，引发比较明显的腹痛，即为痛经。在月经期内，由于子宫内膜脱落形成的创面容易感染，故应注意保持外阴清洁并避免剧烈运动。

2. 增生期　从月经停止之日起到卵巢排卵之日为止，相当于月经周期的第 6~14 天，此期子宫内膜修复增生，故称为增生期。此期卵巢中的卵泡处于发育和成熟阶段，并不断分泌雌激素。雌激素促使月经后的子宫内膜修复增厚，其中的血管、腺体增生，但腺体尚不分泌。第一次雌激素高峰和 LH 高峰出现，成熟卵泡排卵，子宫内膜由增生期进入分泌期。

3. 分泌期　从排卵后到下次月经前，相当于月经周期的第 15~28 天，此期子宫内膜血管充血、腺体分泌，故称为分泌期。此期排卵后的卵泡形成黄体，分泌雌激素和大量孕激素。这两种激素，特别是孕激素能促使子宫内膜进一步增生变厚，其中的血管扩张充血，腺体增大并分泌含糖原的黏液。因此，子宫内膜变得松软并富含营养物质，子宫平滑肌活动相对静止，为受精卵着床和发育做好准备。

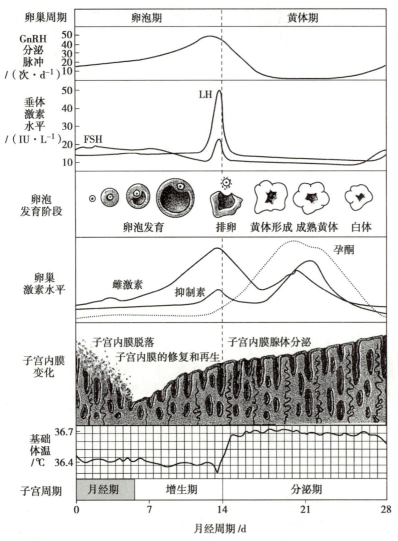

图 13-4 月经周期中生殖激素、卵巢和子宫内膜变化

考点提示

月经周期

如果排出的卵子未受精，随着黄体的萎缩，分泌的雌激素和孕激素急剧减少，又进入下一个月经周期。如果排出的卵子受精，黄体则不退化而继续生长发育形成妊娠黄体，继续分泌孕激素和雌激素，从而使子宫内膜不但不脱落，而且继续增厚形成蜕膜，月经周期停止，进入妊娠状态。

临床应用

痛经

痛经是指行经前后或月经期出现下腹疼痛、坠胀，伴有腰酸或其他不适，往往月经过后自然消失。为妇科常见现象，症状严重者影响生活质量或是反复发作需及时就医。痛经分为原发性痛经和继发性痛经两类。原发性痛经是指生殖器官无器质性病变的痛经，在青春期多见，常在月经初潮后1~2年内发病，主要原因可能与子宫颈管狭窄、子宫屈曲、子宫内膜前列腺素含量升高、心理因素等有关。继发性痛经是指盆腔器质性疾病引起的痛经，常见于子宫内膜异位症、盆腔炎症、子宫腺肌病、子宫肌瘤及放置了宫内节育器。痛经患者要多进行体育锻炼，注意生活规律，适当营养及充足睡眠，消除恐惧、忧虑和紧张情绪，在经期应加强卫生，避免过度劳累和防止受寒等。

（二）月经周期形成的机制

月经周期的形成主要是下丘脑-腺垂体-卵巢轴活动的结果。

1. 月经期的形成 一般在排卵后 7~8d, 血中雌激素和孕激素的浓度达到高峰, 通过负反馈作用抑制下丘脑和腺垂体, 使 GnRH、FSH 和 LH 分泌减少 (图 13-4)。如果卵泡排卵后卵子没有受精, 到排卵后的 9~10d, 黄体开始退化, 雌、孕激素的分泌突然减少, 使血中浓度迅速下降到最低水平, 子宫内膜由于突然失去了这两种激素的支持, 便脱落流血, 形成月经。

2. 增生期的形成 月经期血中雌激素和孕激素水平较低, 对下丘脑、腺垂体的抑制作用解除, 下丘脑分泌的 GnRH 增多, 使腺垂体分泌 FSH 和 LH 也增多。在 FSH 的作用下卵泡生长发育成熟, 并与 LH 配合, 使卵泡分泌雌激素。在雌激素的作用下, 子宫内膜发生增生期的变化。在增生期末, 即相当于排卵前一天左右, 雌激素在血中的浓度达到高峰, 通过正反馈作用使 GnRH 分泌进一步增加, 进而使 FSH 和 LH 增加, 特别是 LH 分泌更加明显, 形成 LH 高峰。在高浓度 LH 的作用下, 引起已发育成熟的卵泡破裂排卵。

3. 分泌期的形成 卵泡排卵后, 在 LH 的作用下, 其残余部分形成黄体, 继续分泌雌激素和大量孕激素, 这两种激素, 特别是孕激素, 使子宫内膜发生分泌期的变化。如未受精, 则黄体退化, 又进入下一个月经周期。

月经周期的调节

在月经周期的形成过程中, 子宫内膜的周期性变化是卵巢分泌激素的周期性变化引起的, 其中增生期的变化是雌激素的作用所致, 分泌期的变化是雌激素和孕激素共同作用的结果, 月经期的出现是子宫内膜突然失去雌激素和孕激素支持的结果。卵巢的周期性变化, 是在大脑皮层控制下由下丘脑-腺垂体调节的结果。因此, 月经周期是较容易受社会和心理因素影响并对身体健康状况较敏感的一种生理过程。强烈的精神刺激、急剧的环境变化以及体内其他系统的疾病, 常引起月经失调。

（谯邦兴）

思考题

1. 患者, 女性, 49 岁, 既往无特殊病史, 因"停经 2 个月"来诊。患者主诉潮热多汗、心悸、时常头晕、容易乏力、精神焦虑、晚上睡眠不深、心情烦躁易怒、无口干口苦、大便正常。入院检测心电图、血压、血糖无异常, HCG 正常, 激素测定卵巢功能提示卵巢功能下降, 妇科 B 超检查见基础状态卵巢的窦状卵泡数减少、卵巢容积缩小, 子宫内膜厚度变薄。初步诊断为围绝经期综合征。

请思考:

(1) 试分析因患者雌激素水平下降可能出现的并发症?

(2) 作为医学生, 怎样给予该患者正确引导?

2. 患者, 男性, 30 岁, 因不育症就诊。患者夫妇曾因婚后不育到医院求医, 检查其妻子生殖功能无异常, 患者的精液常规检查显示正常。医生建议观察等待, 患者却自行服用雄激素类药物。服药一段时间后, 患者肌肉更加发达, 行为更具攻击性, 但妻子仍未怀孕, 且最近的精液常规检测显示其生精功能及精子成熟异常, 原来血脂检查正常现在却出现低密度脂蛋白增多, 高密度脂蛋白减少。

请思考:

(1) 该患者使用雄激素类药物后为何生精功能和精子成熟异常?

(2) 该患者使用雄激素类药物后血中的脂蛋白为何发生了改变?

练习题

第十四章 基因信息的传递与表达

教学课件

思维导图

学习目标

1. 掌握核酸的分子组成及基本单位；嘌呤核苷酸的分解代谢终产物；分子生物学中心法则的概念；三种 RNA 在蛋白质合成中的作用。

2. 熟悉 DNA、RNA 的结构特点；复制、转录、翻译体系。

3. 了解核酸代谢及蛋白质生物合成的过程。

4. 学会运用核酸代谢的知识，解释痛风产生的原因及相关临床药物作用机制。

5. 具备勇于创新、热衷科研探索的创新思维和科学研究意识。

情景导入

患者，男性，42 岁，近两年经常接待客户，应酬增多，曾多次在吃海鲜、涮羊肉、喝酒后感觉脚趾肿痛，但都由于工作繁忙未及时就诊。昨日饮酒后，午夜突然因关节剧痛惊醒，发现左脚第一跖趾关节肿痛尤为明显，并伴有局部发热，前来就诊。医生初步诊断为痛风。

请思考：

1. 引起痛风的原因是什么？

2. 临床上用哪项生化指标协助诊断痛风？

3. 作为护士应给予这类患者哪些饮食方面的指导？

第一节 核 酸

核酸（nucleic acid）是由核苷酸聚合而成的生物信息大分子，是生命的最基本物质之一。核酸结构复杂，可分为脱氧核糖核酸（DNA）和核糖核酸（RNA）两类。DNA 存在于细胞核和线粒体内，是遗传信息的载体；RNA 主要存在于细胞质内，参与遗传信息的复制与表达，也可作为某些病毒的遗传信息载体。

一、核酸的化学组成

组成核酸的基本元素为碳、氢、氧、氮和磷。核酸在核酸酶的作用下水解为核苷酸（nucleotide），核苷酸进一步水解生成磷酸和核苷，核苷再进一步水解生成碱基和戊糖。因此，核酸的基本组成单位是核苷酸，核苷酸则由碱基、戊糖和磷酸三种成分构成。

（一）碱基

碱基是一类碱性含氮的杂环化合物，可分为嘌呤与嘧啶两大类。嘌呤主要包括腺嘌呤（A）和鸟嘌呤（G）。嘧啶主要包括胞嘧啶（C）、尿嘧啶（U）和胸腺嘧啶（T）（图 14-1）。DNA 分子中的碱基

成分为 A、G、C、T；RNA 分子则为 A、G、C、U。除此之外，DNA 和 RNA 分子中都发现有少量稀有
碱基，如次黄嘌呤、二氢尿嘧啶等。

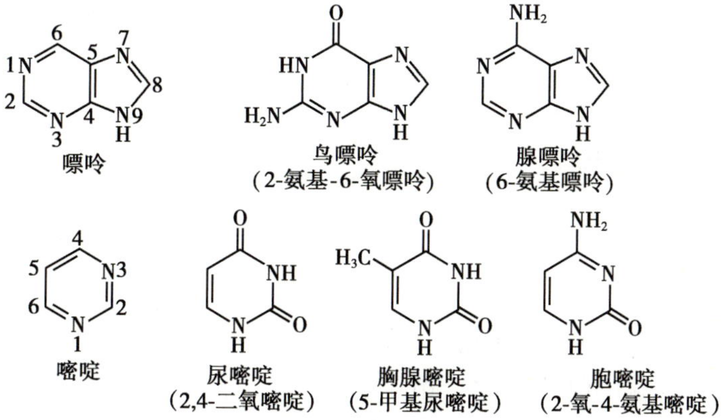

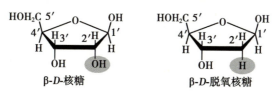

图 14-1　碱基结构

（二）戊糖

是由五个碳构成的单糖分子，为了区别于碱基中的碳原子编号，戊糖的碳原子标以 C-1′、C-2′
等。RNA 分子中的戊糖是 β-D- 核糖，DNA 分子中的戊糖是 β-D-2 脱氧核糖。两者的差别仅在于
C-2′ 原子所连接的基团（图 14-2）。

图 14-2　核糖与脱氧核糖的结构

（三）核苷

碱基与核糖或脱氧核糖通过糖苷键分别形成核苷或脱氧核苷，连接位置是 C-1′。核苷的命名
是在核苷的前面加上碱基的名字，如腺嘌呤核苷（简称腺苷）、胞嘧啶脱氧核苷（简称脱氧胞苷）等。

（四）核苷酸

核苷或脱氧核苷中戊糖的羟基与磷酸脱水后形成酯键，分别构成核苷酸或脱氧核苷酸。根据
磷酸基团的数目不同，核苷酸可分为核苷一磷酸（NMP）、核苷二磷酸（NDP）和核苷三磷酸（NTP）（N
代表 A、G、C、U）；脱氧核苷酸可分为脱氧核苷一磷酸（dNMP）、脱氧核苷二磷酸（dNDP）和脱氧核
苷三磷酸（dNTP）（N 代表 A、G、C、T）。再根据碱基成分进行命名，如 GMP 是鸟苷一磷酸，dCDP 是
脱氧胞苷二磷酸，ATP 是腺苷三磷酸等（表 14-1）。

表 14-1　RNA 与 DNA 的基本组成单位

RNA	DNA
腺苷酸（AMP）	脱氧腺苷酸（dAMP）
鸟苷酸（GMP）	脱氧鸟苷酸（dGMP）
胞苷酸（CMP）	脱氧胞苷酸（dCMP）
尿苷酸（UMP）	脱氧胸苷酸（dTMP）

二、核酸中核苷酸的连接方式

由前一个核苷酸的 3'-OH 与下一个核苷酸的 5'- 磷酸基之间脱水缩合形成 3',5' 磷酸二酯键。RNA 为多聚核苷酸链，DNA 为多聚脱氧核苷酸链。每条核苷酸链具有两个不同的末端，带有游离磷酸基的末端称 5'-末端，带有游离羟基的末端称 3'- 末端。这样核酸分子就有了方向性，书写时按规则应从 5'- 末端到 3'- 末端。

考点提示

核酸的化学组成

三、DNA 的结构与功能

（一）DNA 的一级结构

DNA 的一级结构是指 DNA 分子中脱氧核糖核苷酸从 5'- 末端到 3'- 末端的排列顺序。由于脱氧核糖核苷酸之间的差别仅在于碱基的不同，所以 DNA 的一级结构就是它的碱基序列。自然界中 DNA 的碱基数可高达数万，DNA 作为生物遗传信息的储存载体，其巨大的信息编码能力，目前认为完全依靠碱基排列顺序的变化。

（二）DNA 的二级结构

20 世纪中期，阐明 DNA 的分子结构是当时世界上受人瞩目的科学问题之一。Watson 和 Crick 综合了前人的研究结果，于 1953 年提出了 DNA 分子的双螺旋结构模型（图 14-3）。

其要点如下：① DNA 分子是由两条平行、反向的多聚脱氧核苷酸链，按右手螺旋法则盘绕一个中心轴组成。②双链外侧是由磷酸与脱氧核糖组成的亲水性骨架，疏水碱基在内侧，碱基平面与长轴垂直。按 A＝T，G≡C 配对，两条链为互补链。③碱基堆积力和氢键是维系 DNA 双螺旋结构稳定的作用力。

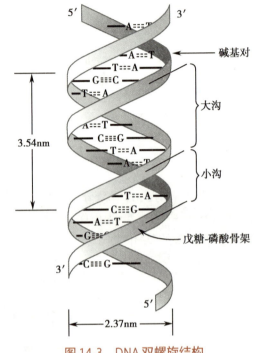

图 14-3　DNA 双螺旋结构

考点提示

碱基配对规律，DNA 的二级结构要点

ER 14-3

DNA 的二级结构和 tRNA 的空间结构

知识拓展

DNA 双螺旋结构的发现

1951 年秋天 Watson 来到剑桥大学卡文迪许（Cavendish）研究所与 Crick 合作研究 DNA 的结构，经过约 20 个月的研究，在 1953 年 4 月 2 日，将完成了 DNA 双螺旋结构模型的论文寄给了《自然》杂志，4 月 25 日刊出。从此，生物学进入了崭新的分子生物学时代。

生物学出身的 Watson 能够深刻理解 DNA 的运作机制，而 Crick 又具备良好的晶体衍射学功底，更重要的是他们一开始就有非常敏锐的问题意识，即通过 DNA 结构来理解基因，并且采用了模型推导与数据验证的方法反复试错。所以尽管他们也走了很多弯路，但最终还是抓住了解决这一问题的核心要素。

（三）DNA 的高级结构

DNA 在双螺旋结构的基础上，进一步盘曲和折叠，形成更加复杂的超螺旋结构，即 DNA 的三级结构。由于天然 DNA 的长度非常可观，高级结构的形成使 DNA 可存在于细胞内。

（四）DNA 的功能

遗传信息是以基因（gene）的形式存在的。基因就是 DNA 分子中具有遗传效应的特定核苷酸序列。一个生物体的全部基因序列称为基因组（有些病毒的基因组是 RNA），各种生物基因组的大小、结构、基因的种类和数量都是不同的，高等动物的基因组可高达 3×10^9 个碱基对。目前人类基因组的全部碱基序列测定工作已经完成，为基因功能的研究奠定了基础。

四、RNA 的结构与功能

RNA 的一级结构是指 RNA 分子中核苷酸从 5′- 末端到 3′- 末端的排列顺序，即碱基序列。RNA 通常以单链形式存在，但可以通过链内的碱基配对形成局部双螺旋，从而形成复杂的二级结构或三级结构。RNA 分子比 DNA 小得多，长度从数十个到数千个核苷酸不等，但它的种类、大小、结构和功能远比 DNA 多样化。

（一）信使 RNA（mRNA）

占细胞总 RNA 的 2%~5%，代谢非常活跃，是联系 DNA 遗传信息与蛋白质合成之间的信使。mRNA 的功能是蛋白质生物合成的直接模板。mRNA 是以核内 DNA 遗传信息的碱基序列为模板，按照碱基互补原则转录生成，然后其携带遗传信息转移到细胞质，再依照自身的碱基顺序指导蛋白质合成氨基酸顺序。mRNA 分子中每 3 个相邻的核苷酸为一组（密码子），决定肽链上某一个氨基酸的合成。

（二）转运 RNA（tRNA）

细胞蛋白质合成过程中转运氨基酸。tRNA 分子量小，种类多，稳定性强，约占细胞总 RNA 的 15%。

1. tRNA 分子中含有稀有碱基，占所有碱基的 10%~20%，如假尿嘧啶（ψ）、次黄嘌呤（I）、双氢尿嘧啶（DHU）等。

2. tRNA 分子中存在着一些核苷酸碱基互补配对的区域，形似三叶草（图 14-4）。位于两侧的环状结构根据其含有的稀有碱基分别称为 DHU 环和 TψC 环，位于上下的则分别是氨基酸臂和反密码环。而 tRNA 的三级结构中 DHU 环和 TψC 环则相互靠近，形成倒 L 形（图 14-4）。

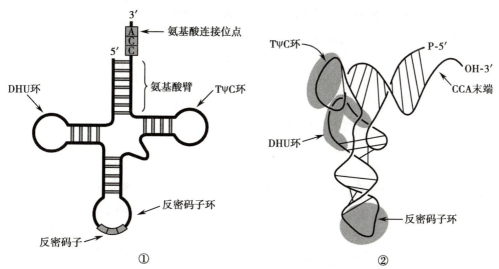

图 14-4 tRNA 的二级结构和三级结构

①tRNA 的二级结构形似三叶草；②tRNA 的空间结构是一个倒 L 形的形状。

3. tRNA 分子中氨基酸臂 3'- 末端的核苷酸序列都是以 CCA 结束的,这是氨基酸的结合部位。tRNA 的功能是在蛋白质合成过程中作为各种氨基酸的载体。tRNA 的反密码环中间的 3 个核苷酸称为反密码子,反密码子依靠碱基互补的方式辨认 mRNA 上的密码子,将其所携带的氨基酸准确地运送到核糖体上合成肽链。

考点提示

三种 RNA 在蛋白质合成中的作用

(三) 核糖体 RNA(rRNA)

细胞内含量最多的 RNA,约占总 RNA 的 80% 以上。rRNA 的功能是与蛋白质构成核糖体(又称核蛋白体),为蛋白质的合成提供场所。

五、核酸的理化性质

(一) 核酸的一般性质

核酸具有较强的酸性,微溶于水,不溶于乙醇、氯仿、乙醚等有机溶剂。核酸是高分子化合物,其溶液黏度大,尤其是 DNA 分子。

(二) 核酸的紫外吸收性质

嘌呤和嘧啶碱基都含有共轭双键,因此,核酸具有强烈的紫外吸收性质,其最大吸收值在 260nm 附近,利用这一性质可以对核酸进行定性和定量分析。

(三) 核酸的变性与复性

1. **DNA 的变性** 在某些理化因素(高温、酸、碱、有机溶剂等)的作用下,DNA 双链互补碱基对之间的氢键发生断裂,使 DNA 解链为单链的现象。DNA 变性时空间构象破坏,不涉及一级结构的改变。DNA 解链过程中,由于有更多的共轭双键得以暴露,使其在 260nm 处的吸光度(A_{260})增高,称为增色效应,它是监测 DNA 双链是否发生变性的常用指标。实验室内最常用的 DNA 变性方法是加热。

2. **DNA 的复性** 变性的 DNA 在缓慢除去变性因素后,两条解离的互补链可重新配对,恢复天然的双螺旋结构,这一过程称为 DNA 的复性。例如,加热变性的 DNA 经缓慢冷却后可以复性,这一过程称为退火。

第二节 核苷酸代谢

核酸的基本结构单位是核苷酸。人体内的核苷酸主要由机体细胞自身合成。因此,核酸不属于营养必需物质。核苷酸代谢包括合成代谢和分解代谢。

一、核苷酸的合成代谢

核苷酸的合成有两条途径:从头合成途径和补救合成途径。前者是以氨基酸、一碳单位、CO_2 等小分子物质为原料,经过一系列的酶促反应合成核苷酸的过程;后者是以碱基或核苷为原料,经过简单的酶促反应合成核苷酸的过程。

(一) 嘌呤核苷酸的合成

1. **从头合成途径** 嘌呤核苷酸从头合成在胞质中进行。肝脏是体内从头合成嘌呤核苷酸的主要器官,其次是小肠黏膜及胸腺。合成原料是 5- 磷酸核糖、甘氨酸、谷氨酰胺、天冬氨酸、一碳单位和 CO_2。其中,5- 磷酸核糖来自磷酸戊糖途径。反应步骤比较复杂,可分为两个阶段,首先合成次黄嘌呤核苷酸(IMP),然后 IMP 再转变成腺嘌呤核苷酸(AMP)和鸟嘌呤核苷酸(GMP)(图 14-5)。

2. **补救合成途径** 细胞可以利用现成的嘌呤碱或嘌呤核苷由磷酸核糖焦磷酸(PRPP)提供磷酸核糖重新合成嘌呤核苷酸,称为补救合成。参与嘌呤核苷酸补救合成的酶有腺嘌呤磷酸核糖转

移酶（APRT）、次黄嘌呤-鸟嘌呤磷酸核糖转移酶（HGPRT）和腺苷激酶。它们分别催化 AMP、IMP 及 GMP 的补救合成。

3.嘌呤核苷酸补救合成的生理意义　一方面可以节约从头合成时能量和一些氨基酸的消耗；另一方面，对体内某些组织器官如脑、骨髓来说，由于缺乏从头合成嘌呤核苷酸的酶系，不能从头合成嘌呤核苷酸，因此，补救合成途径具有更重要的意义。

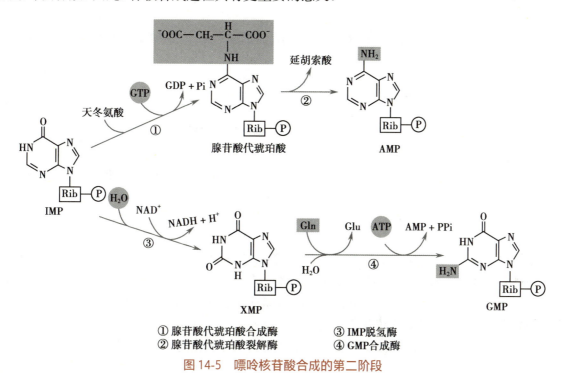

① 腺苷酸代琥珀酸合成酶　　③ IMP脱氢酶
② 腺苷酸代琥珀酸裂解酶　　④ GMP合成酶

图 14-5　嘌呤核苷酸合成的第二阶段

（二）嘧啶核苷酸的合成

1.从头合成途径　嘧啶核苷酸主要由肝脏合成，其合成原料是天冬氨酸、谷氨酰胺、CO_2、5-磷酸核糖。与嘌呤核苷酸从头合成途径不同，嘧啶核苷酸的从头合成以氨基甲酰磷酸为起点，先合成嘧啶环，后加上由 PRPP 提供的磷酸核糖，首先合成的核苷酸是尿嘧啶核苷酸（UMP）。UMP 在磷酸激酶的作用下，生成 UTP，然后 UTP 在 CTP 合成酶的催化下，由谷氨酰胺提供氨基生成 CTP。

2.补救合成途径　催化嘧啶核苷酸补救合成的酶类有嘧啶磷酸核糖转移酶与尿苷激酶，以前者为主。

（三）嘌呤、嘧啶核苷酸合成的抑制剂

　　影响嘌呤核苷酸合成的抑制剂是嘌呤、氨基酸或叶酸结构的类似物。它们可以竞争性抑制嘌呤核苷酸合成的某些步骤，从而进一步阻止核酸及蛋白质的合成，故将其作为抗肿瘤药物应用于临床。嘌呤类似物，如 6-巯基嘌呤（6MP）；氨基酸类似物，如氮杂丝氨酸，其化学结构与谷氨酰胺类似，可抑制谷氨酰胺参与嘌呤核苷酸的从头合成；叶酸类似物甲氨蝶呤（MTX）；嘧啶类似物如 5-氟尿嘧啶（5FU）。

（四）脱氧核糖核苷酸的生成

各种脱氧核糖核苷酸是组成 DNA 的基本单位。在体内脱氧核糖核苷酸在二磷酸核苷（NDP）水平上直接还原生成。dTMP 是由脱氧尿嘧啶核苷酸（dUMP）经甲基化生成。

二、核苷酸的分解代谢

（一）嘌呤核苷酸的分解

体内核苷酸的分解代谢类似于食物中核苷酸的消化过程。尿酸是嘌呤分解代谢的终产物（图 14-6）。

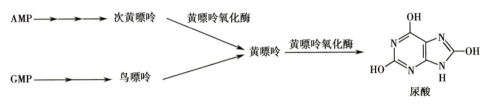

图 14-6　嘌呤核苷酸的分解代谢

体内嘌呤核苷酸的分解代谢主要在肝、小肠及肾中进行。黄嘌呤氧化酶在这些器官中活性较强。尿酸的水溶性较低，正常人血尿酸含量为 0.12~0.36mmol/L。通常男性略高于女性。当血中尿酸超过 0.48mmol/L 时，尿酸盐结晶将沉积在软组织、软骨及关节等处，形成关节炎或在肾脏中沉积形成肾结石及肾脏疾病，尿酸盐结晶沉积引起的疼痛症状临床上称为痛风。痛风症多见于男性，其发病机制尚不清楚，可能与嘌呤核苷酸代谢酶的缺陷有关。临床上常以别嘌醇（allopurinol）治疗痛风症。别嘌醇与次黄嘌呤结构相似，可竞争性地抑制黄嘌呤氧化酶，从而抑制尿酸的生成。

（二）嘧啶核苷酸的分解

主要在肝中进行，首先通过核苷酸酶及核苷磷酸化酶的作用脱去磷酸和戊糖，生成嘧啶碱。胞嘧啶和尿嘧啶分解生成 β- 氨基丙酸、氨和 CO_2；胸腺嘧啶则产生 β- 氨基异丁酸、氨和 CO_2。β- 氨基丙酸和 β- 氨基异丁酸在体内可进一步代谢，最终进入三羧酸循环被彻底氧化分解。部分 β- 氨基异丁酸也可以直接随尿排出。CO_2 和氨可合成尿素，与尿酸相比，更易溶于水而排出体外。

> **考点提示**
>
> 嘌呤代谢终产物与痛风症

第三节　核酸和蛋白质的生物合成

大多数生物体的遗传信息储存于 DNA 分子的核苷酸序列中。以亲代 DNA 为模板合成子代 DNA 的过程，称为 DNA 复制（replication）。通过 DNA 复制将亲代的遗传信息准确地传递给子代。以 DNA 为模板合成 RNA 的过程，称为转录（transcription）。通过转录将 DNA 的遗传信息传递给 RNA。以 mRNA 为模板合成蛋白质的过程，称为翻译（translation）。遗传信息通过这种方式传递的规律，称为中心法则（central dogma）。中心法则在 20 世纪 50 年代被提出并为生物界广泛接受。随着研究的深入，20 世纪 70 年代发现某些病毒的 RNA 能携带遗传信息，以亲代 RNA 为模板合成子代 RNA 的过程，称为 RNA 复制。某些 RNA 病毒能以 RNA 为模板合成 DNA，此过程与转录方向相反，称为逆转录（reverse transcription）（图 14-7）。

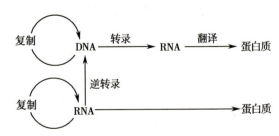

图 14-7　遗传信息传递的中心法则

一、DNA 的生物合成

以亲代 DNA 为模板合成子代 DNA 的过程称为 DNA 的复制。

（一）DNA 复制的特点

1. 半保留复制　DNA 复制时，亲代 DNA 解开为两股单链，各自为模板按碱基配对规律合成与模板互补的子链。子代的 DNA 分子中一条链从亲代完整地接受过来，另一条链是新合成的。两个子代 DNA 分子都与亲代 DNA 分子的碱基序列一致，这种复制方式称为半保留复制（图 14-8）。体现了遗传过程的稳定性和保真的特点。

考点提示

复制的概念、特点与复制体系

2. 半不连续性　DNA 复制时，一条链是连续合成的，而另一条链是不连续合成，这种复制方式称为半不连续性。

3. 双向复制　复制时，DNA 从起始点向两个方向解链，形成两个延伸方向相反的复制叉，称为双向复制。

（二）复制体系

1. 模板　亲代 DNA 分子。

2. 底物　四种脱氧核苷三磷酸，即 dATP、dCTP、dGTP 和 dTTP。

3. 引物　小片段 RNA，由 RNA 引物酶催化合成。其 3′-OH 末端为脱氧核苷三磷酸的加入位点。

4. 酶及蛋白因子　主要包括解旋酶、拓扑异构酶、引物酶、DNA 聚合酶和 DNA 连接酶等。

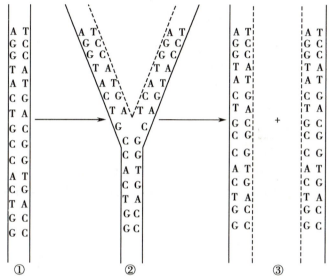

图 14-8　DNA 的半保留复制

①母链 DNA；②复制过程打开的复制叉；③两个子代细胞的双链 DNA，实线链来自母链，虚线链是新合成的子链。

（1）**解旋酶**：利用 ATP 提供能量，将 DNA 双螺旋间的氢键解开，使 DNA 局部形成两条单链。

（2）**拓扑异构酶**：切断一股或两股解开的 DNA 单链，使其回旋时不至纽结；之后将其连接起来，形成松弛的单链。

（3）**单链 DNA 结合蛋白**：结合在解开的 DNA 单链上，避免重新形成双螺旋，使其保持稳定的单链状态；并保护 DNA 链免受核酸酶的降解，以保持模板链的完整。

（4）**引物酶**：一种 RNA 聚合酶。在复制起始部位由模板指导其催化合成一段 RNA 片段。为 DNA 合成提供加入位点。

（5）**DNA 聚合酶**：又称 DNA 指导的 DNA 聚合酶（DDDP），能催化四种 dNTP 按照模板链的指导聚合形成 DNA 链。

（6）**DNA 连接酶**：催化相邻的 DNA 片段连接成完整的 DNA 链。

（三）DNA 复制的基本过程

原核细胞的复制过程可分为起始、延长和终止三个阶段。

1. 起始阶段　DNA 复制从特定的起始部位开始，解旋酶和拓扑异构酶作用在 DNA 的复制起始部位解开 DNA 超螺旋结构，使 DNA 双链解开一段成为叉形结构称复制叉；单链 DNA 结合蛋白与该处的 DNA 单链结合，使之保持稳定的 DNA 单链模板状态。引物酶辨认模板链起始点，以解开的 DNA 链为模板，按照碱基配对原则，从 5′→3′ 催化合成 RNA 片段即 RNA 引物。DNA 聚合酶加入到

引物的 3' 端,形成完整的复制叉结构,起始阶段完成。

2. 延长阶段 在 DNA 聚合酶的作用下,按照碱基配对原则,以 4 种 dNTP 为原料进行的聚合反应。其实质是 3',5'- 磷酸二酯键的不断生成,新链 DNA 延长的方向是 5'→3'。随着复制的进行,复制叉向前移动,亲代 DNA 继续解链,子链则不断延长,形成边解链边复制的过程。由于两条模板链的方向相反,而子链只能按 5'→3' 方向合成,故在 DNA 复制时,只有合成方向与解链方向相同的子链能够连续合成,称为前导链(或领头链);另一条合成方向与解链方向相反的子链必须待模板链解开足够长度,才能再次合成引物及延长,其合成是不连续的,故称为随从链(或后随链)。随从链上不连续合成的 DNA 片段称为冈崎片段。当后一冈崎片段延长至前一冈崎片段的引物处时,引物脱落形成空缺,后一冈崎片段继续延长填补空缺,最后由 DNA 连接酶催化相邻的冈崎片段连接成完整的子链。

3. 终止阶段 当复制进行到模板链上出现复制终止序列时,多种参与复制终止的蛋白质因子进入复制体系,使每条子链分别与其模板链形成双螺旋结构,形成两个与亲代 DNA 碱基组成完全相同的子代 DNA 分子,整个复制过程结束。

(四) DNA 的修复

DNA 修复是细胞对 DNA 损伤后的一种反应,主要修复方式有直接修复、错配修复、切除修复、重组修复和 SOS 修复等。

二、逆转录

双链 DNA 是大多数生物的遗传物质,某些病毒的遗传物质是 RNA,所以通过逆转录(反转录)过程传递遗传信息。逆转录是以 RNA 为模板合成 DNA 的过程(图 14-9)。

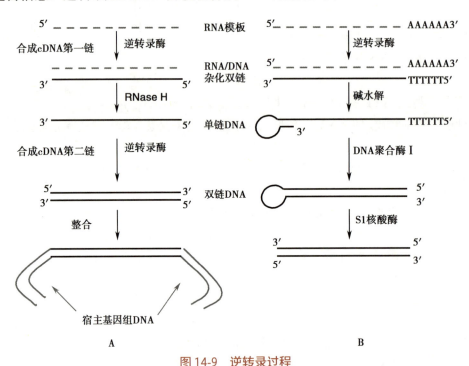

图 14-9 逆转录过程

A. 逆转录病毒细胞内复制。病毒的 tRNA 可作为 cDNA 第二链合成的引物;B. 试管内合成 cD-NA。

三、RNA 的生物合成

生物体以 DNA 为模板合成 RNA 的过程称为转录。转录是基因表达的第一步,是遗传信息传递的重要环节。

（一）转录特点

转录的特点是不对称转录，其中包含两方面的意思：在同一基因区段内，DNA 只有一条链可以转录；模板链并非一直在同一条链上。转录时不需要引物。RNA 链的合成是连续的。

考点提示

转录的概念、特点

（二）转录体系

1. 模板 RNA 合成时只需结构基因双链中的一股链为模板进行转录，转录产物 RNA 的碱基序列取决于模板 DNA 的碱基序列。

2. **底物** 四种核苷三磷酸，即 ATP、GTP、CTP 和 UTP。

3. **酶和蛋白因子** RNA 聚合酶，又称 DNA 指导的 RNA 聚合酶（DDRP），也叫转录酶。原核生物的 RNA 聚合酶由五个亚基（$\alpha_2\beta\beta'\sigma$）组成全酶，去掉 σ 亚基后成为核心酶（$\alpha_2\beta\beta'$）。σ 亚基能辨认转录起始点，核心酶催化四种核苷三磷酸按照模板链的指导聚合形成 RNA 链。

（三）转录过程

原核生物的转录过程可分为转录起始、转录延长和转录终止三个阶段。转录产生初级转录物为 RNA 前体，它们必须经过加工过程变为成熟的 RNA，才能表现其生物活性。

1. **转录的起始** 转录是从 DNA 分子的特定部位开始的，这个部位也是 RNA 聚合酶全酶结合的部位，称为启动子。RNA 聚合酶的 σ 亚基辨认 DNA 的启动子部位，核心酶与启动子结合使 DNA 局部解开成单链结构，形成转录泡。以模板链 $3'\rightarrow5'$ 方向为指导，四种 NTP 按照碱基配对原则依次聚合。核心酶催化第一、二个 NTP 形成 $3',5'$-磷酸二酯键后，σ 亚基从转录泡中脱落，起始阶段完成。脱落的 σ 亚基循环参与启动序列的识别。

2. **转录的延长** 核心酶沿模板链的 $3'\rightarrow5'$ 方向移动，催化按照碱基配对原则不断进入转录泡的 NTP 与前一个核苷酸形成 $3',5'$-磷酸二酯键，连接成与模板 DNA 杂交的 RNA 长链。DNA-RNA 杂交双链之间的氢键不牢固，新合成的 RNA 很容易与模板分开。随着转录的进行，RNA 链的 $5'$ 端不断脱离模板链，转录后的 DNA 即恢复其双链结构。

3. **转录的终止** 当核心酶沿 $3'\rightarrow5'$ 方向滑行到 DNA 模板的转录终止部位时，停止滑动，转录产物 RNA 链停止延长并从转录复合物上脱落下来，转录终止。

(1) **不依赖 ρ 因子的转录终止**：DNA 模板链上靠近终止处有特殊序列，使新合成的 RNA 链形成发夹结构，阻止 RNA 聚合酶的移动，RNA 链合成终止。

(2) **依赖 ρ 因子的转录终止**：ρ 因子是一种 RNA-DNA 双螺旋解旋酶。ρ 因子进入终止区域，新合成的 RNA 链从模板链上脱落，转录过程结束。

ER 14-5

原核生物的
转录起始

四、RNA 的复制

RNA 指导的 RNA 聚合酶催化进行 RNA 合成反应。某些病毒的遗传信息贮存在 RNA 分子中，当它们进入宿主细胞后，靠复制而传代，当它们以 RNA 为模板时，在 RNA 复制酶作用下，按 $5'\rightarrow3'$ 方向合成互补的 RNA 分子，但 RNA 复制酶中缺乏校正功能，因此 RNA 复制时错误率很高，这与反转录酶的特点相似。RNA 复制酶只对病毒本身的 RNA 起作用，而不会作用于宿主细胞中的 RNA 分子。

五、蛋白质的生物合成

蛋白质生物合成也称为翻译，是按照 mRNA 分子中由核苷酸组成的密码信息合成蛋白质的过程。参与蛋白质生物合成的成分至少有 200 种，其主要由三种 RNA 以及有关的酶和蛋白因子共同组成。

考点提示

翻译的概念及参与翻译的物质

（一）遗传密码

在 mRNA 分子上，按 5'→3' 方向，每三个相邻的核苷酸组成一个三联体，代表一个氨基酸或某种信息，称为遗传密码（也称密码子）。mRNA 中的四种碱基可以组成 64 种密码子。这些密码不仅代表了 20 种氨基酸，还决定了翻译过程的起始与终止位置。AUG 代表起始密码，同时它也是蛋氨酸（甲硫氨酸）的密码子。UAA、UAG、UGA 是肽链合成的终止密码，不代表任何氨基酸。每种氨基酸至少有 1 种密码子，最多的有 6 种密码子。密码子与氨基酸的对应关系见表 14-2。

表 14-2　遗传密码表

第一碱基 （5'-端）	第二碱基				第三碱基 （3'-端）
	U	C	A	G	
U	UUU 苯丙	UCU 丝	UAU 酪	UGU 半胱	U
	UUC 苯丙	UCC 丝	UAC 酪	UGC 半胱	C
	UUA 亮	UCA 丝	UAA 终止	UGA 终止	A
	UUG 亮	UCG 丝	UAG 终止	UGG 色	G
C	CUU 亮	CCU 脯	CAU 组	CGU 精	U
	CUC 亮	CCC 脯	CAC 组	CGC 精	C
	CUA 亮	CCA 脯	CAA 谷胺	CGA 精	A
	CUG 亮	CCG 脯	CAG 谷胺	CGG 精	G
A	AUU 异亮	ACU 苏	AAU 天胺	AGU 丝	U
	AUC 异亮	ACC 苏	AAC 天胺	AGC 丝	C
	AUA 异亮	ACA 苏	AAA 赖	AGA 精	A
	AUG* 蛋	ACG 苏	AAG 赖	AGG 精	G
G	GUU 缬	GCU 丙	GAU 天	GGU 甘	U
	GUC 缬	GCC 丙	GAC 天	GGC 甘	C
	GUA 缬	GCA 丙	GAA 谷	GGA 甘	A
	GUG 缬	GCG 丙	GAG 谷	GGG 甘	G

* 在 mRNA 起始部位的 AUG 为起始信号。

（二）蛋白质生物合成体系

蛋白质生物合成是细胞最为复杂的活动之一。参与蛋白质生物合成的物质除原料氨基酸外，还需要 mRNA，tRNA，核糖体，有关的酶与蛋白质因子参与反应，并且需要 ATP 或 GTP 提供能量。

考点提示

密码子的概念

1. 合成原料　蛋白质合成的基本原料是 20 种编码氨基酸。此外，合成过程中还需要 ATP 和 GTP 提供能源，以及 Mg^{2+} 和 K^+ 参与。

2. 酶及蛋白因子　参与蛋白质合成的重要酶类有：①氨基酰 - tRNA 合成酶：催化氨基酸和 tRNA 生成氨基酰 -tRNA。②转肽酶：催化核蛋白体 P 位上肽酰基转移至 A 位氨基酰 -tRNA 氨基上，酰基和氨基形成酰胺键。③转位酶：催化核糖体向 mRNA 的 3' 端移动一个密码子，使下一个密码子定位于 A 位。

参与蛋白质合成的蛋白因子主要有起始因子（IF）、延长因子（EF）、终止因子或释放因子（RF）。

3. RNA　RNA 的主要功能是参与基因信息的传递。三种 RNA 在蛋白质合成过程中都具有重要作用。

（1）mRNA：mRNA 是指导蛋白质多肽链合成的直接模板。

（2）tRNA：tRNA 是氨基酸的转运工具。各种氨基酸都有其特定的 tRNA。tRNA 分子以其 3′ 末端（—CCA—OH）与特定氨基酸结合，并以其反密码子与 mRNA 上的密码子进行配对结合，使其所携带的氨基酸按照 mRNA 的密码排列准确地"对号入座"，从而保证多肽链的正常合成。

（3）rRNA：rRNA 与多种蛋白质共同构成核糖体，是蛋白质合成的场所（图 14-10）。核糖体由大小两个亚基组成。小亚基上有 mRNA 结合的部位，可容纳两个密码子；大亚基上有两个相邻的 tRNA 结合位点，一个与肽酰 -tRNA 结合称为肽酰位（或 P 位，给位），另一个与氨基酰 -tRNA 结合称为氨基酰位（或 A 位，受位）；两位点之间具有转肽酶活性，可催化肽键形成。此外，核糖体还有许多位点可与蛋白质合成的启动因子、延长因子结合。

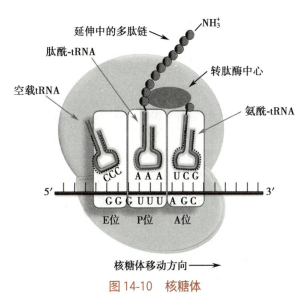

图 14-10　核糖体

（三）蛋白质生物合成过程

蛋白质的生物合成过程包括氨基酸的活化与转运、肽链的合成、肽链合成后的加工修饰三个基本阶段。

1. 氨基酸的活化与转运　氨基酸与相应的 tRNA 结合生成氨基酰 -tRNA 的过程称为氨基酸的活化。此过程由氨基酰 -tRNA 合成酶催化，需 ATP 供能。活化形成的氨基酰 -tRNA 进入核糖体，参与多肽链合成。

2. 肽链的合成　肽链的合成从核糖体大小亚基与 mRNA 聚合形成起始复合物开始；肽链合成结束后，解聚的大小亚基重新与 mRNA 聚合形成新的起始复合物，开始另一条肽链的合成，故将此过程称为核糖体循环。核糖体循环是蛋白质生物合成的中心环节，包括起始、延长及终止三个阶段。

（1）**起始阶段**：在三种起始因子、GTP 和 Mg^{2+} 的参与下，核糖体、mRNA 与蛋氨酰 -tRNA 共同形成起始复合物。过程如下：

形成起始复合物 I：小亚基与 mRNA 的起始部位结合成复合物 I。

形成起始复合物 II：蛋氨酰 -tRNA 通过其反密码子与 mRNA 的起始密码 AUG 结合，形成起始复合物 II，此过程需要 GTP 提供能量。

形成起始复合物：GTP 分解供能，起始因子从复合物上脱落，大亚基与小亚基结合形成起始复合物，此时，蛋氨酰 -tRNA 处于大亚基的肽酰位，对应于 mRNA 第二个密码子位置的氨基酰位处于准备接受下一个氨基酰 -tRNA 的状态。

（2）**延长阶段**：在肽链延长因子、GTP、K^+ 和 Mg^{2+} 的参与下，对 mRNA 链上的遗传信息进行连续翻译，使肽链逐渐延长。肽链每延长一个氨基酸残基单位，须经过进位、转肽和移位三个步骤。

进位：氨基酰 -tRNA 以其反密码子与对应于氨基酰位的 mRNA 密码子进行识别配对，从而进入氨基酰位。此步骤需要延长因子及 GTP 参与。

成肽：在转肽酶催化下，肽酰位上的肽酰基（或蛋氨酰基）转移至氨基酰位，与氨基酰位上的氨基酰形成肽键连接，肽酰位上脱去肽酰基的 tRNA 脱离复合物，此步骤需要 K^+ 和 Mg^{2+} 的参与。

转位：转位酶催化核糖体沿 mRNA 5′→3′ 方向移动相当于一个密码子的距离，原处于氨基酰位的肽链 -tRNA 移至肽酰位，氨基酰位空出，准备接受下一个氨基酰 -tRNA。此步骤需要延长因子、GTP、K^+ 和 Mg^{2+} 的参与。

上述三个步骤不断重复，使肽链按 mRNA 上的密码排列逐渐延长，直到进入终止阶段。

(3) 终止阶段：当核糖体移位至氨基酰位上出现终止密码时，任何氨基酰-tRNA都不能进位。终止因子识别终止密码并与其结合，诱导转肽酶变构而表现出水解酶活性，使肽酰位上的肽链水解释放，tRNA和延长因子从复合物中脱落，核糖体与mRNA分离，大小亚基解聚，整个肽链合成过程结束。

（四）蛋白质生物合成与医学的关系

蛋白质生物合成是一个多分子参与的复杂过程，它是现代生物化学的重要内容，与医学中的重大课题如肿瘤、病毒、免疫、遗传、抗生素等密切相关。

1. 分子病 由于基因的遗传缺陷使表达的蛋白质结构和功能异常，从而导致分子病。例如镰状细胞贫血，即为编码血红蛋白β亚基的基因发生点突变，从正常的T变为A，使表达的β亚基中第六位谷氨酸残基被缬氨酸取代，导致镰状细胞贫血的发生。

2. 蛋白质合成的阻断剂 蛋白质是生命活动的物质基础，如果蛋白质的合成受到抑制，生命活动就会受到影响。不同的蛋白质阻断剂作用的生物类型也不尽相同。

(1) 抗生素类：抗生素是一类由某些真菌、细菌等微生物产生的药物，可阻断细菌蛋白质合成，从而抑制细菌的生长和繁殖。对宿主无毒性的抗生素可用于预防和治疗人、动物和植物的感染性疾病。抗生素可通过影响翻译的不同过程，起到抑菌的作用。

(2) 毒素蛋白：指抑制人体蛋白质合成的毒素，常见的有细菌毒素和植物毒蛋白。细菌毒素包括白喉杆菌、破伤风杆菌、肉毒杆菌、赤痢杆菌等；植物毒素包括红豆碱、蓖麻蛋白等。它们多在肽链延长阶段抑制蛋白质的合成，其中以白喉毒素毒性最强。

(3) 干扰素：干扰素（IFN）是一组具有多种功能的活性蛋白质（主要是糖蛋白），是一种由单核细胞和淋巴细胞产生的细胞因子，并不直接杀伤或抑制病毒，而主要是通过细胞表面受体作用使细胞产生抗病毒蛋白，从而抑制病毒的繁殖，保护宿主。干扰素在同种细胞上具有广谱的抗病毒、影响细胞生长以及分化、调节免疫功能等多种生物活性。

3. 与蛋白质合成障碍相关的疾病 人体蛋白质合成发生障碍时会引起疾病的发生，下面介绍几种与蛋白质合成障碍有关的疾病。

孤独症：最新的科学研究发现蛋白质合成与孤独症有着重要关系。研究人员在实验鼠体内发现一种称之为神经连接蛋白的蛋白质反常地合成过多，会导致出现孤独症的症状。这为孤独症的研究探索了新的方向。

脊髓灰质炎：小儿麻痹症是由于脊髓灰质炎病毒感染引起的一种疾病，在分子水平上涉及一种翻译启动因子组分的降解。研究发现，该病毒感染人体后，能有效地在翻译水平上抑制宿主细胞蛋白质的合成。进一步的研究发现宿主细胞中翻译起始因子 eIF$_4$ 中的一个亚基被降解，从而抑制宿主细胞蛋白质的合成。

（冷淑萍）

> **思考题**

患者，男，45岁，临床表现为高尿酸血症，急性关节炎反复发作，痛风结石形成，慢性关节炎和关节畸形，累及肾脏引起痛风性肾病和肾结石。临床诊断：痛风。痛风是由于嘌呤核苷酸代谢异常导致血中尿酸增加而引起组织损伤的一种疾病。

请思考：

1. 痛风的发病机制是什么？

2. 为什么进食海鲜和肉类食物过多时病情会加重？

3. 别嘌醇治疗高尿酸血症及痛风的作用机制是什么？

练习题

［1］ 王庭槐. 生理学 [M]. 9 版. 北京：人民卫生出版社，2018.

［2］ 彭波. 正常人体功能 [M]. 4 版. 北京：人民卫生出版社，2019.

［3］ 白波，王福青. 正常人体功能 [M]. 8 版. 北京：人民卫生出版社，2019.

［4］ 唐四元. 生理学 [M]. 5 版. 北京：人民卫生出版社，2022.

［5］ 杨宏静. 生理学 [M]. 北京：人民卫生出版社，2016.

［6］ 杨桂染. 生理学 [M]. 2 版. 北京：人民卫生出版社，2018.

［7］ 周春燕，药立波. 生物化学与分子生物学 [M]. 9 版. 北京：人民卫生出版社，2018.

［8］ 王易振，何旭辉. 生物化学 [M]. 2 版. 北京：人民卫生出版社，2013.

中英文名词对照索引

DNA 复制(replication) 236
G 蛋白(G protein) 16
G 蛋白耦联受体(G protein-linked receptor) 15

B

白细胞(white blood cell, WBC) 29
必需氨基酸(essential amino acid) 129
必需基团(essential group) 104
别嘌醇(allopurinol) 236
不完全强直收缩(incomplete tetanus) 24

C

超常期(supranormal period, SNP) 46
超极化(hyperpolarization) 17
重吸收(reabsorption) 154
出胞(exocytosis) 14
出血时间(bleeding time) 34
传导(conduction) 20
雌激素(estrogen) 226
刺激(stimulus) 4
促红细胞生成素(erythropoietin, EPO) 31
催产素(oxytocin, OXT) 214
催乳素(prolactin, PRL) 214

D

单纯扩散(simple diffusion) 11
单纯酶(simple enzyme) 104
单收缩(single twitch) 24
胆红素(bilirubin) 135
胆汁(bile) 135
蛋白质(protein) 125
蛋白质的变性(denaturation) 128
等张收缩(isotonic contraction) 24
等长收缩(isometric contraction) 24
第二信号系统(second signal system) 202
第一信号系统(first signal system) 202
动脉血压(arterial blood pressure) 56
动作电位(action potential, AP) 18
窦性心律(sinus rhythm) 44
毒蕈碱受体(muscarinic receptor, M 受体) 199

F

发绀(cyanosis) 79
翻译(translation) 236
反馈(feedback) 8
反射(reflex) 7
反射弧(reflex arc) 7
反应(reaction) 5
非条件反射(unconditioned reflex) 201
肺表面活性物质(pulmonary surfactant) 74
肺活量(vital capacity, VC) 76
肺内压(intrapulmonary pressure) 72
肺泡通气量(alveolar ventilation volume) 76
肺牵张反射(pulmonary stretch reflex) 84
肺通气(pulmonary ventilation) 71
肺总量(total lung capacity, TLC) 76
锋电位(spike potential) 18
辅助因子(cofactor) 104
腐败作用(putrefaction) 129
负反馈(negative feedback) 9
复极化(repolarization) 18
复性(renaturation) 128

G

甘油三酯(triglyceride, TG) 120
肝素(heparin) 36
感觉器官(sense organ) 170
感受器(receptor) 169
睾酮(testosterone, T) 224
谷胱甘肽(glutathione, GSH) 125

H

核苷酸(nucleotide) 230
核酸(nucleic acid) 230
恒河猴(Rhesus monkey) 39
红细胞(red blood cell, RBC) 29
红细胞沉降率(erythrocyte sedimentation rate, ESR) 30
后负荷(afterload) 25
呼吸(respiration) 70
呼吸运动(respiratory movement) 71
化学感受器反射(chemoreceptor reflex) 67
化学性消化(chemical digestion) 87
活性中心(active center) 104

J

机械性消化(mechanical digestion) 86

肌紧张（muscle tonus）　193

肌肉收缩能力（contractility）　25

基础代谢（basal metabolism）　144

基础代谢率（basal metabolic rate，BMR）　144

基因（gene）　233

激活剂（activator）　108

激素（hormone）　207

极化（polarization）　17

脊休克（spinal shock）　193

继发性主动转运（secondary active transport）　13

甲状旁腺激素（parathyroid hormone，PTH）　217

甲状腺激素（thyroid hormones，TH）　215

腱反射（tendon reflex）　192

降钙素（calcitonin，CT）　218

降压反射（depressor reflex）　66

结合酶（conjugated enzyme）　104

近视（myopia）　173

经载体的易化扩散（facilitated diffusion via carrier）　11

静息电位（resting potential，RP）　17

局部电流（local current）　20

局部电位（local potential）　20

K

可塑变形性（plastic deformation）　30

快波睡眠（fast wave sleep）　205

L

离子通道（ion channel）　12

离子通道受体（ion channel receptor）　16

磷酸戊糖途径（pentose phosphate pathway）　116

滤过分数（filtration fraction，FF）　154

M

脉搏压（pulse pressure）　56

慢波睡眠（slow wave sleep）　205

酶（enzyme，E）　103

酶蛋白（apoenzyme）　104

酶原（zymogen）　105

每搏输出量（stroke volume）　52

每分输出量（minute volume）　52

N

内分泌（endocrine）　207

内环境（internal environment）　6

内脏痛（visceral pain）　191

能量代谢（energy metabolism）　142

逆转录（reverse transcription）　236

凝血因子（coagulation factor 或 clotting factor）　34

P

排卵（ovulation）　225

排尿反射（micturition reflex）　168

配体（ligand）　15

贫血（anemia）　30

Q

牵涉痛（referred pain）　191

牵张反射（stretch reflex）　192

前负荷（preload）　25

前馈（feedforward）　9

强化（reinforcement）　202

强直收缩（tetanus）　24

球 - 管平衡（glomerulo-tubular balance）　161

球旁器（juxtaglomerular apparatus）　151

去极化（depolarization）　17

去甲肾上腺素（norepinephrine，NE）　64

全酶（holoenzyme）　104

R

入胞（endocytosis）　14

S

散光（astigmatism）　173

射血分数（ejection fraction）　52

神经递质（neurotransmitter）　185

神经调节（neuroregulation）　7

神经元（neuron）　181

肾上腺素（epinephrine，E）　67

肾素（renin）　151

肾素 - 血管紧张素 - 醛固酮系统（renin-angiotensin-aldosteron system，RAAS）　68

肾糖阈（renal glucose threshold）　157

肾小囊（bowman capsule）　150

肾小球（glomerulus）　150

肾小球滤过（glomerular filtration）　152

肾小球滤过率（glomerular filtration rate，GFR）　154

肾小体（renal corpuscle）　150

渗透脆性（osmotic fragility）　30

渗透性利尿（osmotic diuresis）　161

渗透压（osmotic pressure）　28

生理性止血（hemostasis）　33

生物氧化（biological oxidation）　138

生物转化（biotransformation）　134

生长激素（growth hormone，GH）　213

生殖（reproduction）　5，223

食物的特殊动力效应（specific dynamic action of food）　144

视敏度（visual acuity）　174

视野（visual field）　174

适应性（adaptability）　5

收缩压（systolic blood pressure，SBP）　56

受体（receptor）　15

舒张压（diastolic blood pressure，DBP）　56

水利尿（water diuresis）　161

T

体温（body temperature）　145

条件反射（conditioned reflex） 201
跳跃式传导（saltatory conduction） 20
通气 / 血流比值（ventilation/perfusion ratio） 78
同工酶（isoenzyme） 106
突触（synapse） 182
突触传递（synaptic transmission） 183
突触后电位（postsynaptic potential，PSP） 183
突触后抑制（postsynaptic inhibition） 187
突触前抑制（presynaptic inhibition） 187

W

外周阻力（peripheral resistance） 55
完全强直收缩（complete tetanus） 25
微循环（microcirculation） 60
维生素（Vitamin） 109
胃肠激素（gastrointestinal hormone） 89
稳态（homeostasis） 6

X

吸收（absorption） 87
细胞（cell） 10
细胞外液（extracellular fluid） 6
纤维蛋白溶解（fibrinolysis） 37
腺苷三磷酸（adenosine triphosphate，ATP） 138
相对不应期（relative refractory period，RRP） 46
消化（digestion） 86
心电图（electrocardiogram，ECG） 48
心动周期（cardiac cycle） 49
心房钠尿肽（atrial natriuretic peptide，ANP） 68，163
心力储备（cardiac reserve） 54
心率（heart rate，HR） 49
心输出量（cardiac output） 52
心音（heart sound） 51
心指数（cardiac index） 53
新陈代谢（metabolism） 4
信号转导（signal transduction） 15
兴奋 - 收缩耦联（excitation-contraction coupling） 22
兴奋性（excitability） 4
兴奋性突触后电位（excitatory postsynaptic potential，EPSP） 183
胸膜腔内压（intrapleural pressure） 73
雄激素（androgen） 224
悬浮稳定性（suspension stability） 30
血管升压素（vasopressin，VP） 68，214
血红蛋白（hemoglobin，Hb） 30，79
血浆蛋白（plasma protein） 28
血量（blood volume） 38
血清（blood serum） 34
血糖（blood glucose） 118

血细胞比容（hematocrit） 27
血小板（platelet，PLT） 29
血型（blood group） 38
血压（blood pressure，BP） 55
血液（blood） 26
血液凝固（blood coagulation） 34

Y

压力感受性反射（baroreceptor reflex） 66
亚基（subunit） 126
烟碱受体（nicotinic receptor，N 受体） 199
眼震颤（nystagmus） 178
氧化呼吸链（oxidative respiratory chain） 139
氧化磷酸化（oxidative phosphorylation） 141
氧解离曲线（oxygen dissociation curve） 80
液态镶嵌模型（fluid mosaic model） 10
一级结构（primary structure） 126
胰岛素（insulin） 218
乙酰胆碱（acetylcholine，ACh） 21，64
异位心律（ectopic pacemaker） 44
抑制剂（inhibitor，I） 108
抑制性突触后电位（inhibitory postsynaptic potential，IPSP） 183
易化扩散（facilitated diffusion） 11
应激反应（stress reaction） 220
应急反应（emergency reaction） 222
用力呼气量（forced expiratory volume，FEV） 76
有效不应期（effective refractory period，ERP） 46
有效滤过压（effective filtration pressure） 62
有氧氧化（aerobic oxidation） 115
阈电位（threshold potential，TP） 19
阈强度（threshold intensity） 5
原发性主动转运（primary active transport） 13
远视（hyperopia） 173
月经（menstruation） 227
月经周期（menstrual cycle） 227
孕激素（progestogen） 226
孕酮（progesterone，P） 226
运动单位（motor unit） 192

Z

正反馈（positive feedback） 9
脂类（lipids） 120
中心法则（central dogma） 236
中心静脉压（central venous pressure，CVP） 59
终板电位（end-plate potential，EPP） 21
主动转运（active transport） 13
转录（transcription） 236
自主神经系统（autonomic nervous system） 197